中华传统医学养生丛书

中华养生

食谱大全

柳书琴◎主编

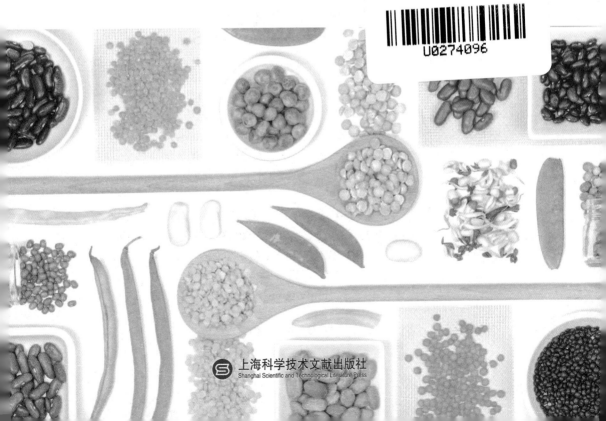

上海科学技术文献出版社
Shanghai Scientific and Technological Literature Press

图书在版编目（CIP）数据

中华养生食谱大全 / 柳书琴主编. —上海：上海
科学技术文献出版社，2016（2023.4 重印）
（中华传统医学养生丛书）
ISBN 978-7-5439-7077-9

Ⅰ.①中… Ⅱ.①柳… Ⅲ.①食物养生—食谱
Ⅳ.①R247.1②TS972.161

中国版本图书馆 CIP 数据核字（2016）第 150814 号

责任编辑：张　树　苏密娅

中华养生食谱大全

ZHONGHUA YANGSHENG SHIPU DAQUAN

柳书琴　主编

*

上海科学技术文献出版社出版发行
（上海市长乐路 746 号 邮政编码 200040）
全 国 新 华 书 店 经 销
唐山玺鸣印务有限公司印刷

*

开本 700×1000　1/16　印张 20　字数 390 000
2016 年 9 月第 1 版　　2023 年 4 月第 2 次印刷
ISBN 978-7-5439-7077-9
定价：78.00 元
http://www.sstlp.com

前　言

自古以来，健康长寿一直是人们的不懈追求。从古代君王指派术士炼丹到现代基因学的运用，都代表了人们对健康长寿探究的决心。炼丹有着封建思想的局限，而力图从破解致病基因角度达到祛病强身的目的则是先进的、可行的。可现在离推广应用基因疗法治病还有一段时间和距离，在这个研究等待的阶段，我们该怎么办？怎么做？

其实，在古代缺医少药、生活条件极其艰苦的条件下，也不乏安享天年的寿星，他们靠什么？靠的就是日常饮食和运动保健。正如《素问·脏气法时论》中所说的那样："五谷为养，五果为助，五畜为益，五菜为充，气味合而服之，以补精益气。"人的其他行为可能改变，唯独吃不可改变，既然吃不可更改，我们就要在吃上做文章、下工夫。

导致现代人频频罹患各种疾病的原因固然很多，如生活节奏快、生活压力大等，但更多的则是食物中充斥着大量被农药和化学制剂污染的成分，使人们的健康每况愈下，这时我们自然就想到了绿色无污染食品。绿色食品保持着自然状态下应有的营养成分，口味和药用价值，通过对这些食物的科学合理利用，能很容易达到养生保健的目的。

基于上述原因，我们与养生保健专家和农作物营养专家联手合力打造了这本《家庭养生食谱大全》。本书对各种食物进行分类，包括五谷杂粮养生篇、蔬菜养生篇、野菜养生篇、水果养生篇等。对每种食物的性味归经、食用方法、营养成分、保健功效进行阐述,并详细介绍了该食物治病的食疗验方。本书内容翔实、通俗易懂,使专业晦涩的科学养生读物变成了易学实用的"贴身健康小锦囊",真正把读者寻求相关实用知识的愿望考虑了进去。当您在日常保健中遇到各种问题时翻翻这本书,相信会在相关位置找到相应答案,使问题迎刃而解。

在本书的编写过程中,我们得到了医疗卫生等相关部门的大力支持和帮助,并采纳了他们提出的一些宝贵建议,在此一并感谢。

由于编者水平有限,能力绵薄,加之时间仓促,书中难免出现各种纰漏。此外,读者在应用本书推荐的方例治病时,应视自己身体的实际情况,咨询专业医师才可施治,本书方例仅供读者参考。在此恳请读者不吝赐教,批评指正。

编者

2016 年 8 月

目 录

五谷杂粮养生篇

蔬菜养生篇

野菜养生篇

水果和甘果养生篇

五谷杂粮养生篇

小　麦

小麦又名麸麦,为禾本科植物小麦的种子。有普通小麦、密穗小麦、硬粒小麦、东方小麦等品种。是我国北方人的主要食物,自古就是滋养人体的重要食物。

【性味归经】

性凉,味甘。入心、脾、肾经。

【食用方法】

小麦可磨粉,即俗称的面粉,可制作多种面制品。将小麦淘洗,漂于水面上的叫"浮小麦",沉于水底的叫"全麦",全麦食品营养价值高,因此,应食用全麦食品。

【营养成分】

每100克可食部分含蛋白质7.2克,脂肪1.3克,糖类77.8克,粗纤维0.2克,钙20毫克,磷101毫克,铁2.7毫克,维生素B_1 0.06毫克,维生素B_2 0.07毫克,泛酸1.1毫克。

【保健功效】

小麦有养心益肾、生津止汗、除热止渴、镇静益气、健脾厚肠的功效,适用于舌燥口干、心烦失眠、体虚多汗等症。

【食疗验方】

气虚神衰,四肢倦怠,心慌,心跳:面粉3000克,猪肉500克,菠菜750

克,人参粉 5 克,姜、葱、酱油、麻油、盐各适量。将菠菜去茎留叶,洗净,用少许盐搅拌腌 5 分钟,用纱布包好挤出水分剁碎备用。人参粉经过细筛过滤。将猪肉剁成肉末,加盐、酱油、麻油、姜末拌匀,稍加水,放入葱末、菠菜、人参粉拌成馅。面粉加水和成面团,饧面 20 分钟后,按常法包饺子吃。功能:补气安神。

气血虚弱所致的面容憔悴,萎黄不华:面粉 120 克,鸡蛋 4 个,羊肉 120 克。先将羊肉剁成细馅做羹,取鸡蛋清和白面粉做成面条。将适量鸡蛋面条放于沸水中,煮熟,再加调料及羊肉羹。功能:健脾开胃,益气补血,泽颜白面。

高脂血症,脂肪肝,动脉硬化:麦麸 50 克,红枣 15 枚。将红枣洗净,与麦麸同入锅,加水适量,煎 2 次,每次 30 分钟,合并 2 次煎汁,过滤即成。每日早、晚两次分饮。功能:健脾和血,补虚养血,散淤降脂。

神经衰弱,失眠盗汗:浮小麦 30 克,红枣 10 枚,甘草 6 克。将上述原料水煎去渣,取汁饮用。有养心安神,甘缓和中的作用。

虚烦不眠,夜寐盗汗,神疲乏力,记忆力减退,健忘症:浮小麦 30 克,黑豆 30 克,莲子、黑枣各 7 个,冰糖少许。将上述四味原料同煮汁、滤渣,放入

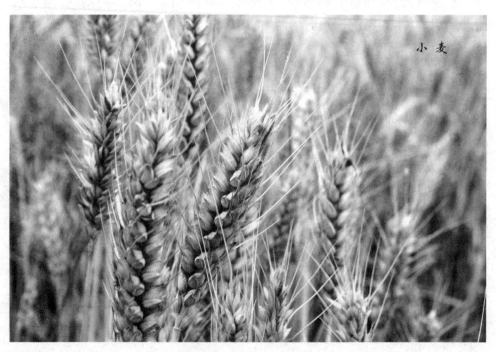

小麦

冰糖少许,溶解后当茶饮用。有疏通心肾的作用。

脾胃虚弱之食少便溏,体倦乏力,失眠多梦,心悸怔忡:面粉 500 克,莲子 100 克,枣泥 30 克,白糖 500 克,鸡蛋 5 个,花生油 20 毫升。莲子去心煮软,捣烂成泥备用。鸡蛋去壳搅成蛋浆,再依次加入白糖、面粉、枣泥、莲肉并搅至均匀。擀成面片状,放入蒸笼中蒸 50 分钟,熟后即可食用。功能:健脾益胃,养血安神。

高脂血症,动脉硬化,冠心病,失眠,神志不安,慢性肝炎:麦麸 50 克,陈皮 10 克,粟米 100 克。先将麦麸、陈皮去杂,烘干研成细末。将粟米淘洗干净,放入砂锅,加水适量,大火煮沸后,改用小火煮 30 分钟,调入麦麸末、陈皮细末,拌和均匀,继续用小火煮至粟米酥烂、粥稠即成。每日早、晚两次食用。功能:健脾理气,和血降脂。

小儿夜啼:小麦 15 克,红枣 6 克,炙甘草、蝉衣各 3 克。上述四味原料加水煎汤。每日 1 剂,当茶饮用,有清心热、健脾胃的作用。

呕哕不止:面粉 150 克,米醋适量,茶叶 5 克。将面粉用米醋拌做弹丸大小,煮熟。用时,以沸水冲泡茶叶,以茶送服醋麦丸。每日 2 次,每次 1 丸。有和胃降逆、止呕吐的作用。

糖尿病,单纯性肥胖症,脂肪肝,高脂血症,高血压:麦麸 50 克,玉竹 10 克,甘草 2 克。先将玉竹、甘草去杂,洗净,晒干或烘干,研为细末,与麦麸充分混匀,一分为二,装入袋中。每日 2 次,每次取 1 袋,用沸水冲泡后当茶饮用,一般每袋可连续冲泡 3～5 次。功能:补虚健脾,生津止渴,降糖降脂。

体弱:麦皮 150 克,牛奶 250 毫升,黄油 5 克,白糖 120 克,少量盐。将麦皮浸泡 3 分钟,加水煮粥,将熟时放入牛奶煮 10 分钟,加黄油、白糖及少量盐,煮到麦皮熟烂即可。早餐、晚餐服食。功能:益气健脾,美颜健身。

慢性腹泻,失眠,癔症,乳腺炎:小麦 100 克,红枣 20 枚,龙眼肉 20 克,糯米 100 克,白糖适量。将小麦淘洗干净,加热水浸涨,倒入锅中,加水煮熟,取汁水,加入淘洗干净的糯米、洗净去核的红枣和切碎的龙眼肉,用大火烧开后转用小火煮成稀粥,调入白糖即成。每日早、晚两次食用。功能:清热除烦,利尿止渴。

气虚不固所致的自汗及形寒肢冷:浮小麦 40 克,糯稻根 30 克,红枣 10 枚。上述三味原料水煎数次,去渣后当茶饮用。有补气固表的作用。

糖尿病、失眠、癌症、冠心病、慢性胃炎、习惯性便秘：小麦100克，红枣15枚，糯米50克。将小麦、红枣、糯米分别洗净，一同入锅，加水适量，先用大火烧开，再转用小火煮成稀粥。每日早、晚两次食用。功能：养心安神，除烦止渴。

慢性前列腺炎、尿路感染、高血压、神经衰弱、性欲减退：面条200克，虾仁20克，鸡蛋1个，紫菜10克，精制植物油、精盐、葱花各适量。将虾仁用热水泡软，鸡蛋打入碗内搅匀，紫菜撕碎备用。炒锅上火，放油烧热，下入葱花煸出香味，加入适量开水，放入虾仁煮开，再放入面条煮熟，加精盐，淋入鸡蛋液，待蛋花浮于汤表面时，倒入装有紫菜的汤碗内即成。功能：补肾养心，降压壮阳。

心烦失眠：小麦30克，莲子心10克，小米50克。将小麦放入锅内，加水适量，煎汤去渣，留汁，再下入莲子心，加适量水，加入小米。用小火煮粥，煮至米烂粥熟，出锅即成。

神经衰弱、失眠、贫血、慢性胃炎、鼻出血、痔疮出血：面条200克，菠菜150克，猪排骨汤250毫升，精盐、味精、胡椒粉各适量。将猪排骨汤煮开后加入精盐、味精和胡椒粉调好味，待用。锅内放水，烧开后下入面条，用筷子拨散，煮熟后捞出，装入碗内，浇上调好味的猪排骨汤。将菠菜择洗干净，放入开水锅中烫熟，捞出后控净水，切段后分放在每碗面条上即成。功能：养血安神，通利肠胃。

高脂血症、动脉硬化、冠心病、高血压、慢性肠炎及消化道癌症：麦麸60克，薏米50克，莲子20克，红枣15枚。将麦麸放入炒锅内，微火反复炒香，研成细末。将薏米、莲子、红枣用冷开水浸泡片刻后同入锅，加水适量，先用大火煮沸，改小火煮至莲子熟烂，薏米、红枣呈羹糊状，调入麦麸末，搅拌均匀即成。每日早、晚两次食用。功能：健脾利湿，养心益血，补虚抗癌。

高脂血症、脂肪肝、肝硬化及消化道癌症：麦麸50克，大米100克，红糖10克。将麦麸放入炒锅内，微火反复炒香，研成细末。大米淘净后入锅，加水适量，小火熬稠粥，粥成时调入麦麸末、红糖，拌匀即成。每日早、晚两次食用。功能：健脾和胃，解毒降脂，补虚抗癌。

动脉硬化、习惯性便秘及消化道癌症：麦麸、粗制面粉各50克，蜂蜜30毫升。将麦麸、粗制面粉放入炒锅内，微火反复炒香，研成细末，盛入碗内，用沸水冲泡,兑入蜂蜜,边冲边搅,调成糊状即成。每日早、晚两次食用。功能:补血和胃,强身抗癌。

慢性胃炎,胃下垂,营养不良性水肿,慢性前列腺炎,尿路感染,阳痿,早泄:小麦仁100克,狗肉300克。将狗肉洗净切成小块,与淘净的小麦仁同入锅中,加水共煮成粥。每日早、晚两次食用。功能:温肾助阳,补益脾胃。

慢性胃炎,前列腺炎,尿道炎,更年期综合征:面条500克,熟肚片100克,熟腰片100克,鱼片100克,鲜汤200毫升,黄酒、精盐、味精、麻油各适量。炒锅上火,放入清水烧开,下入面条煮熟,捞入碗中。炒锅复上火,放入鲜汤烧开,下鱼片、熟肚片、熟腰片,熬至汤呈白色时,加入黄酒、精盐、味精,烧开后淋入麻油,浇在面条上即成。功能:健脾益气,补益肝肾。

【食用禁忌】

☆ 糖尿病患者忌多食。

☆ 气滞、口渴、湿热者忌过食。《随息居饮食谱》:"南方地卑,麦性黏滞,能助湿热,时感及疟、痢、疳、疸、肿胀、脚气、痞满、疬胀、肝胃痛诸病,并忌之。"

☆ 忌制作面食时放碱过多,或吃面条及水饺时弃汤不饮,否则会损失面食中的维生素、无机盐等营养成分。

☆ 忌与川椒、萝卜、粟米、枇杷同用。《本草纲目》:"小麦面畏汉椒、萝菔。"《饮食须知》:"勿同粟米、枇杷食。"

☆ 忌食发霉小麦面粉。小麦遭受赤霉菌的感染易发赤霉病(其产生的毒素较强),而这种赤霉毒素通过加热及其他加工方法均不能破坏,食入6%的带病小麦就会发生急性中毒(出现头昏、腹胀、呕吐等症状)。

☆ 忌过食精细面粉。小麦粒由表皮、糊粉层、胚乳和胚4部分构成,麦粒外层表皮、糊粉层、胚含丰富的蛋白质、脂肪,而B族维生素含量少。加工时外层富含的营养成分往往被破坏掉,加工越细则损失越多。精粉主含的是胚乳层的成分,长期食用会导致食欲减退、四肢无力,甚至出现皮肤干燥、脚气等营养缺乏性疾病。

☆ 忌泡食。馒头泡食将使还没有来得及咀嚼就形成的食糜团入胃,对消化不利,且泡食的汤水还会冲淡胃液而影响消化吸收。

☆ 忌食久存方便面。方便面是油炸后包装的食品,长期存放后油脂会发生化学反应(分解出游离脂肪酸),使方便面产生蛤喇味,改变其营养成分,产生对人体有害的物质。

☆ 禁食煤炉火烤的食物。煤含煤焦油、酚类等,其中 3,4－苯并芘是很强的致癌物。食品受煤火烟熏,有害物质会吸附其上,常食之易患肿瘤。

☆ 忌多食油炸食品。油炸食品所用的油煎熬时间长,炸制食品时温度较高,极易生成多种形式的有毒聚合物。另外,油条除含有上述炸制过程中产生的有害物质外,还含有明矾,而明矾含有大量的铝,铝在脑中蓄积可诱发脑的退化,智力减退,甚至导致老年痴呆,还可导致胃肠道疾病。

荞　麦

荞麦又名乌麦、甜荞、三角麦等。荞麦能比其他谷类提供更全面的蛋白质,是素食者的极佳选择。全国各地均有栽培。

【性味归经】

性凉,味甘、微酸。归脾、胃、大肠经。

【食用方法】

荞麦像小麦一样,多磨成粉食用。荞麦可以熬粥,可以做成面饼、面包、菜团子、扒糕等。有些地方用荞麦面包饺子,也很有特色。荞麦面看起来色泽不佳,但用它做成扒糕或面条佐以麻酱或羊肉汤时,别具一番风味。

【营养成分】

每 100 克可食部分含蛋白质 9.3 克,脂肪 2.3 克,食物纤维 6.5 克,糖类 66.5 克,维生素 B_1 3 毫克,维生素 B_2 0.16 毫克,泛酸 2.2 毫克,钙 47 毫克,磷 297 毫克,铁 6.2 毫克,钾 4.1 毫克,钠 4.7 毫克。

【保健功效】

荞麦能促进人体葡萄糖代谢,是预防、治疗糖尿病的极好天然食品。

荞麦秧叶中含多量芦丁,煮水常服可预防高血压引起的脑出血。此外还含有泛酸,能降低血脂,防止高血压和心脏病的发生。荞麦纤维素含量高,有利便作用,并能预防各种癌症,具有开胃宽肠、下气消积的作用。荞麦适用于肠胃积滞、慢性泄泻、痢疾、糖尿病、瘰病等症。

【食疗验方】

肠胃不适:荞面 500 克,猪肉 300 克,白菜 500 克,其他调料适量。将猪肉洗净斩蓉,放盆内。白菜去杂洗净,剁碎,挤去部分水分,放入盆内,加入精盐、味精、葱花、姜末拌匀成馅。将荞面放盆内,加水和成面团,做成饺子皮,包入馅成饺子,入笼蒸熟,出笼即成。

神经衰弱,疲劳综合征:荞面 250 克,红糖适量,将荞面加水拌匀,放在案板上揉匀,搓成长条,切成面剂,擀成圆片形,包入红糖成饼。将锅烧热,放入荞麦饼坯,烙至熟透,出锅即成。功能:滋阴润燥。

高脂血症,高血压,慢性肠炎及消化道癌症:取 3 份荞面加 1 份猪血,用盐水打成稠糊状,加上五香调料,放笼上蒸,蒸成暄糕状。冷却后切成 0.5 厘米的三角形薄片,放油里炸黄,吃时拌上蒜泥。功能:养心益血,补虚抗癌。

高脂血症,脂肪肝,动脉硬化,糖尿病,慢性前列腺炎,阳痿,早泄,习惯性便秘:荞面 400 克,韭菜 200 克,精盐、味精、胡椒粉、精制植物油各适量。将韭菜洗净,切成细末。荞面加入适量清水拌匀成糊状,加入韭菜末、精盐、味精、胡椒粉拌匀。锅上火烧热,用植物油擦锅后,倒入荞面韭菜糊摊平,翻动,至两面焦黄、香熟,盛盘即成。功能:消积行气,活血散淤。

单纯性肥胖症,脂肪肝,吸收不良综合征,高脂血症,高血压,糖尿病:荞面 400 克,香葱 50 克,精制植物油、精盐各适量。将荞面用凉开水和成面团。香葱洗净,切成小段,备用。将面团切成小块,制成扁长条,抹上植物油,撒上精盐、香葱段后,从一端卷起,成卷,再压成圆饼。将平底锅烧热,倒入植物油,待油温四成热时,放入圆饼煎至两面焦黄、香熟即成。功能:清热解毒,消积除淤。

暑热症,疰夏,糖尿病,麻疹透发不畅,疖疔疮肿,慢性皮炎,自汗,盗汗:荞麦 100 克,绿豆 100 克,大米 50 克,小茴香、精盐、味精各适量。荞麦、绿豆、大米、小茴香分别去杂,洗净,晒干或烘干,研成细末。将全部用料一齐放入砂锅内,加清水适量,用大火煮沸后,改小火煮成粥,加入精盐、味精拌匀,再稍煮片刻即成。每日早、晚两次食用。功能:清热消暑,健脾除湿。

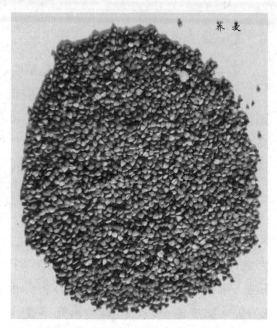

荞麦

慢性前列腺炎,习惯性便秘,阳痿,早泄:荞面 250 克,蒜泥汁等调料适量,将荞面用冰水调成稀糊状,盛在大碗中,上笼蒸熟,凉凉,扣出。用小刀削成面鱼,码在碗上,上面拌些蒜泥汁、酱油、醋、辣椒油、芥末等。功能:补肾益精。

慢性胃炎,慢性气管炎,胃酸缺乏症:荞面 500 克,小苏打适量,20～25℃的温水 200～250 毫升,其他调料适量。荞面倒入盆中,加适量小苏打,然后分几次浇入温水,用筷子搅拌后,揉匀成面团。将面团揉成长条,揪成 100 个面剂,用手指拈成圆窝,卷成空心卷,下沸水煮,加配料或肉汤即可食用。功能:益气润燥,生津开胃。

慢性胃炎、溃疡性结肠炎及消化道癌症:将荞面 1000 克全部倒入将沸的水中,用木棍搅动,然后盛入盘中,盖上湿布,按平凉凉,凝结成坨后取出,即成扒糕。将扒糕切成很薄的菱形小片盛在小碗内,适量放入酱油、醋、芝麻酱、蒜泥、咸胡萝卜丝、辣椒油,拌匀后食用。功能:益气开胃。

慢性菌痢:荞面 300 克,虾仁、蟹肉、腐竹、海带丝各适量,荞面加水调成糊,灌入洗净的猪肠或其他容器内,然后入笼蒸熟。食用时切成条或片,以虾仁、蟹肉、腐竹和海带丝打成的卤汤浇匀,再加少许辣椒油便可食用。

【食用禁忌】

☆ 脾胃虚寒者忌服。《得配本草》："脾胃虚寒者禁用。"《本草纲目》："若脾胃虚寒人食之,则大脱元气而落须眉,非所宜矣。"

☆ 体虚气弱者忌久食、多食。《千金方》："荞麦食之难消。"《本草图经》："荞麦忌多食,亦能动风气,令人昏眩。"《医林纂要》："荞麦,春后食之动寒气,发痼疾。"

☆ 忌与猪肉、野鸡肉、白矾同食。《食鉴本草》说："同猪肉同食,落眉发;同白矾食,杀人。"

☆ 肿瘤者慎食。

☆ 忌与平胃散、矾同食。

☆ 过敏体质者慎用。荞麦含较多蛋白质和其他致敏物质,可诱发或加重过敏者的过敏反应。荞麦花含红色荧花色素,部分人食后易产生光敏感症(即荞麦病),表现为耳、鼻等缺乏色素部位发炎、肿胀,还可发生结合膜炎、咽喉炎、支气管炎、眼部黏膜发炎等,有时还可出现肠道、泌尿系的刺激症状等。

大 麦

大麦是禾本科一年生或越年生草本植物。又名倮麦、稞麦、牟麦、饭麦。

大麦分有稃和无稃两种。有稃大麦就是栽培二棱和无棱大麦,无稃大麦指的是青稞(裸大麦)。我国是世界上最早栽培大麦的国家之一,青藏高原是大麦的原产地。

【性味归经】

性凉,味甘、咸。入肠、胃、肾、膀胱经。

【食用方法】

大麦可用于煮粥、糊,磨面制成饼、糕,或做酱、酿酒亦可。

【营养成分】

每 100 克可食部分含蛋白质 10.2 克,脂肪 1.4 克,糖类 63.4 克,膳食纤维 9.9 克,钙 66 毫克,磷 381 毫克,铁 6.4 毫克。此外,还含有维生素 B_1 0.43 毫克,维生素 B_2 0.14 毫克,泛酸 3.9 毫克。大麦胚芽中,维生素 B_1 的含量较小麦更多。

【保健功效】

具有益气补中、补充营养、开胃宽肠、疏肝理气、下气消积的作用。大麦含尿囊素,能促进化脓性创伤、顽固性溃疡的愈合,可用于治疗慢性骨髓炎、胃溃疡。

【食疗验方】

厌食症,吸收不良综合征,小儿伤食症,慢性胃炎:大麦芽 30 克,谷芽 20 克,神曲 15 克。将大麦芽、谷芽、神曲同入锅中,加水适量,大火煮沸,改用小火煎煮 30 分钟,去渣,取汁即成。每日早、晚两次分饮。功能:健脾开胃,

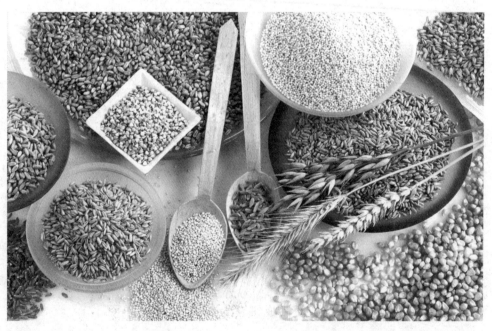

消食和中。

口腔溃疡,慢性胃炎,消化性溃疡,溃疡性结肠炎,痔疮出血:大麦仁100克,红糖适量。将大麦仁研碎,入锅加水煮成粥后,放入适量红糖,搅匀食用。每日早、晚两次食用。功能:益气和胃,消积宽肠。

慢性胃炎,胃下垂,贫血,营养不良性水肿,慢性前列腺炎,更年期综合征:大麦仁150克,熟牛肉、面粉各100克,精盐、味精、醋、胡椒粉、辣椒丝、葱花、生姜丝、麻油、牛肉汤各适量。将牛肉切小块。大麦仁去杂,洗净。面粉加冷水调成稀糊。锅内放牛肉汤和适量水,下大麦仁煮至开花,将面粉稀糊细流下锅,烧沸成麦仁面糊。另一锅内放熟牛肉、精盐、醋,盛入大麦面粉粥,放入味精、胡椒粉、辣椒丝、葱花、生姜丝、麻油,烧沸,搅匀即成。每日早、晚两次食用。功能:益气强筋,和胃消积。

肝郁气滞,横逆犯胃的两胁胀满,饮食无味:大麦芽30克,青皮10克。二者同煎,取汁,去渣。代茶饮用,不拘时温服。功能:疏肝理气,和胃。

萎缩性胃炎,吸收不良综合征,十二指肠炎,贫血,营养不良性水肿:大麦仁60克,红枣10枚,大米100克。将大麦仁洗净后加水煮熟,再放入淘洗干净的大米、红枣煮沸,然后改用小火煮30分钟即成粥。每日早、晚两次食用。功能:健脾和胃,消胀除烦。

口腔溃疡,口腔炎,慢性气管炎,高脂血症,动脉硬化:大麦仁270克,糯米、红糖各30克。将大麦仁淘洗干净,用水泡2小时备用。将锅置火上,加入水,下入大麦仁,用大火熬煮;待大麦仁开花,放入糯米,锅开一会儿,转小火熬煮至米烂粥稠。分盛碗内,撒上红糖即成。每日早、晚两次食用。功能:健脾益气,和胃宽肠,润肺生津。

慢性胃炎,胃下垂,脂肪肝,高脂血症,高血压:大麦仁500克,黄豆200克。将大麦仁、黄豆分别去杂,洗净,磨成稀糊后混匀。煎锅烧热,用勺盛稀糊入锅,摊成一张张很薄的煎饼即成,当点心食用,量随意。功能:宽中化积,活血化淤。

肝郁气滞,两胁胀痛,食欲缺乏:大麦芽10克,绿茶1克。将大麦芽用冷水快速洗净,倒入小不锈钢锅中,加水半碗,用中火烧沸后,立即冲入预先放好茶叶的杯中,加盖,5分钟后可饮。以后均用沸水冲服,随冲随饮,饮淡为止。功能:疏肝理气,开胃消食,回乳消胀。体质虚弱者慎用,或将用量减半饮服;孕妇及哺乳期妇女忌用。

哺乳期产妇用于断奶回乳:炒大麦芽 30～60 克。上药加水适量,煎煮 1 小汤碗。每日 1 剂,不拘时,当茶温饮。功能:断奶回乳。

小儿伤食腹泻,粪便稀溏,夹有残渣和乳块,气味酸臭如败乳,嗳气,纳呆:炒大麦芽 30 克,茶叶 8 克。上两味以开水冲泡。代茶随量饮用。功能:消食止渴。

慢性胃炎,消化性溃疡,脂肪肝,肝硬化,更年期综合征:大麦仁 250 克,油菜 200 克,香肠 100 克,水发香菇 50 克,精制植物油、生姜末、精盐、味精各适量。将大麦仁淘洗干净,香肠切成斜片。油菜洗净后切成丁。水发香菇切成丝。压力锅中加适量水,加入淘好的大麦仁及香肠片,放在火上焖约 10 分钟。炒锅上火,放油烧热,加入油菜丁、香菇丝、生姜末、精盐,翻炒几下(不要炒熟),倒入压力锅内,搅拌匀,再焖 2 分钟,放入味精,拌匀即成。

回乳消胀,乳汁难回:大麦芽 100 克。将大麦芽洗净,入锅,加水适量,大火煮沸,改小火煎煮 30 分钟,去渣取汁即成。每日早、晚两次分饮。功能:回乳消胀。

【食用禁忌】

☆ 忌久食炒熟大麦。大麦炒熟后性质温热。久食易助热化火,故素有内热者不宜食。

☆ 体虚寒、大便溏薄者少食或不食。

薏 米

薏米又名薏苡仁、苡米、米仁、玉秫、起实、解蠡、药玉米、回回米、六合米、菩提珠等。为禾本科多年生草本植物薏苡的成熟种仁。

薏米在我国栽培历史悠久,是我国古老的药食皆佳的粮食之一。薏米营养价值很高,被誉为世界禾本科植物之王;在日本,最近又被列为防癌食品,因此身价倍增。薏米具有容易被消化吸收的特点,不论用于滋补还是用于医疗,作用都很温和。

【性味归经】

性微寒,味甘、淡。入脾、胃、肾、大肠经。

【食用方法】

薏米可以当粮食吃,是一种很好的杂粮。薏米煮熟后,味道与普通大米相似,又容易消化吸收。煮粥既可充饥,又有滋补作用。薏米为清补利湿之品,具有健脾渗湿、抗疲劳的作用,故在养生保健食疗中常被应用。

【营养成分】

每 100 克可食部分含蛋白质 12.8 克,脂肪 3.3 克,膳食纤维 2 克,糖类 69.1 克,钙 42 毫克,磷 217 毫克,铁 3.6 毫克。此外,还含有维生素 B_1 0.22 毫克,维生素 B_2 0.15 毫克,泛酸 2 毫克,以及薏米脂、薏米油谷固醇、生物碱等。

【保健功效】

薏米具有利水渗湿、健脾止泻、解热、镇静、镇痛、抑制骨骼肌收缩、补肺、清热、除痹、排脓等功效,用于治疗泄泻、湿痹、水肿、慢性肠炎、阑尾炎、风湿性关节痛、尿路感染、肠痈、肺痈、淋浊、白带等病症,常用于久病体虚及病后恢复期,是老人、儿童较好的药用食物,还可美容健肤、治扁平疣等。薏米还有抗癌作用,以薏米煮粥食,可作为防治癌症的辅助性食疗法。薏米宜与粳米煮粥食用,经常食用有益于解除风湿、手足麻木等症,并有利于皮肤健美。《本草纲目》谓其健脾益胃,补肺清热,去风散湿。炒饭食,治冷气;煎饮,利小便热淋。《本草经疏》说薏米性燥能除湿,味甘能入脾,并补益其脾,尚有止泄之功效。

【食疗验方】

贫血:薏米 50 克,黑豆 30 克,红糖适量。将黑豆与薏米洗净后同煮成粥,加红糖调味。每日 2 次,温热食用。功能:益气补血。

慢性胃炎,消化道癌症:薏米 200 克,菱角 300 克。将薏米、菱角洗净

（菱角去壳），晒干或烘干，研为极细粉末，装瓶、备用，注意防潮。取粉50克，用沸水冲泡后，放小火上炖3～5分钟，即可饮用。每日2次。功能：益气健脾，清热抗癌。

慢性腰腿痛，风湿性关节炎，尿路结石，营养不良性水肿：薏米150克，糯米500克，酒曲适量。将薏米煮成稠米粥，糯米煮成干米饭，然后二者混合，待冷，加酒曲拌匀，发酵成为酒酿即可。每日2次，每次50克。功能：健脾祛湿，强筋壮骨。

慢性气管炎，支气管哮喘，慢性肠炎，尿路感染，单纯性肥胖症，高脂血症，动脉硬化：薏米100克，山楂糕50克，冰糖150克，糖桂花、精盐各适量。将薏米洗净，山楂糕切成小丁。将薏米放入锅内，倒入适量清水，用大火煮沸，再改用小火将薏米煮熟，加入冰糖煮至溶化后，放入山楂糕丁、糖桂花、精盐，调好口味即成。功能：清热除烦，行气散淤。

肺脓肿，肺癌，肠癌：薏米300克。将薏米淘洗净，杵破，加水3000毫升，煎煮至1000毫升。每日3次，每次50毫升，温饮。功能：清热排毒，防癌抗癌。

肺痨久咳，咳嗽痰血，干咳咽痛，肺部脓肿：薏米100克，绿豆50克，鲜百合150克，精盐、白糖各适量。将薏米、绿豆分别去杂，洗净；将百合掰成瓣，撕去内膜，用盐轻擦几下，洗去苦味。锅内加水适量，上火，先放绿豆煮至豆熟，加入薏米煮至将熟，再加入百合，用小火煮至成粥，加入白糖、少许盐拌匀，出锅即成。功能：健脾补肺。

慢性气管炎，支气管哮喘，肺结核，肺脓肿，尿路结石，慢性胃肠炎：薏米100克，白果（去壳）12枚，冰糖适量。将薏米、白果洗净，一同放入锅内，加水煮汤，用冰糖调味饮用。上午、下午分饮。功能：解毒排脓，健脾强筋。

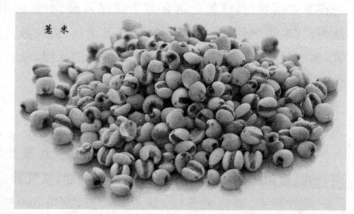

薏米

肺气肿初期：薏

米 100 克,甜杏仁 15 克,白糖适量。将薏米去杂洗净,甜杏仁去皮洗净。锅内加水适量,放入薏米用中火煮至半熟,加入甜杏仁煮成粥,再加入白糖拌匀,出锅即成。功能:健肺祛湿,除痰通痹。

食欲缺乏,肺脓肿,肺结核及肺癌,口腔癌,鼻咽癌:薏米 50 克,莲子 30 克,藕粉 20 克,冰糖 10 克。将薏米、莲子研成细末后入锅,加水煮成糊状后,调入藕粉及冰糖粉搅拌成羹。功能:滋阴养肺,健脾抗癌。

慢性肝炎,肝硬化,营养不良性水肿,消化性溃疡,溃疡性结肠炎,慢性胃炎及消化道癌症:薏米 100 克,红枣 15 枚,大米 60 克。将红枣洗净去核,与淘洗干净的大米、薏米一同入锅,加水用大火烧开,再转小火熬煮成稀粥。每日早、晚两次食用。功能:健脾养血,利湿解毒。

食欲缺乏,自汗,盗汗,肺脓肿,肺结核,尿路感染:薏米 30 克,大米 100 克,红糖适量。将薏米、大米洗净加水共煮粥,待粥熟时加红糖调匀即成。每日早、晚两次食用。功能:健脾和胃,清热利水。

慢性肝炎,肝硬化腹水,营养不良性水肿,脂肪肝,高脂血症:薏米、赤小豆各 60 克,红枣 15 枚,白糖 10 克。将红枣用温水浸泡片刻,洗净。薏米、赤小豆去杂,洗净,倒入锅中,加足量水,小火煮 1 小时,加入红枣、白糖;再继续煮 30 分钟至薏米、赤小豆均已酥烂时离火即成。上、下午分食。功能:清热养肝,利水解毒。

慢性胃炎,慢性肝炎,肺脓肿及胃癌,消化道癌症:薏米 50 克,玉米 50 克。将薏米、玉米分别洗净,晒干或烘干,同研成粗粉后入锅,加水煮成稠粥。每日早、晚两次食用。功能:清热退黄,补虚降脂,排脓抗癌。

自汗,盗汗,慢性肠炎,尿路感染,消化道、呼吸道、妇科癌症:薏米 50 克,大米皮糠 15 克。将薏米置于锅中,加水适量,先以大火煮沸至八成熟,加入大米皮糠搅匀,转小火煮煨成粥。每日早、晚两次食用。功能:清热解毒,增强免疫功能。

慢性胃炎,风湿性关节炎,腰腿痛,尿路感染,尿路结石,慢性气管炎,支气管哮喘:金银花、薏米各 20 克,芦根 30 克,冬瓜子仁、桃仁各 10 克,大米 100 克。将金银花、芦根、薏米、冬瓜子仁、桃仁用冷水浸泡半小时,加水煎煮 15 分钟,去渣取汁,再与淘洗净的大米一起煮成稠粥。每日早、晚两次食用。功能:清热化痰,健脾利湿。

暑热症,慢性腹泻,白汗,盗汗,肺结核,颈淋巴结核,尿路感染,月经不调:薏米 50 克,去芯莲子 30 克,百合 20 克,大米 60 克,红糖适量。将薏米、莲子、百合洗净,放入锅中,加水煮烂,再与大米一同煮粥,加入红糖调味食用,每日早、晚两次食用。功能:滋阴补虚,健脾止泻。

单纯性肥胖症,脂肪肝,高脂血症,动脉硬化,高血压,糖尿病:冬瓜 500 克,薏米 100 克,精盐适量。将薏米用清水浸泡 20 分钟;冬瓜洗净,连皮切成块状。同放砂锅内,加清水适量,煮至薏米熟烂,加入精盐,拌匀即成。上午、下午分食。功能:清热解毒,健脾祛淤。

【食用禁忌】

☆ 忌放碱煮食,否则可破坏薏米所含维生素等,降低其营养价值。

☆ 脾虚无湿,汗少,孕妇(早期)慎服,因其涩肠。《本草经疏》:"凡病大便燥,小水短少,脾虚无湿者忌之,妊娠禁用。"《随息居饮食谱》:"脾弱便艰,忌多食,性专下达,孕妇忌之。"《饮食须知》:"因寒筋急,不可食,以其性善者下也。妊妇食之坠胎。"

☆ 形体瘦弱者忌多食。因薏米甘淡渗利,可竭阴耗液。形体瘦弱者阴常不足,食之可躁动浮火,出现阴虚火旺征。

☆ 滑精、精液不足,尿多者忌服。《本草通玄》:"下利虚而下陷者,非其宜也。"《得配本草》:"肾水不足、脾阴不足、气虚下陷、妊娠四者禁用。"

糯　米

糯米又名元米、江米、稻米,为禾本科一年生草本植物糯稻的种仁,是家中常用粮之一。因其香糯黏滑,常被用来制成风味小吃,深受人们喜爱。比如逢年过节很多地方都有吃年糕的习俗,而年糕正是用糯米做成的。

【性味归经】

性温,味甘。入脾、胃、肺经。

【食用方法】

糯米几乎不含直链淀粉,故最易变性而糊化,煮熟后黏性很强,光泽明亮,不易回生,口感油润滑腻。常用于制作糕点、小吃等。烹调应用中,做菜肴可做糯米鸭之类的填料,以及珍珠丸子的滚粘料。

此外,糯米还可用于酿酒等。

【营养成分】

糯米中含有蛋白质、脂肪、糖类、钙、磷、铁、维生素 B_1、维生素 B_2、多量淀粉等营养成分。每 100 克可食部分含蛋白质 6.7 克,脂肪 1.4 克,糖类 76.3 克,粗纤维 0.2 克,钙 19 毫克,铁 6.7 毫克,维生素 B_1 0.19 毫克,维生素 B_2 0.03 毫克,泛酸 2.0 毫克。

【保健功效】

糯米有补中益气、养胃健脾、固表止汗、止泻、安胎、解毒疗疮等功效。可用于虚寒性胃痛、胃及十二指肠溃疡、糖尿病多尿、气虚自汗、脾虚泄泻、妊娠胎动、痘疹痈疖诸疮等病。《本草纲目》云:"糯米暖脾胃,止虚寒泻痢。"唐代名医孙思邈称:"糯米,脾病宜食,益气止泄。"糯米用来煮粥、酿酒、熬汤、做糕点或粽子食,具有补脾温胃、活血补血、通乳之功。

【食疗验方】

月经不调:阿胶 30 克,黑糯米 100 克,红糖适量。将黑糯米淘洗干净,阿胶捣碎。将锅上火,加水适量,放入黑糯米煮粥,待粥煮至将熟时,放入阿胶,边煮边搅匀,再煮开两三次,加入红糖,稍煮即成。功能:滋阴补虚,养血止血。

血虚有淤型闭经,月经不调:红花 10 克,当归 10 克,丹参 15 克,糯米 50 克,红糖适量。将红花、当归、丹参三味中药放入砂锅内,加入适量水,煎煮汁液,去渣取汁备用。将药汁放入锅内,加水烧沸,下入糯米煮粥,煮至米烂粥熟时,加入红糖稍煮,出锅即成。功能:养血活血,滋阴调经。

湿疹,瘙痒:初开莲花 5 朵,糯米 100 克,冰糖适量。将莲花用清凉水洗净,掰成单片;糯米淘洗干净;冰糖用温水化开。将锅上火,加水,放入糯米煮粥,煮至粥快熟时,放入莲花瓣及冰糖,再煮片刻即成。功能:活血止血,祛湿消风。

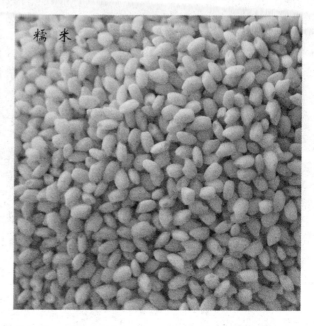

糯米

呕吐水泻,胃腹绞痛:高良姜30克,糯米60克。姜切片,糯米淘洗干净。将锅上火,加水约600毫升,放入姜片,熬汁,去渣,加入糯米,用小火煮粥。

慢性胃炎:豆浆1碗,糯米50克,白糖适量。糯米去杂,洗净,放入锅内加水适量,煮至米将熟时,加入豆浆、白糖,再煮沸后稍煮一段时间,出锅即成。功能:养胃和脾,清肺润燥。

功能性子宫出血:小蓟炭30克,糯米锅巴50克。将上二味共加水煎汤,取汁。代茶饮用,每日1剂。功能:凉血止血。

胎动不安:糯米30克,黄芪15克,川芎5克。原料同入锅,加水1000毫升,煎至500毫升,去渣即成。每日2次,温热饮服。功能:调气血,安胎。

体虚:糯米500克,淮山药50克,砂糖、胡椒末各适量。糯米用净水浸泡一夜,然后沥干,慢慢炒熟,磨筛,加入淮山药。每日清晨用半盏,加入砂糖、胡椒末,以热汤调食,有滋补作用。

虚寒久痢:糯米稻谷500克,姜适量。糯米稻谷炒出白花,去壳,用姜汁拌湿,再炒为细末,然后用汤水连服3次。

年老体弱,慢性腹泻,多梦失眠,夜间多尿:莲子15～20克,芡实15～30克,糯米或粳米100克。用莲子、芡实同糯米共煮成粥。早、晚餐食用。功能:健脾养心,益肾抗老。

月经不调,产后淤滞腹痛,子宫复原不全,更年期综合征,神经衰弱,慢性肝炎,冠心病:丹参30克,糯米100克,红枣10枚,红糖适量。将丹参水煎,去渣取浓汁,加入糯米、红枣、红糖及水适量,煮成稠粥。每日早、晚两次食用。功能:祛淤生新,活血调经,养心除烦。

自汗,盗汗,慢性气管炎,支气管哮喘,支气管扩张,肺结核,淋巴结核,腰腿痛,阳痿,遗精:糯米 100 克,冬虫夏草粉 10 克,白及粉 30 克,冰糖适量。将糯米、冰糖放入砂锅内,加清水适量,煮成稀粥,然后均匀地调入冬虫夏草粉、白及粉,稍煮片刻,至粥黏稠即停火,再焖 3～5 分钟即成。每日早、晚两次食用。功能:补益肝肾,敛肺止血。

面容黄白无光泽:糯米 30 克,当归、天麻各 10 克,黄芪 15 克。将当归、天麻、黄芪用纱布袋装好,同糯米加水煮汤,米熟后,去药包,留汤。每周服 3 剂,连服半年。功能:益气补血,强身健体。若有发热、咳嗽、腹胀等症不宜食。

萎缩性胃炎,胃酸缺乏症,糖尿病,咽喉炎:糯米 200 克,绿豆 50 克,杨梅 90 克。将绿豆淘洗干净,用清水浸泡 4 小时。杨梅洗净。糯米淘洗干净后与泡好的绿豆一并放入锅内,加入适量清水,用大火烧开,转小火熬至熟烂时,加入杨梅搅匀即成。每日早、晚两次食用。功能:健脾消食,生津解渴。

前列腺炎,疲劳综合征,阳痿,早泄,产后乳汁缺乏,麻疹透发不畅:鲜活河虾 50 克,鲜嫩韭菜 100 克,糯米 100 克,精盐、味精、胡椒粉各适量。将洗净的鲜活河虾、糯米入砂锅,加水煮粥,待粥熟时加入洗净并切好的韭菜段,煮沸,加入精盐、味精、胡椒粉调味。每日早、晚两次食用。功能:补肾壮阳,填精益髓。

筋骨软弱,腰腿痛,前列腺炎,性功能障碍,小便失禁,抑郁症,更年期综合征:糯米粉、芡实粉各 50 克,核桃肉 30 克,去核红枣 15 枚。将糯米粉、芡实粉用凉开水打成糊,放入沸水中,与洗净的红枣、核桃肉煮熟成粥糊即成。每日早、晚两次食用。功能:健脾止泻,固肾涩精。

【食用禁忌】

☆ 发热,湿热痰火,咳嗽痰黄,黄疸,脾滞腹胀者忌食。《名医别录》:"温中,令人多热,大便坚。"

☆ 忌多食。《饮食须知》:"多食发热,壅经络之气,令身软筋缓,久食发心悸及痈、疽、疮、疖中痛。同酒食之，令醉难醒。"《得配本草》："多食昏五脏，缓筋骨，发风气，生湿热，素有痰热风病及脾病不能转输者食之最能发病成积，患者及小儿最忌之。"

☆ 糖尿病患者忌多食。

☆ 忌常吃炒菜或炸食后所剩的油炒饭，因炒菜后所剩的油含味精、食盐、酱油等，再加热时可发生焦化而产生致癌物亚硝酸盐；炸食所剩的油极易生成多种形式的有毒聚合物，这些物质摄入人体后可导致肝脏损伤、肝功能改变、生长发育缓慢，甚至生育功能障碍。

☆ 治消化性溃疡时用量忌太大，以免黏滞难化反伤胃。

☆ 婴幼儿、老年人、病后脾胃虚弱者、消化力弱者忌食。糯米黏腻难化，做糕饼更难消化。《本草求真》："凡老人、小儿、病后均忌。"

☆ 忌食冷自来水所煮的饭，因冷自来水含大量氯气，它在煮饭过程中会破坏粮食中的维生素 B_1；若用烧沸的水煮饭，则氯气可随水气蒸发而避免维生素损失。

玉　米

玉米又名苞谷、玉蜀黍、玉麦、包米、番麦、御米、玉高粱、红须麦等，为禾本科植物玉蜀黍的种子。部分地区以玉米作为主食。玉米是粗粮中的保健佳品，多食玉米对人体的健康非常有利。全国各地均有栽培。

【性味归经】

性平，味甘。入胃、脾、膀胱、大肠经。

【食用方法】

嫩玉米可整个煮熟食用。干玉米可磨碎煮粥或做面饼、蒸糕。玉米经过加工后，可制作罐头、面包、饼干、糕点、饮料等美味可口的食品。玉米亦可做成爆米花食用。

【营养成分】

每 100 克玉米可食用部分含蛋白质 8.7 克,脂肪 3.8 克,食物纤维 6.4 克,糖类 66.6 克,维生素 B_1 0.21 毫克,维生素 B_2 0.13 毫克,泛酸 2.5 毫克,钙 14 毫克,磷 218 毫克,铁 2.4 毫克,锌 1.7 毫克,钾 300 毫克,钠 3.3 毫克。还含有生物碱、类胡萝卜素、槲皮素、异槲皮苷、果胶、硫脂等。

【保健功效】

有调中开胃、益肺宁心、止血降压、清利湿热、利尿利胆的功效。对治疗食欲缺乏、肝炎水肿、尿道感染、高血压、糖尿病、咯血、鼻出血、肝炎等有较强的疗效。玉米中富含维生素 E、卵磷脂及谷氨酸,对人体健脑、抗衰老有良好的作用。含有较多的维生素 A,对人的视力十分有益。富含的纤维素,可吸收人体内的胆固醇,将其排出体外,可防止动脉硬化;还可加快肠壁蠕动,防止便秘,预防直肠癌的发生。玉米含的镁元素,可舒张血管,防止缺血性心脏病,维持心肌正常功能,是高血压、冠心病、脂肪肝患者的首选食品。玉米内含有的赖氨酸、谷胱甘肽、硒等成分有较好的抗癌作用。玉米须有平肝利胆、泄热利尿的功效,对治疗高血压、糖尿病、胆结石、肾炎水肿、黄疸型肝炎等有较好的疗效。

【食疗验方】

脾胃虚损,慢性胃炎,慢性肝炎,贫血,癌症:玉米 50 克,红枣 15 枚,大米 100 克。将玉米淘洗净,用冷开水泡发,研成玉米浆。大米淘洗净后入锅,先以大火煮沸,加入洗净的红枣,改用小火煮粥,粥将成时,边煨边调入玉米浆,拌匀后再煮片刻即成。每日早、晚两次食用。功能:调

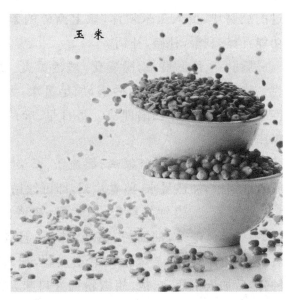

玉米

中开胃,解毒防癌。

慢性胃炎,动脉硬化,高脂血症,高血压,糖尿病:玉米面 150 克,黄豆粉 100 克,白糖适量。将黄豆粉用温水泡透,搅成稀糊状。玉米面用温水调匀。将两种糊和在一起,倒入沸水锅内,边倒边搅动,开锅后,用小火熬至黏稠,出锅加入白糖即成。每日早、晚两次食用。功能:健脾益气,清热解毒,祛脂降压。

糖尿病,高脂血症,动脉硬化,高血压,脂肪肝,肥胖症:玉米须 50 克,猪胰 1 个,精盐适量。将猪胰洗净,切成条状。玉米须洗净,与猪胰一同放入锅中,加适量水和精盐,用大火煮沸后转用小火煮 60 分钟,至猪胰熟烂即成。功能:滋阴清热,润燥止渴。

高血压,甲状腺功能亢进,单纯性肥胖症:玉米须 60 克,蚌肉 150 克,调味品适量。将玉米须洗净,放入纱布袋中,扎口备用。蚌肉去鳃,洗净,切成小块,与玉米须布袋同入砂锅,加水。先用大火煮沸,加料酒、葱花、姜末,改用小火煮 30 分钟,取出布袋,加精盐、味精、五香粉各少许,拌匀即成。功能:清热利湿,祛脂降压。

单纯性肥胖症,颈淋巴结肿大,单纯性甲状腺肿大:玉米须 100 克,虾皮 30 克,豆腐 400 克,紫菜 5 克,黄酒、精盐、麻油、味精各适量。将玉米须加水煮 20 分钟,去渣留汁。虾皮用黄酒浸发后加水煮 5 分钟,再投入用沸水烫过的豆腐块,倒入玉米须汁,撒上撕碎的紫菜,调入精盐、味精、麻油即成。功能:清热利湿,补碘,补钙。

肥胖症,脂肪肝,动脉硬化,慢性胃炎,高脂血症:鲜嫩紫色玉米棒 250 克。将玉米棒洗净,放入砂锅,加足量水,大火煮沸后,改用小火煮 1 小时,待玉米用竹筷触之凹陷即成。每日早、晚两次食用。功能:健脾和胃,补虚降脂。

胆囊炎,胆结石,糖尿病,高血压,肾炎水肿:玉米须 100 克。将玉米须放入砂锅中,加适量水,煎煮片刻,即可饮用。功能:泄热,利尿,利胆平肝。

慢性胃炎,慢性气管炎,咽喉炎,痔疮出血:鲜嫩玉米 500 克,奶油 20 克,牛奶 200 毫升,油面粉、精盐、味精、胡椒粉各适量。将玉米洗净,煮熟后,剥下玉米粒,再放入锅内煮至熟软,加入奶油、牛奶,继续煮 10~15 分钟,然后加入精盐、味精、胡椒粉调好口味,再加入油面粉勾芡即成。功能:

健脾开胃,益肺生津,滋阴润肠。

慢性胃炎,动脉硬化,高血压,习惯性便秘,痔疮出血:玉米粉 500 克,黄油 100 克,白糖 50 克,鸡蛋 250 克,泡打粉 5 克,香草片 1 片。将黄油溶化后,加入白糖搅匀,打入鸡蛋,再搅匀,放入泡打粉、玉米粉、香草片,搅拌均匀成面糊。将烤盘放上不同形状的模子,在模子内抹上一层植物油,倒入面糊,放进烤箱,烤至香熟即成。功能:健脾和胃,补虚降压。

动脉硬化,高血压,冠心病,心肌梗死:玉米粉 200 克,粳米 200 克,将玉米粉加适量冷水,调成糊状;粳米淘洗干净。将锅上火,加入适量水烧热,下入粳米烧沸,粳米将熟后,放入玉米糊,再用文火煮,煮至粳米烂熟成粥即成。功能:降压健脾,补虚益气。

糖尿病:玉米须 100 克,乌龟 1 只(约 250 克),料酒、精盐、味精、葱花、姜片各适量。将玉米须去杂,洗净,装入纱布袋内,放在砂锅中,加入适量清水和料酒、精盐、味精、葱花、姜片。将乌龟用沸水烫死,去头、爪、内脏后洗净,再入沸水锅中焯一下,捞出洗净,放入砂锅内烧沸,改用小火炖至龟肉熟烂入味,拣出玉米须袋、葱、姜,出锅即成。功能:降血糖降血压,清热利湿。

肾炎,泻痢,糖尿病:玉米面 150 克,绿豆 100 克。将绿豆去杂洗净,玉米面用凉水浸透和成玉米面糊。将锅上火,加水适量,放入绿豆,煮熟后,徐徐下入玉米面糊,不断搅动,防止煳锅,烧沸后,再改用小火煮至成粥。功能:清热解毒,调中开胃。

免疫功能低下,习惯性便秘,高脂血症,脂肪肝:玉米粒 250 克,大米粉 200 克,糯米粉 100 克,红枣 30 克。将玉米粒淘洗净后放入温开水中浸泡片刻,研成玉米浆,和入大米粉、糯米粉,调匀,做成 20 个粉团,嵌入洗净的红枣,放入模具制成糕坯,排入蒸屉内,大火蒸 40 分钟即可。功能:补虚益脾,和胃降脂。

单纯性肥胖症,慢性胃炎,动脉硬化,脂肪肝,高脂血症,高血压,糖尿病:玉米面 650 克,黄豆粉 150 克,小苏打适量。将玉米面、黄豆粉放入盆内,混合均匀,逐次加入温水及苏打水,边加水边糅合,揉匀后用手蘸凉水,将面团搓条,分成若干小剂,并把每个小剂捏成小窝头,使其内外光滑,似宝塔形,将做好的窝头摆在笼屉上,放进沸水锅内,盖严锅盖,用大火蒸 15 分钟即熟。功能:健脾益气,清热解毒,祛脂降压。

尿道结石,肾结石,肝胆结石:玉米须 60 克,金钱草 60 克,绿茶 5 克。同入锅,加水浸过药面,煮沸 15 分钟即可饮用。功能:清热化湿,利尿便石。

慢性肝炎,胸腹闷胀,营养不良性水肿,厌食症,便秘:玉米笋 300 克,白糖 100 克,糖桂花 15 克,鸡蛋 1 个,精制植物油、干淀粉各适量。将玉米笋洗净,沥干水,先放糖桂花拌和,再加入干淀粉。鸡蛋打破,取蛋黄,加淀粉和适量水调成糊,将玉米笋挂糊。将锅上火,放油烧至五成热,将玉米笋逐条下锅炸至外层硬脆时,捞出沥油。炒锅上火,放入白糖和清水烧开,改用小火熬至糖液浓稠时,离火倒入油炸后的玉米笋,撒上糖桂花搅拌均匀,待玉米笋逐条散开后即可装盘。功能:健脾开胃,利尿通便。

慢性气管炎,自汗,盗汗,肺结核,慢性肝炎,脂肪肝,肝硬化,高脂血症,习惯性便秘:罐头芦笋 250 克,罐头玉米 150 克,鲜莲子 100 克,火腿末、精盐、味精、湿淀粉、鸡油、豆芽汤各适量。将芦笋切成 4 厘米长的段下锅,加豆芽汤、味精、精盐,烧 3 分钟左右取出,控干水分,分三行排在长盆内。鲜莲子洗净去心,和玉米同时下锅,加入豆芽汤、精盐、味精,待烧透后用湿淀粉勾芡,加入鸡油摊匀,淋在芦笋条上,撒上火腿末即成。功能:调中和胃,益气补肺,解毒祛淤。

习惯性流产:玉米嫩衣 1 只。将玉米嫩衣切碎,煎水饮用。从孕后开始饮用,流产月份(上次流产时期)将用量加倍,一直饮用至足月为止。功能:清热利尿,固胎。

产后虚汗症:玉米心 30 克,糖适量。将玉米心切碎,加水煎汤加糖适量即可。每日 1～2 剂饮用。功能:益气健脾,止汗。

病后体虚或肥胖:嫩玉米粒 300 克,红绿柿椒 50 克,精盐、味精、白糖、植物油各适量。将嫩玉米粒洗净;红绿柿椒去蒂去子,洗净后切丁备用。炒锅放植物油,烧至七八成热时放入嫩玉米粒,煸炒一会儿加精盐和少许水,再加入柿椒丁煸炒片刻,用白糖、味精调味,出锅装盘即成。功能:补血益气。

高血压,糖尿病,水肿,慢性肾炎:玉米须 50 克(鲜品 100 克)。将玉米须洗净,切成几段,放入纱布袋中,放入砂锅,加清水 600 毫升,用小火煎成 300 毫升。功能:清热利水,解毒泄热,降血压,降血糖。

高脂血症,脂肪肝,动脉硬化:鲜嫩玉米 100 克,牛奶 250 毫升,红糖 20

克。鲜嫩玉米洗净后剥粒,捣烂呈泥糊状放入锅中,加水适量煨30分钟,过滤取汁,加入牛奶、红糖,再煮至将沸时,离火即成。功能:补脾健胃,补虚降脂。

高脂血症,脂肪肝,习惯性便秘,癌症:玉米50克,赤小豆30克,薏米50克,蜂蜜30毫升。将玉米洗净,用冷开水泡发30分钟,研成玉米糊,与洗净的赤小豆、薏米同入锅中,加水适量,先用大火煮沸,再改以小火煮至赤小豆、薏米呈花烂状,调入蜂蜜,拌匀即成。功能:健脾祛湿,养血抗癌。

单纯性肥胖症,贫血,脂肪肝,高脂血症,高血压,习惯性便秘:玉米粉150克,菠菜、豆腐各100克,精盐、味精、麻油各适量。将菠菜洗净,用沸水烫过后切成小段。豆腐切小块,用沸水烫一下,捞起沥干。将玉米粉用温水调匀后,调入沸水锅内煮成糊状,放入菠菜段、豆腐块、精盐、味精拌匀,淋入麻油,调好口味,即可食用。功能:益气养血,健脾润肠。

结石:玉米须30克,白茅根30克,红枣8枚。将玉米须、白茅根洗净,沥干水;剪至3~4厘米长;红枣用温水浸泡片刻,洗净。将玉米须、白茅根、红枣入锅,加冷水2~3碗,用小火煮30~40分钟后离火,凉凉即可饮用。功能:补中益气,清热除湿,利尿利胆,化淤止血。

单纯性消瘦症,慢性胃肠炎,贫血,小便不利,大便干结:嫩玉米200克,青辣椒1只,猪里脊肉200克,猪油、酱油、生姜末、湿淀粉、胡椒粉、精盐、味精各适量。将玉米剥粒。猪肉末放碗中,放酱油、胡椒粉,拌匀腌10分钟,再加入淀粉拌匀。炒锅上火,放猪油烧热,撒入生姜末,煸出香味,下猪肉末煎炒至八成熟装盘。炒锅上火,放猪油烧热,放玉米粒、精盐翻炒,再下猪肉末,加青椒丝、味精同炒,湿淀粉勾芡后装盘即成。功能:益气健脾,滋补肝肾。

高血压,尿路感染,尿路结石:玉米须50克,大米100克,蜂蜜30毫升。将玉米须洗净,切碎,剁成细末,放入碗中备用。将大米淘洗净,放入砂锅,加水适量,煮成稠粥,粥将成时调入玉米须细末,小火继续煮沸,离火稍凉后拌入蜂蜜即成。每日早、晚两次食用。功能:滋阴清热,平肝降压。

高脂血症,高血压,动脉硬化,更年期综合征:玉米50克,山楂片10克,红枣15枚,粟米100克,红糖20克。将玉米去杂,洗净,用冷开水泡发,研成玉米浆,备用。将粟米淘洗干净放入砂锅,加水适量浸泡30分钟,与洗干净的红枣一起用中火煮沸,调入玉米浆,拌和均匀,改用小火煮1小时,待粟米酥烂,粥黏稠时,调入捣烂的山楂片,继续用小火煨煮至沸,拌入红糖即成。每日早、晚两次食用。功能:调中开胃,补虚降脂。

【食用禁忌】

☆ 禁食变质玉米。玉米受潮霉坏变质产生黄曲霉素,可致癌。

☆ 忌单独长期食用。玉米所含维生素PP为结合型,普通食用方法不易分解,很难为人体所利用。若不加处理,长期以玉米为主食者易患癞皮病(即维生素PP缺乏病,典型表现为皮炎、腹泻、痴呆等),而在煮玉米时适加苏打食即可避免。《药性切用》:"久食则助湿损胃。鲜者助湿生虫,尤忌多食。"

☆ 脾胃虚弱者忌食,否则易致腹泻。

阴虚火旺型干燥综合征、糖尿病、更年期综合征患者忌食爆玉米花,否则易助火伤阴。

燕 麦

燕麦又名雀麦、野麦、爵麦、牡姓草、野小麦、野大麦等,是禾本科一年生草本植物,乃重要的饲料及粮食兼用作物。按其外稃性状分为两大类,即带稃型和裸粒型,前者又称为皮燕麦,后者又称裸燕麦,世界各国栽培的燕麦主要是带稃型,绝大部分用于饲料。我国栽培的燕麦90%以上是裸燕麦,几乎全部可食用。

裸燕麦在华北称之为莜麦,俗称油麦;西北称之为玉麦;东北称之为铃铛麦(现在也多称莜麦)。燕麦在我国已有4000多年的栽培历史。

【性味归经】

性平,味甘。入脾、胃、肝经。

【食用方法】

燕麦可煮饭或煮粥食用。燕麦片是用燕麦的细面加工制成,可用开水冲服。

【营养成分】

每100克可食部分含蛋白质15克,脂肪6.7克,膳食纤维5.3克,糖类61.4克,钙186毫克,磷291毫克,铁7毫克。此外,还含有维生素B_1 0.3毫克,维生素B_2 0.13毫克,泛酸1.2毫克。

【保健功效】

具有益肝和脾、滑肠通便的功效。《本草纲目》载,燕麦甘平、无毒、滑肠。食用燕麦片可以预防动脉硬化和降低血脂,控制糖尿病的发展,此外,对老年人增强体力、延年益寿也大有裨益。

【食疗验方】

高脂血症,脂肪肝,肺结核,糖尿病:燕麦面250克,粗麦粉100克,天花粉10克,薏米30克,精制植物油、麻油、葱花、姜末、精盐、味精各适量。先将天花粉、薏米去杂,洗净,晒干或烘干,共研成粗粉,与燕麦面、粗麦粉充分拌和均匀,放入盆中,加清水适量,调拌成糊状,加适量植物油、麻油、葱花、姜末、精盐、味精,拌和均匀,备用。平底煎锅置大火上,加植物油适量,中火烧至六成热时,用小勺将面糊逐个煎成质润松脆的圆饼即成。作为主食,量随意。功能:清热解毒,补虚健脾,降脂降糖。

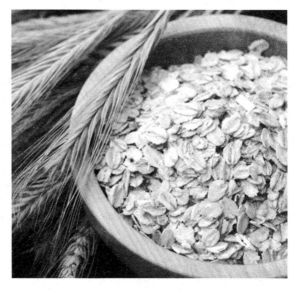

　　糖尿病,动脉硬化,高脂血症,脂肪肝,高血压,更年期综合征:燕麦150克,粟米150克,玉米、高粱各100克。将粟米、玉米、燕麦、高粱分别洗净,先将玉米煮至熟软,再加入粟米、燕麦、高粱搅匀,倒入适量清水,用大火煮沸后,改用小火焖至香熟即成。功能:健脾除湿,消积下气,祛淤降浊。

　　糖尿病,高脂血症,单纯性肥胖症:燕麦面150克,生地黄30克,枸杞子15克。先将生地黄、枸杞子分别去杂,洗净,晒干或烘干,共研为粗末,与燕麦面混合均匀,用适量清水在大碗中搅拌成稀糊状,入沸水锅,边加边搅拌,熬成稠糊状即成。每日早、晚两次食用。功能:清热解毒,补肝益肾,降血糖,降血脂。

　　高脂血症,高血压,动脉硬化:燕麦片100克,南瓜200克。先将南瓜洗净,剖开去子,切成1厘米见方的小块,入锅,加水煮至半熟,撒入燕麦片,搅拌均匀,以小火煮沸,继续煮10分钟即成。每日早、晚两次食用。功能:补虚健脾,降糖止渴,降血脂。

　　高脂血症,肥胖症,脂肪肝,慢性肝炎,糖尿病,动脉硬化,高血压:燕麦片100克,糯米50克。将糯米去杂,洗净,放入锅内,加水适量,煮至糯米熟烂,加入燕麦片,搅匀即成。每日早、晚两次食用。功能:益肝和脾,宽肠利湿。

　　胃肠不固而引起的泄泻不止:燕麦面500克。将面炒至焦黄,每日晨起空腹用开水调冲30克食之,亦可放入少许食盐或糖。功能:止泻固肠。阴虚胃燥或体质偏于阳亢者忌食。

　　糖尿病,单纯性肥胖症,脂肪肝,动脉硬化,高血压,高脂血症:燕麦片100克,赤小豆50克。将赤小豆去杂,洗净,放锅内,加水适量,煮至赤小豆熟烂,下入燕麦片搅匀即成。每日早、晚两次食用。功能:健脾利水,降糖降压。

　　暑热症,疰夏,厌食症,肥胖症,高脂血症,高血压:燕麦片100克,绿豆50克。将绿豆去杂,洗净,放入锅中,加水适量,煮至绿豆熟烂开花,下入燕麦片,搅匀即成。每日早、晚两次食用。功能:清暑解毒,降压降脂。

　　单纯性消瘦症,消化性溃疡,慢性胃炎,胃肠神经官能症,习惯性便秘:燕麦片150克,牛奶250毫升,白糖适量。锅内加适量水,烧沸,倒入燕麦片、牛奶煮沸,用勺不断搅拌,加入白糖,即可出锅。每日早、晚两次食用。

功能:补益肺胃,生津润肠。

大便不畅:燕麦 100 克。将燕麦片放入锅内,加入适量清水,用中火烧沸成粥,出锅装碗即可食用。

慢性气管炎,支气管哮喘,咽喉炎,自汗盗汗,肺结核:燕麦片 100 克,百合 25 克。将百合加水煮熟,撒入燕麦片搅匀,煮沸 3～5 分钟即可食用。每日早、晚两次食用。功能:润肺止咳,补虚敛汗。

慢性肝炎,脂肪肝,高脂血症,动脉硬化,高血压,糖尿病:燕麦面 500 克,香菜末 50 克,黄瓜丝、白萝卜丝各 100 克,蒜蓉 10 克,酱油、精盐、醋、麻油各适量。将燕麦面倒入盆中,用开水烫面,用筷子向一个方向搅动,和成面团,揪成小一点儿的剂子,搓成细条,轻轻叠放屉中,蒸熟。把蒜蓉、酱油、精盐、醋、麻油倒入小碗中,调匀成卤汁。将面条取出,抖散,放入碗中,加黄瓜丝、香菜末、白萝卜丝,浇上卤汁,拌匀即成。功能:补虚健脾,祛淤降脂,降糖降压。

慢性肝炎,肝硬化,脂肪肝,高脂血症,动脉硬化,高血压,冠心病,糖尿病:燕麦粒 500 克,精制植物油、精盐、味精、五香粉各适量。将燕麦粒放入铁锅炒至香熟,取出,磨成细粉,放入盆内,加入精盐、味精、五香粉混合均匀,倒入沸水,和成面团,切成小块,制成圆饼。将平底锅烧热后刷上一些植物油,放入燕麦圆饼,烙至两面呈金黄色即成。功能:补益肝脾,降糖降脂。

慢性气管炎,失眠,疲劳综合征,贫血,血小板减少症,白细胞减少症:燕麦片 100 克,红枣 15 枚。将红枣洗净,去核,加水适量煮沸,待枣烂后撒入燕麦片搅匀,再煮沸 3～5 分钟即成。每日早、晚两次食用。功能:健脾养血,益气生津。

【食用禁忌】

☆ 体虚便溏者及孕妇慎食燕麦。

粳　米

粳米又称大米、白米、稻米、硬米、粳粟米,为禾本科一年生草本植物稻的种仁。我国各地均有栽培,是南方人的主食。

【性味归经】

性平,味甘。入脾、胃、肺经。

【食用方法】

粳米可煮粥、煮饭、蒸饭,也可炒米,磨成面制成糕点。在药膳制作中,粳米常与各种药物配伍煮粥,用于防治各种疾病。

【营养成分】

每100克粳米可食部分中含有蛋白质7.3克,脂肪0.4克,糖类75.3克,膳食纤维0.4克,钙24毫克,磷80毫克,铁0.9毫克。此外,还含有维生素 B_1 0.08毫克,维生素 B_2 0.04毫克。

【保健功效】

粳米粥有世间第一补人之物的美称,应经常适量食用粳米粥。粳米具有健脾胃、补中气、养阴生津、除烦止渴、固肠止泻等作用。可用于脾胃虚弱、烦渴、营养不良、病后体弱等病症。粳米可抑制腹水型肝癌腹水生成,其水混悬液、水提取液、乙醇提取液均有抗癌作用。粳米粥最上一层粥油,能补液填精,对患者、产妇、老人最宜。

【食疗验方】

心脾气虚,心神不宁,心悸,怔忡,乏力,失眠,遗精,久泻,淋浊,带下:去芯莲子30克,粳米30克。莲子研如泥状与粳米煮粥,空腹服食。功能:健脾益气,宁神益志,补益精气。

风热感冒:荆芥5~10克,薄荷3~5克,淡豆豉5~10克,粳米100克。将荆芥、薄荷、淡豆豉混合放入锅内,加适量清水,煮沸后再烧5分钟,去渣留汁。将粳米淘洗干净,下入锅内加水烧沸,用小火煮至米将熟时,加入药汁,共煮成粥。功能:清热去烦,发汗解表,清利咽喉。

前列腺肥大,前列腺炎:茯苓20克,粳米100克,菟丝子15克,莲子15

克,蜂蜜适量。将茯苓研成细末;菟丝子、莲子收拾干净;粳米淘洗干净。锅上火,加入水适量,烧热,放入粳米、茯苓、菟丝子、莲子,烧开,用小火煮粥,煮至米烂粥熟时,立即加入蜂蜜即成。

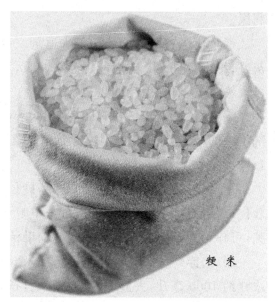

粳米

小儿百日咳初期:鲜芦根 15克,鲜茅根 15 克,竹茹 15 克,生姜 2 片,粳米 100 克。将芦根、茅根、竹茹、生姜洗净后装入纱布袋内,加适量水煎 20 分钟,捞出药包不用;将粳米淘洗干净。将药煎汁放入锅内,放入粳米,加入适量水,烧开,用文火煮粥即成。

百日咳恢复期:麦冬 6 克,南沙参 9 克,百部 9 克,粳米 100 克,冰糖适量。将麦冬、南沙参、百部装入消毒纱布袋内;粳米淘洗干净。将纱布药包放入锅内,加入适量水,用温火煮 30 分钟后,捞出药包不用,将粳米放入药汁内,加水适量,用小火煮至成粥,粥熟后离火,加入冰糖,糖化后即可食用。

痄腮初起:牛蒡根(鲜品)若干,粳米 60 克。先将牛蒡根加水研细,过滤取汁约 100 克;粳米淘洗干净。锅放水适量,上火,倒入牛蒡根汁,烧至水沸后,下入粳米,用文火煮粥,米烂粥熟出锅即可食用。

小儿腮腺炎:板蓝根 30 克,夏枯草 20 克,粳米 30 克,白糖适量。先将板蓝根、夏枯草放入砂锅中,加水适量,用小火煎汁;粳米淘洗干净。锅上火,放入水适量,下入粳米煮粥,待粥将熟时,加入药汁、白糖,稍煮,即可出锅食用。功能:清热解毒。

神疲,腰痛,遗精,尿频:淮山药 50 克,芡实 50 克,粳米 100 克。先将芡实煮熟;再加入淮山药、粳米煮至熟烂;加入盐、味精调味。每日 1 次,当正餐进食。功能:健脾补肾,养心益智。湿热内盛者慎用。

慢性肠炎:茶叶 15 克,生姜 3 克,粳米 30 克。先将粳米淘洗干净,再加入生姜及茶叶水,同煎后即可服用。每日 1 剂,温饮。功能:清热解毒,健脾利尿。

慢性胃炎：粳米 100 克，姜水适量。取粳米水浸后用麻纸包 5～6 层，烧灰，研细末。早晚 2 次饭前用姜水冲服，重者连用 3 天可愈。服药后 7 日内以流食为主，勿食生冷油腻之物。

慢性胃炎：豆浆适量，冰糖适量，粳米 75 克。锅内下入新豆浆，放入淘洗干净的粳米，上火煮沸，再改用小火熬粥，熬至粥成后，加入冰糖，再煮沸 1～2 次，冰糖化后即可出锅食用。

胃及十二指肠溃疡：粳米 60 克，砂仁 5 克。将粳米淘净煮成粥后，调入砂仁末，再煮沸 1～2 次即可。可分早晚 2 次服用。功能：行气调中，和胃强脾，可作为胃及十二指肠溃疡病的辅助治疗物。

肠炎，赤痢，白痢：茶叶 10 克，粳米 50 克，白糖适量。先取茶叶，加水煎浓汁约 1000 毫升，去渣取汁，入粳米、白糖，再加水 400 毫升左右，同煮为稀稠粥。功能：健脾利湿，消食化滞，益气提神，止痢。

大便溏薄，食欲不佳，年老体弱：粳米 100 克，菱粉 30～60 克，红糖少许。将粳米加水煨粥，待粳米熟时，调入菱粉和红糖，煮熟即成。本品适用于慢性腹泻、营养不良、年老体虚者，亦可作为食管癌、胃癌的辅助食疗品。

菌痢湿毒未清，余邪未尽，大便时有红、白黏液：银花 12 克，白菊花 6 克，粳米 100 克。将银花、白菊花焙干，研成细末；粳米淘洗干净。锅上火，加入水适量，放入粳米煮粥，粥成后加入银花、白菊花药末，搅拌均匀后再稍煮片刻，即可出锅食用。功能：清热解毒，杀菌除湿，止痢。

尿道炎，尿路感染，前列腺炎，前列腺肿大：鲜蒲公英 60～90 克，粳米 30～60 克。将蒲公英择洗干净，可留根用；粳米淘洗干净。将蒲公英放入锅内，加水煎煮，取汁去渣，将汁倒入锅内，加水适量，烧热，加入粳米煨粥，出锅即可食用。

月经先期量多色淡、质地清稀：黄芪 30 克，当归 10 克，粳米 100 克，红糖适量。将黄芪切片，同当归下入砂锅内，加水煎汁去渣。锅上火，加入水适量，下入粳米，烧开后，加入黄芪、当归药汁，共煮成粥，加红糖调味，即可出锅食用。功能：益气补血。

风寒闭肺型肺炎患者：防风 10～15 克，葱白 2 根，粳米 50～100 克。先把防风、葱白洗净，放入锅内用小火煎汁，去渣取汁。然后把淘洗干净的粳米下入锅内,加水适量,煮至成粥,粥将熟时,加入药汁,再稍煮片刻,即可出锅食用。

动脉硬化,高血压,高脂血症,冠心病:豆浆 500 克,粳米 50 克,精盐适量。将豆浆放入煮锅内,加入粳米,用旺火烧沸,再改用小火慢煮成粥,煮至粥稠米烂时,加入精盐,即可出锅食用。

子宫脱垂:粳米 150 克,海鳗鱼 1 条,精盐适量。将鳗鱼收拾干净,取净肉 50～60 克,切细,与粳米一同放入砂锅内,加水适量,用小火煮,待米烂鱼熟时,加入精盐调味,稍煮片刻即成。

便秘,失眠:何首乌 30 克,粳米 100 克,精盐等调味品适量。将何首乌用水煎浓汁,去渣后与粳米、清水适量共煨粥,调味后服食。每日服 2 次。

月经不调:黄芪 30 克,人参 5～10 克,柴胡 3 克,升麻 3 克,粳米 50 克,红糖适量。先将黄芪、人参、柴胡、升麻放入砂锅中,加入适量水;用小火煎汁,去渣取药汁备用。锅上火加水,倒入煎好的药汁烧热,放入淘洗干净的粳米,用小火煮粥,煮至米烂粥稠时,加入红糖调味,出锅即成。功能:补气摄血。

痤疮:牛蛙 350 克,粳米 500 克,精盐、花生油各适量。将牛蛙剥去皮,除掉内脏、头部及脚尖,剁成小块,洗净后入沸水锅中焯一下,捞出控净水分,加入花生油、精盐拌匀;粳米淘洗干净。锅上火,注入清水,倒入粳米,用旺火烧沸,撇去浮沫,改用小火煮至七八成熟时,放入牛蛙肉块,继续用小火煮,盖上盖,焖至米烂肉熟即成。

鼻塞流涕,咳嗽作呛,有痰不多,日轻夜重,舌苔薄白:苏子 15 克,粳米 100 克,白糖适量。将苏子研成细粉,粳米淘洗干净。锅内加水适量,烧热,下入粳米烧沸,加入苏子粉,用文火煮至米烂粥热,加入白糖调味即成。

骨质疏松和佝偻病:虾皮 30 克,粳米 100 克,精盐适量。将粳米淘洗干净,虾皮冲洗净,两物下锅,加入适量水,共煮成粥,将熟时,加入适量精盐,出锅即成。

【食用禁忌】

☆ 糖尿病患者忌多食。

☆ 忌与苍耳、马肉同食。《食疗本草》:"不可和苍耳食之,令人卒心痛;

不可与马肉同食,发瘤疾。"

☆ 忌过食、偏食。

☆ 忌牛奶与米汤掺和喂养婴儿,否则会使食物中的维生素 A 损失。婴儿长期摄取维生素 A 不足,可导致发声迟缓、体弱多病。

☆ 含铁质丰富的粳米忌与四环素类药物同服。紫色米(接骨糯)、黑米、绿米、血糯所含铁质和其他矿物质较丰富。与四环素族类药物同食,则会使这些金属离子形成不溶性螯合物而影响药物吸收,降低疗效。

☆ 禁食变质发黄米,因其中寄生某种真菌,对人和动物有害。

☆ 干燥综合征、更年期综合征属阴虚火旺者,以及痈肿疔疮热毒炽感盛者忌食爆米花,因爆米花易伤阴助火。清代王孟英:"炒米虽香,性燥助火,非中寒便泻者忌之。"《食疗本草》:"新熟者动气,常食干饭,令人热中,唇口干。"

☆ 禁用铝制锅煮饭,否则会使铝含量增加。摄入过多铝可影响智力。小儿尤忌。

☆ 禁放碱煮食,因粳米所含维生素 B_1、维生素 C 在碱性环境中不稳定,易被破坏。

☆ 忌做泡饭食。咀嚼、舌搅、唾液掺和是消化的第一步,若做泡饭食,第一步消化未完全发挥作用,泡饭水又可冲淡胃液,使胃的消化功能减弱,食之过久可导致消化不良。

☆ 忌多食精制粳米。粳米营养丰富,其由皮层、糊粉层、胚乳层和胚层组成,皮层、糊粉层含纤维素、维生素和无机盐,营养成分远较胚乳层和胚层为多。加工过于精细会使营养成分大量损耗,降低营养价值。

☆ 忌粳米淘洗次数过多,或食煮捞弃汤的蒸饭,否则会导致谷皮与谷膜内的维生素、无机盐损失,降低粳米的营养成分。

粟　米

粟米又名小米、粟谷、秫米、黏米、黄米、硬粟等。为禾本科植物粟的种仁。由于粟米不需精制,它保存了许多维生素和无机盐,粟米中的无机盐含量也高于大米,但其蛋白质中的赖氨酸含量较低。粟米熬粥营养丰富,有代参汤的美称。

【性味归经】

性凉,味甘、咸。入脾、胃、肾经。

【食用方法】

粟米除了作为粮食供人们食用外,还可以用来酿酒、制饴糖及其他糕点或方便食品。

【营养成分】

每 100 克粟米可食用部分含蛋白质 9.7 克,脂肪 3.5 克,糖类 72.8 克,粗纤维 1.6 克,钙 29 毫克,磷 240 毫克,铁 4.7 毫克,胡萝卜素 0.19 毫克,维生素 B_1 0.57 毫克,维生素 B_2 0.12 毫克,泛酸 1.6 毫克。

【保健功效】

粟米具有健脾和中、益肾气、补虚损、清虚热、利小便、治烦渴、除热解毒等功效。粟米煮的焦饭锅巴,别名黄金粉,能补中益气、健脾消食、止泻。粟米是治疗脾胃虚热、反胃呕吐、精血受损、产后虚损、食欲缺乏、消渴泄泻等病的良好康复营养食品,另外消化不良、病后体弱的成人及儿童宜经常食用。

【食疗验方】

阴虚不足,虚痨瘦弱,肺痨咳嗽,皮肤及毛发干燥:大羊脊骨 1 具,粟米 100 克,盐适量。先将羊脊骨斩碎,煮沸后捞出羊骨,取汁,再将粟米洗净后,加入羊骨汁煮粥。待粥熟后加适量盐即可服食。可于早晚佐餐服食。功能:益阴补髓,润肺泽肤。

慢性前列腺炎,尿路感染,腰腿痛,老年性关节炎,阳痿,早泄:鹌鹑 3 只,粟米 30 克,荸荠粉 15 克,葱白 2 根,精盐适量。将鹌鹑剖杀,去内脏、脚爪,洗净。葱白洗净,切葱花。荸荠粉用水润湿。粟米淘洗净,与鹌鹑肉、葱花一同放入锅内,加清水适量,大火煮沸后,小火煲 2 小时,加入湿荸荠粉搅匀,煮沸后,加精盐调味食用。功能:补虚助阳,温肾强筋。

心烦失眠,心悸不宁,手足心热,心血不足,脾胃虚弱,烦躁失眠,眩晕:粟米 50 克,鸡蛋 1 个。粟米淘洗干净,鸡蛋液磕入碗内打散。锅上火,加水烧热,下入粟米煮粥,粥将成时倒入鸡蛋液,稍煮即成。功能:养心安神,补血养阴,清热解毒。

急性胃炎:粟米 150 克,绿豆 50 克。将粟米、绿豆分别去杂,淘洗干净。锅内加水适量,放入绿豆,煮至将熟,再放入粟米,继续用小火煮至绿豆酥烂破开,粟米烂透成稀粥,撇其粥油食用。

糖尿病,慢性肾炎,营养不良性水肿,慢性肝炎,黄疸,功能性子宫出血,子宫复原不全,痔疮出血:粟米 100 克,大米、赤小豆各 50 克。将大米、粟米、赤小豆分别洗净。将赤小豆煮至八成熟,捞出,掺在大米、粟米中,置饭盒内,再加入清水,盖上盖,用大火蒸熟即成。功能:健脾养血,消肿解毒。

食欲缺乏,消化不良,形体消瘦,乏力,消渴,失眠:莲子 50 克,粟米 150克。将莲子泡发,粟米淘洗干净。锅上火,加入适量水,放入粟米、莲子,烧沸后,改用小火慢煮,煮至成粥,出锅装碗即可食用。功能:滋养肾气,健脾胃,清虚热。

食欲缺乏,失眠,贫血,慢性胃炎,产后感冒,母乳不足:红枣 15 枚,粟米 100 克,红糖 10 克。将红枣洗净去核,与淘洗干净的粟米一同入锅,加水适量,用大火烧开,再改用小火熬成稀粥,加入红糖,搅匀即成。每日早、晚两次食用。功能:健脾和胃,益气生津。

暑热症,慢性肠炎,尿

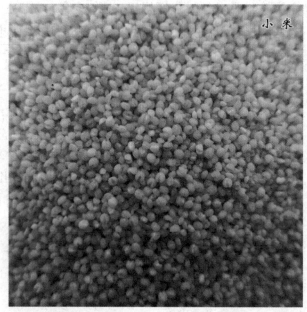

小米

路感染,糖尿病:陈粟米 60 克,薏米、绿豆各 30 克。将陈粟米、薏米、绿豆分别去杂,洗净后同放入砂锅,加温开水浸泡片刻,待其浸涨后,用大火煮沸,改用小火煮 1 小时,煮至绿豆酥烂破开,粟米、薏米均酥烂成羹即成。每日早、晚两次食用。功能:清热解毒,润燥止渴,生津降糖。

慢性胃炎:粟米 45 克,红糖适量。将粟米淘洗干净,放入锅内,加水适量,用大火烧沸,再改用小火煮,将熟时,加入红糖,再煮至米烂如泥时,出锅食用。功能:滋养肾气,健脾胃,助消化,清虚热。

慢性胃炎及胃出血:粟米面 500 克,芝麻酱 75 克,芝麻 5 克,麻油、精盐、碱面、姜粉各少许。将芝麻用文火炒至焦黄色,碾碎,加入精盐,拌匀,成芝麻盐粉。用冷水将粟米面调成稀糊。锅中烧水,放入姜粉,待水沸后,将粟米面糊倒入锅内,加入碱面,略加搅拌,烧开后,盛入碗内。将芝麻酱加麻油调匀,淋入粟米面糊碗内,撒上芝麻盐粉,即可食用。此面糊细软,易于消化。功能:润肠通便,益阴润燥,养血补血。

慢性胃炎,小儿疳积,胃下垂,胃肠神经官能症,慢性肠炎:粟米 100 克,赤小豆 50 克,鸡内金 15 克。将鸡内金研为细末。赤小豆、粟米洗净入锅,加水适量,按常法煮粥,粥熟时加入鸡内金末,调匀即成。每日早、晚两次食用。功能:健脾养血,消食开胃。

慢性胃炎,糖尿病,尿路感染,小便不利,慢性腹泻:粟米 500 克,精制植物油、牛肉汤、精盐、味精、胡椒粉各适量。将粟米洗净,放入锅内,倒入适量牛肉汤煮成干饭,取锅底锅巴,晾干。炒锅上火,放油烧至五成热,放入粟米锅巴炸至香脆,捞出沥油,撒上精盐、味精、胡椒粉,拌匀即成。功能:健脾和胃,清热除烦,补虚降浊。

【食用禁忌】

☆ 粟米忌淘洗次数过多或用力搓洗。粟米外层的营养比内层多得多,淘洗或用力搓洗均可使外层的营养损失。

☆ 忌与杏仁同食。《日用本草》:"与杏仁同食,令人吐泻。"

☆ 胃寒者忌食。《饮食须知》:"胃冷者忌多食。"

☆ 忌食煮后弃汤的捞饭。粟米熬煮时很大一部分营养进入汤中,浓的米汤营养比米还高,煮后弃汤,会使营养成分大量丢失。

☆ 忌用冷自来水煮饭。冷自来水含大量的氯气,氯气加热到一定程度可随水蒸气蒸发,若冷水与粟米同煮,则会破坏粟米中的维生素 B_1。

☆ 忌食蒸锅水熬的米粥。由于蒸锅水的水分蒸发过多,硝酸盐、亚硝酸盐的浓度会提高,另外硝酸盐还可还原成亚硝酸盐。食入亚硝酸盐可使血压下降,甚至导致虚脱,还可使血红蛋白变成变性血红蛋白,而变性血红蛋白不能与氧结合,所以会造成缺氧。

黑 米

黑米又名长寿米。为禾本科植物黑稻的种子。黑米是稻米中的珍贵品种。用黑米熬制出来的米粥清香油亮、软糯适口,因其营养丰富,具有很好的滋补作用,而被人们称为补血米。

【性味归经】

性平,味甘。归脾、胃经。

【食用方法】

黑米可煮粥、煮饭、蒸饭,也可炒米,磨成面制成糕点。

【营养成分】

每 100 克黑米可食部分含蛋白质 9.4 克,脂肪 2.5 克,食物纤维 3.9 克,糖类 68.3 克,灰分 1.6 克,钙 12 毫克,维生素含量共 270 毫克。

【保健功效】

黑米具有滋阴补肾、益气强身、健脾开胃、补肝明目、养精固涩之功效,适用于心脏病及水肿,是抗衰美容、防病强身的滋补佳品。经常食用黑米,对慢性患者、康复期患者及幼儿有较好的滋补作用,能明显提高人体血色素和血红蛋白的含量,有利于心血管系统的保健。

【食疗验方】

贫血：黑米 100 克,黑豆 30 克,红糖适量。将黑豆与黑米洗净后同煮成粥,加红糖调味。功能：益气补血。

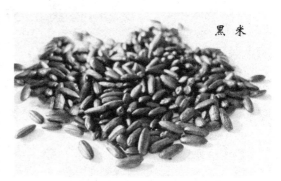

黑米

久病体虚：黑米 100 克,核桃仁 30 克,芝麻 30 克,蜂蜜、玫瑰糖各适量。将黑米淘洗净,核桃仁研磨成细粉,加适量水同煮成粥,待粥熟后加入蜂蜜、玫瑰糖、芝麻,稍煮片刻即成。功能：益气补血,补脑健肾。

头发枯黄：黑米 50 克,黑豆 25 克,黑芝麻粉 15 克,红枣 10 枚,红糖适量。先将黑米、黑豆、红枣洗净,放入 2000 毫升水中同煮,熟烂为好,再加黑芝麻粉同煮 1～2 分钟即可。服时加红糖适量。秋、冬季节早晚餐服食最宜。可促进毛发生长,使头发乌黑亮泽。

白癜风：黑米 200 克,红糖适量。将黑米淘洗干净,放入锅内,加入适量水,先用旺火烧开,再改用小火,煮至米烂粥稠时,加入红糖,出锅即成。功能：补益脾肾,滋阴养血。

月经不调,咯血,出血,大便出血：黑米 150 克,阿胶 30 克,芝麻 20 克,红糖适量。先将黑米、芝麻煮粥,待粥将熟时,放入捣碎的阿胶,边煮边搅匀,稍煮 2～3 沸,加入红糖即可。每日分 2 次,3 日为一疗程,间断服用。功能：滋阴补虚,养血止血,安胎,益肺。

须发早白,脱发,老年性高脂血症,动脉硬化：何首乌 30～60 克,核桃仁 15 克,黑芝麻 15～30 克,黑米 100 克,冰糖适量。先将何首乌入砂锅煎,取浓汁,与黑米、黑芝麻、核桃仁同煮成粥。待粥将熟时,加入冰糖,再煮沸 1～2 次即成。服粥期间,忌吃葱、蒜、萝卜、羊肉。功能：益肝肾,抗衰老,乌须发。大便泄泻者及有龋齿者忌服。

【食用禁忌】

☆ 盛热燥者不宜食用黑米。

黄　豆

　　黄豆又名菽、大豆，为豆科植物大豆的种子。黄豆的嫩荚上长有毛茸，又称毛豆。黄豆原产我国，现全国各地均有栽培，以西南、华中、华东等地栽培最多。大豆食品种类繁多，如豆芽、豆浆、豆腐、各种豆腐干等。

【性味归经】

　　性平，味甘。归脾、胃、大肠经。

【食用方法】

　　黄豆可煮食、炒食、油炸食等，经过加工后，可以制出很多食品，是我国人民喜爱的传统食品。但煮大豆的消化率只有 65%，若加工成豆腐、豆浆等豆制品，易为人体吸收，消化率可达 95%。此外，黄豆是重要的油料之一。

【营养成分】

　　每 100 克可食部分含蛋白质 35.1 克，脂肪 16 克，食物纤维 15.5 克，糖类 18.6 克，灰分 4.6 克，胡萝卜素 0.22 毫克，维生素 B_1 0.41 毫克，维生素 B_2 0.2 毫克，泛酸 2.1 毫克，钙 191 毫克，磷 465 毫克，铁 8.2 毫克，锌 3.34 毫克。

【保健功效】

　　黄豆具有健脾益气、润燥消水等作用，可用于脾气虚弱、消化不良、疳积泻痢、腹胀羸瘦、妊娠中毒、疮痈肿毒、外伤出血等症。黄豆中所含钙、磷对预防小儿佝偻病、老年人易患的骨质疏松症及神经衰弱很有益处。黄豆中所含的铁，不仅量多，且容易被人体吸收，对生长发育的小孩及缺铁性贫血患者很有益处。黄豆中所富含的高密度脂蛋白，有助于去掉人体内多余的胆固醇。因此，经常食用大豆可预防心脏病、冠状动脉硬化。黄豆中所含的染料木素(异黄酮)可阻止肿瘤的生长,防治癌症,尤其是乳腺癌、前列腺癌、结肠癌。

黄豆经加工可制作出很多种豆制品,是高血压、动脉硬化、心脏病等心血管患者的有益食品。黄豆还含有抗癌物质,能抑制蛋白酶。此酶在肿瘤的发展中起重要作用,故黄豆能预防癌或延缓其发展。用黄豆配甘草与化学药物同用,能减轻抗癌药的不良反应,所以黄豆可作为化疗放疗的辅助治疗食品。黄豆中所含的植物雌激素,可以调节更年期妇女体内的激素水平,防止骨骼中钙的流失,可以缓解更年期综合征、骨质疏松症。黄豆对男性的明显益处是可以帮助治疗前列腺疾病。

黄豆中脂肪含有的不饱和脂肪酸优于动物脂肪,其中有必需脂肪酸,能降低胆固醇,延缓动脉粥样硬化,预防冠心病和心肌梗死等疾病发生。此外,大豆所含的磷脂对防治老年性痴呆和记忆力减退有特殊功效。

【食疗验方】

肠胃炎引起的胃脘寒痛:饴糖 100 克,豆浆 1 大碗。将豆浆放入锅内,加入饴糖煮化。烧沸后,待豆浆熟透,即可出锅饮用。功能:补虚健脾,润肺止咳,滋养强壮。

肝炎:泥鳅 500 克,豆腐 250 克,精盐、葱段、姜片、黄酒各适量。将泥鳅去肠杂,洗净;豆腐切成小块。锅上火,放入泥鳅、豆腐块,加水适量,放入适量盐、葱、姜,倒入黄酒,用大火烧开后,改用小火炖至熟食用。

大便秘结或习惯性便秘:黄豆皮 120 克。将黄豆碾碎取皮,煎水取汁饮用。功能:健脾宽中,润燥通便。

慢性肠炎腹泻历久不愈:豆腐 150 克,花生油、精盐各适量,米醋 60 毫升。将豆腐切为 3 块,用花生油煎呈金黄色时,下精盐和米醋,煨片刻即成。

老年便秘:浸发海带 250 克,豆腐丝 100 克,酱油、精盐、白糖、味精、麻油、姜末各适量。将浸泡的海带洗净,用开水烫一下,取出切成细丝,放在盘内。把豆腐丝及全部调料倒入盘中,拌好,即可食用。功能:润肠通便。

胃肠失和的痢疾:豆腐锅巴 60 克,豆腐皮 1 张,鸡蛋 1 个,白糖适量。先用砂锅加清水炖煮豆腐锅巴及豆腐皮,水开后将鸡蛋打入锅内,蛋熟加白糖而食。每日 1 次,以 10~15 天为一个疗程。功能:宽中益气,和胃理血。

便秘:豆腐1块,毛豆100克,虾皮10克,精盐、味精、料酒、麻油、鲜汤各适量。将毛豆下入沸水锅内,焯至将熟,捞出去掉皮膜;豆腐切成菱形片;虾皮用温水泡一下。炒锅上火,加水烧沸,下入豆腐片焯一下捞出。锅上火,放入鲜汤,加入豆腐片、毛豆、虾皮、料酒、精盐、味精,调好口味,烧沸后撇去浮沫,起锅盛入大碗内,淋入麻油即成。

贫血,月经不调,更年期综合征,慢性盆腔炎,宫颈癌,大肠癌:干豆腐皮2张,火腿丝25克,熟鸡肉丝50克,菠菜500克,精盐、味精、白糖、醋、葱花、生姜末、麻油各适量。将干豆腐皮用开水泡软,取出挤去水分,切成丝,放入碗中。菠菜去杂,洗净,用沸水烫一下,挤去水分,切成段,与豆腐皮丝拌匀装盘。将火腿丝、熟鸡肉丝、精盐、糖、醋、葱、生姜、味精、麻油一起调匀,浇盖在豆腐皮丝上即成。功能:健脾养血,补虚抗癌。

高血压,动脉硬化,脑卒中后遗症,风湿性关节炎,骨质疏松症,吸收不良综合征:芹菜300克,豆腐250克,精制植物油、味精、精盐各适量。将芹菜洗净,切成碎末。将豆腐切块,放油锅里微煎,再放入芹菜末,加水大火煮沸3分钟,加入味精、精盐,再煮沸即成。功能:平肝清热,祛风解毒。

产后乳汁不畅,前列腺炎,尿道炎,慢性气管炎:干豆腐皮150克,莴苣丝250克,精盐、味精、白糖、酱油、葱花、生姜末、醋、麻油、辣椒油各适量。将干豆腐皮切成细丝,下沸水锅焯一下,捞起沥干。莴苣丝用盐拌一下,挤去水分。将豆腐皮丝、莴苣丝放入盆中,加葱花、生姜末、糖、醋、酱油、味精、辣椒油、麻油拌匀,装盘即成。功能:清热利尿,健脾通乳。

慢性气管炎,咽喉炎,糖尿病,单纯性肥胖症,脂肪肝:水发腐竹300克,黄瓜200克,花椒

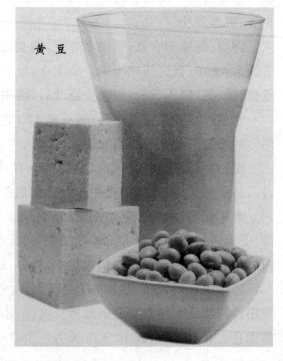

黄豆

油、精盐、味精、葱花、生姜丝各适量。将水发腐竹切成 2.5 厘米长的段,用开水烫一下。黄瓜洗净,去蒂切片。将腐竹段放入盘内,黄瓜片放在腐竹上面,加入葱花、生姜丝、精盐、味精、花椒油,拌匀即成。功能:清热生津,补虚降糖,解毒利尿。

慢性气管炎,感冒头痛,慢性胃炎,习惯性便秘:黄豆芽 200 克,香椿芽 25 克,精盐、味精、麻油各适量。将黄豆芽洗净,投入沸水中焯一下,捞出,在凉水中投凉,沥干水分。将香椿芽切成段,投入沸水中略焯一下,捞出,在凉水中投凉,沥尽水。将豆芽装盘,加入精盐、味精、麻油拌匀,再将香椿段放在黄豆芽上面即成。功能:清热解毒,健脾理气。

慢性胃炎,慢性气管炎,高血压,动脉硬化,高脂血症,习惯性便秘:黄豆芽 200 克,水芹菜 500 克,精盐、味精、麻油各适量。将水芹菜剔除烂根、老叶,洗净后入沸水中焯熟,沥水,切成 4 厘米长的段备用。黄豆芽去根须,洗净,入沸水中煮熟,沥水,与熟芹菜拌和装碗,加适量精盐、味精,淋上麻油即成。功能:滋阴润燥,降压降脂。

慢性胃炎,慢性气管炎,咽喉炎,消化性溃疡,月经不调,更年期综合征:黄豆芽 500 克,猪肉 150 克,精盐、味精、酱油、花椒粉、白糖、醋、葱花、蒜末、精制植物油各适量。将猪肉洗净切丝,黄豆芽洗净。锅内放油烧热,放入花椒粉,下猪肉丝煸炒,再下入黄豆芽,炒至出香味时,加入酱油、醋、白糖和精盐翻炒入味。然后下入葱花和适量水,最后加味精、蒜末,炒匀出锅即成。功能:滋阴润燥,补中益气。

关节炎,肥胖症,冠心病,动脉硬化,高血压:黄豆芽 200 克,绿豆芽 200 克,酱油、精制植物油、醋、精盐各适量。将黄豆芽、绿豆芽拣杂洗净,将锅中油烧热,放入黄豆芽、绿豆芽,用大火快炒,将熟时加入酱油、醋、精盐,再急炒几下即成。功能:清热利湿,消肿除痹。

贫血,胃肠神经官能症,慢性气管炎,习惯性便秘,痔疮出血:干豆腐皮 150 克,菠菜 250 克,大蒜 3 瓣,精制植物油、精盐、鲜汤、味精各适量。将菠菜洗净,沥去水。干豆腐皮切成阔带状。大蒜剁成蓉,将干豆腐皮在鲜汤中加调料煮软,入味后待用。炒锅加油,烧热后倒入蒜蓉,快速煸炒出香味,再倒入豆腐皮与菠菜,搅拌后撒上精盐、味精,拌炒均匀即成。功能:益气补血,健脾润燥。

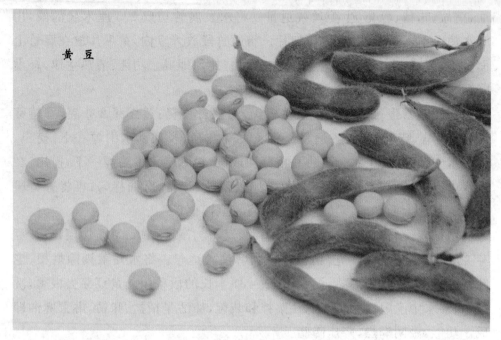

黄豆

单纯性肥胖症,高脂血症,脂肪肝,糖尿病:油豆腐 300 克,青菜 250 克,葱段、生姜片、黄酒、精盐、精制植物油各适量。将油豆腐用开水浸泡,使之变软,沿对角一切为二。将青菜洗净,切丝。炒锅上火,放油烧热,放入葱段、生姜片、青菜,炒一下,再将油豆腐放入,加入黄酒、精盐,烧一会儿即成。功能:清热解毒,益气散淤。

抑郁症,疳积腹胀,发育不良,营养不良性水肿,高脂血症:黄豆 100 克,干笋 200 克,精盐、白砂糖、鲜姜汁各适量。将干笋用清水泡发后切成丝。将黄豆、笋丝同入锅,加水用大火煮沸;继续煮至豆皮起皱,加姜汁、精盐、白砂糖,烧至姜汁收尽即成。功能:补脾健胃,顺气解郁。

慢性前列腺炎,腰腿痛,高血压,高脂血症,糖尿病,贫血:豆腐 250 克,鲜枸杞子 50 克,精盐、味精、酱油、白糖、麻油各适量。将豆腐切成小丁,放入开水中烫一下捞出,沥干水分。枸杞子洗净,入开水中烫一下捞出,并用刀切碎。将豆腐、枸杞子、精盐、味精、酱油、白糖、麻油拌匀即成。功能:滋补肝肾,祛淤降压。

高血压,动脉硬化,冠心病,视网膜炎,高脂血症:豆腐干 300 克,芹菜300 克,精盐、味精、酱油、辣椒油、麻油各适量。将芹菜去烂根老叶,连同嫩叶洗净,切成段,下沸水锅内焯一下,捞出沥干。豆腐干切成片,再切成丝,下沸水锅内焯一下,捞出沥干。将豆腐干丝、芹菜段放在碗内,加入酱油、精盐、味精、辣椒油、麻油拌匀,装盘即成。功能:清热利湿,平肝降压。

高血压,营养不良性水肿,慢性肠炎,细菌性痢疾:香干 250 克,葱白 200 克,麻油、辣酱油、白糖、味精各适量。将葱白洗净,切成 3 厘米长的段,再切成细丝。将香干放在开水锅内烫一下,捞出沥干水分,切成细丝,放在盘内,撒上葱丝,加入白糖、味精、辣酱油和麻油,拌匀即成。功能:祛风降压,解毒消肿。

慢性前列腺炎,尿道炎,阳痿,早泄,高脂血症,高血压:香干 200 克,韭黄 250 克,白糖、精盐、味精、麻油各适量。将韭黄择洗干净,放开水锅中快速烫一下,捞出,放在竹篮内,用力甩去水分,然后切成寸段,放在盘中,趁热加入精盐、味精拌匀入味。将香干用开水烫一下,捞出切成丝,撒在韭黄上,淋上麻油,放入白糖,拌匀即成。功能:行气活血,散淤降脂,增强性功能。

食欲缺乏,慢性胃炎,自汗,盗汗,神经衰弱:黄豆汁 150 毫升,香菜 25 克,柠檬汁 15 毫升,蜂蜜 20 毫升。黄豆汁入锅,大火煮沸。香菜洗净,入沸水锅中焯一下,取出后切碎,用纱布包起来,绞取汁液。将黄豆汁和香菜汁调入蜂蜜、柠檬汁,调匀即成。功能:补肾开胃,健脑益智。

贫血,月经不调,消化性溃疡,溃疡性结肠炎,习惯性便秘:干豆腐皮 3 张,水发黑木耳 100 克,湿淀粉、精制植物油、酱油、精盐、味精、葱花、生姜丝、蒜、鲜汤各适量。将干豆腐皮洗净切片。将水发黑木耳洗净,撕成片。炒锅上火放油,烧至六成热时,放葱、生姜、蒜炝锅,煸出香味后,放干豆腐皮、水发黑木耳煸炒几下,加鲜汤烧开,放入酱油、味精、精盐,再用湿淀粉勾芡,淋上明油,出锅装盘即成。功能:健脾开胃,凉血止血。

慢性胃肠炎,细菌性痢疾,营养不良性水肿,慢性前列腺炎,脂肪肝,单纯性肥胖症:豆腐 500 克,黄瓜 400 克,精盐、麻油各适量。将黄瓜洗净切块,豆腐切成小块,一同入锅,加精盐和适量清水,用大火煮沸后转用小火烧 15 分钟,淋入麻油即成。功能:清热生津,健脾利水。

慢性胃炎,失眠,老年人畏寒,产后体虚:豆浆 150 毫升,味精适量,精盐少许。将豆浆入锅,小火煮沸 3～5 分钟,调入精盐、味精,搅拌均匀饮用。功能:补脾益气,强志益智。

慢性气管炎,支气管哮喘,肺结核,慢性咽喉炎:银耳 20 克,豆浆 500 毫升,白糖 15 克,鸡蛋 1 个。将银耳用清水泡发。将鸡蛋打破,把蛋液倒入碗中,用筷子搅匀,待用。煮豆浆时将泡发好的银耳放入,豆浆煮沸以后,加入搅匀的蛋液,蛋熟后加入白糖即成。功能:滋阴润肺,化痰止渴。

眩晕症,记忆力减退,老年痴呆症,动脉硬化:黄豆 40 克,黑芝麻粉 15 克,白糖 30 克。将黄豆淘洗净,用 500 毫升清水浸泡一夜,然后研磨成浆,用双层洁净纱布过滤,去豆渣,把豆浆烧至沸腾后,改用小火再煮 3~5 分钟,加入白糖、黑芝麻粉,搅匀后即可饮服。每日早、晚两次分饮。功能:补肾填精,健脾益智。

高脂血症,脂肪肝,慢性胃炎,慢性肝炎:豆浆 150 毫升,红糖 20 克,小麦胚芽 50 克。先将豆浆煮沸 3~5 分钟后冷却,备用。将红糖置容器中,加少许豆浆混合均匀,再加入小麦胚芽,搅匀后,倒入剩余的豆浆,混合均匀,以大火煮沸即成。功能:健脾和血,通脉降脂。

慢性胃炎,神经衰弱:豆浆 150 毫升,大米 50 克,白糖少许。大米淘洗后入锅,加水适量。大火煮沸后,改用小火煮成稠粥,粥将成时调入豆浆、白糖,搅拌均匀,再煮 3~5 分钟至无豆腥味即成。每日清晨空腹时食用。功能:益气养胃,健脑益智。

消化不良,慢性胃炎,糖尿病:豆浆 150 毫升,粟米 50 克。先将粟米淘洗干净,放入砂锅,加水适量。大火煮沸后,改用小火煮成稠粥,粥将成时,调入豆浆,搅拌均匀,再煨至无豆腥味即成。每日清晨空腹时食用。功能:补虚益气,润燥降糖。

记忆力减退,疲劳综合征,糖尿病,高脂血症:黄豆 50 克,粟米 100 克。先将黄豆去杂洗净,放入清水中浸泡过夜,次日淘洗干净,备用。将粟米淘洗干净,与黄豆同入砂锅,加足量清水,大火煮沸后,用小火煮至黄豆酥烂、粟米熟烂即成。每日早、晚两次食用。功能:益气健脾,活血通脉,降脂降糖。

慢性盆腔炎,月经不调,白带过多,更年期综合征,性功能减退,阳痿,早泄:豆腐 400 克,白果 12 粒,鸡蛋 1 个,精制植物油、精盐、味精、湿淀粉、鲜汤各适量。将豆腐去硬皮,捣烂成泥,加入鸡蛋液、精盐、味精、湿淀粉,拌匀成馅。取 12 个小酒杯,杯内涂适量精制植物油,分别放入豆腐馅,将白果插在中间,上笼蒸 10 分钟左右取出。炒锅放适量油烧热,加鲜汤、味精、精盐,用湿淀粉勾芡,淋在豆腐上即成。功能:清热解毒,固精止带。

疲劳综合征,高血压,动脉硬化,糖尿病,高脂血症:豆腐 60 克,芹菜 50 克,粟米 150 克,精盐适量。将芹菜洗净,切碎。将淘洗干净的粟米放入砂锅中,加清水适量,用大火烧开,再用小火煮成粥,调入切成小丁的豆腐和芹菜末,继续煨 5 分钟,加精盐调味即成。每日早、晚两次食用。功能:清热解毒,平肝降压,降糖降脂。

单纯性消瘦症,慢性胃炎,胃酸缺乏症,贫血,动脉硬化,高脂血症,高血压:黄豆 75 克,山楂 50 克,大米 100 克,红糖 20 克。将黄豆用清水浸泡 10 小时。山楂洗净,去核备用。将大米洗净,与泡好的黄豆、山楂一同放入锅内,加入适量清水,用大火烧开,转小火煮至米黏、豆烂,加入红糖,搅匀即成。每日早、晚两次食用。功能:健脾益气,消食开胃,散淤降脂。

感冒头痛,慢性咽喉炎,尿路感染,慢性前列腺炎,习惯性便秘:黄豆芽 100 克,大米 150 克。将黄豆芽与大米淘洗干净,一同放入砂锅中,加水适量,用大火烧开后转用小火煮成稀粥。每日早、晚两次食用。功能:清热解毒,利尿通便。

慢性气管炎,支气管哮喘,慢性肝炎,冠心病:腐竹 100 克,白果 15 克,大米 150 克。将白果去壳、去心,洗净。腐竹泡发,洗净切碎。大米去杂洗净,放入锅内,加入适量水,放入白果、腐竹,一同煮成粥,出锅即成。每日早、晚两次食用。功能:清热润肺,定喘止咳。

慢性胃炎,吸收不良综合征,动脉硬化,脂肪肝,高脂血症,糖尿病:山药 200 克,豆腐 400 克,蒜蓉、酱油、麻油、精盐、味精、葱花、精制植物油各适量。将山药去皮,切成小丁。豆腐用沸水烫后切成丁。炒锅上火,放油烧热,爆香蒜蓉,倒入山药丁煸炒,加水适量,煮沸后下豆腐丁,加入精盐、味精、酱油,烧至入味,撒入葱花,淋上麻油,出锅即成。功能:补中益气,清热利尿。

暑热症,厌食症,老年性抑郁症,慢性肝炎,贫血:豆腐 400 克,苦瓜 150 克,精制植物油、黄酒、酱油、麻油、精盐、味精、湿淀粉各适量。将苦瓜去皮,剖开去瓤、子,洗净,切片。豆腐切成块。锅上火,放油烧热,放入苦瓜片翻炒几下,倒入开水,放入豆腐块,用勺划开,加入精盐、黄酒、酱油调味并煮沸,用湿淀粉勾芡,放味精,淋上麻油即成。功能:清热祛暑,养血滋肝。

扁桃体炎、慢性咽喉炎、慢性气管炎、高脂血症、脂肪肝、糖尿病：嫩豆腐400克，莼菜200克，精盐、味精、生姜末、麻油各适量。将锅上火，加入清水适量，投入生姜末煮沸，放入切成片的豆腐，煮至豆腐浮起，立即捞出，再将洗净的莼菜投入汤内煮沸，加盐、味精，再将豆腐倒入汤中，淋入麻油即成。功能：清热解毒，活血化淤。

贫血、月经不调、慢性盆腔炎、产后乳少、慢性前列腺炎、阳痿：豆腐500克，鸡肉100克，鸡蛋2个，青菜丝、火腿丝各30克，精制植物油、淀粉、味精、精盐各适量。将鸡肉剁成泥状，加上鸡蛋清和适量淀粉搅成鸡蓉。豆腐切成丁，用开水烫一下。炒锅上火，放油烧热，将豆腐丁先下锅炒好，再放鸡蓉，加精盐、味精，翻炒几下，撒上火腿丝、青菜丝，出锅即成。功能：滋阴补虚，补精填髓。

慢性气管炎、咽喉炎、胃肠神经官能症、消化性溃疡、习惯性便秘：豆腐500克，蜂蜜60毫升，白糖、糖桂花、湿淀粉各适量。将锅置火上，加清水烧开，加入白糖、蜂蜜、糖桂花调匀后，用湿淀粉勾芡，倒入切成小块的豆腐，改用小火慢慢煮透，保持微开，用小碗盛起即成。每日早、晚两次食用。功能：补益气血，生津润燥。

贫血、慢性肝炎、夜盲症、结膜干燥症、溃疡性结肠炎、习惯性便秘、痔疮出血：黄豆芽500克，猪肝250克，大料、葱花、生姜末、精盐、精制植物油、鲜汤、味精各适量。将黄豆芽洗净。猪肝洗净，切成片。炒锅上火，放油烧至五成热，放入大料炸出香味，去大料，加入葱花、生姜末煸出香味，放入鲜汤、黄豆芽、猪肝片，用大火烧沸后转用小火烧熟，加入精盐、味精调味即成。佐餐食，量随意。功能：益肝明目，补虚养血。

暑热症、厌食症、慢性肝炎、脂肪肝、胃肠神经官能症：豆豉50克，苦瓜400克，红辣椒1个，白糖、麻油、精制植物油、素鲜汤、精盐、味精各适量。将苦瓜削去瓜蒂，洗净，切成4厘米长、2厘米宽、1厘米厚的块，加入适量的精盐拌匀，腌约10分钟，放入沸水锅中焯水，捞出控净水。将豆豉用清水洗净，沥净水分。红辣椒去掉蒂和子，切碎。炒锅中放油，用中小火烧热，放入辣椒、豆豉炒出香味，加苦瓜煸炒几下，放入白糖、素鲜汤，待汤水将尽时加入味精，淋入麻油并翻匀，装入盘中即成。功能：健脾开胃，清暑消食。

暑热症、厌食症、肥胖症、脂肪肝、高脂血症、慢性气管炎：油豆腐100

克,丝瓜 400 克,精制植物油、精盐、味精各适量。将新鲜油豆腐切成段。丝瓜切去蒂,轻轻刮去外皮洗净,切成滚刀块。油锅上火,放入丝瓜和油豆腐迅速翻炒,加适量清水,待沸后用精盐、味精调味即成。功能:清热解暑,通络散淤。

暑热症,厌食症,吸收不良综合征,习惯性便秘:黄豆芽 300 克,鲫鱼 250克,精盐、味精、葱花、精制植物油各适量。将黄豆芽洗净,去皮。鲫鱼去鳃、鳞及内脏,洗净。炒锅上火,放油烧热,下葱花煸炒,再放入黄豆芽,炒出香味时加适量水,在大火上烧开后放入鲫鱼,改小火炖至熟烂,加入精盐、味精调好味,即可出锅。功能:滋阴润燥,健脾开胃。

慢性前列腺炎,慢性盆腔炎,尿道炎,高脂血症,脂肪肝,性欲减退:黄豆芽 250 克,海米 50 克,味精、精盐、葱花、生姜末、麻油各适量。将黄豆芽去掉根须,洗净。海米用开水泡约 20 分钟,将泡海米的水沉淀一下,去掉下面的沉沙和杂质。将泡海米的水倒入砂锅内,放入豆芽、海米、葱、生姜、精盐,将水烧沸,见汤呈白色时再加味精,出锅装碗,淋上麻油即成。功能:清热利湿,补肾壮阳。

贫血,慢性气管炎,咽喉炎,动脉硬化,冠心病,习惯性便秘:豆浆 250 毫升,鸡蛋 1 个,白糖适量。将浓豆浆放入锅中煮沸,再将鸡蛋液加入锅中,待鸡蛋煮熟后调入白糖即成。每日早、晚两次食用。功能:滋阴润燥,养血宁心。

暑热症,单纯性肥胖症,脂肪肝,高血压:豆腐 400 克,面条 250 克,鸡蛋1 个,黄瓜 50 克,精盐、味精、胡椒粉、醋、鸡汤各适量。将豆腐、黄瓜洗净,切条。将面条下入沸水锅内,煮至八成熟捞出。锅内放鸡汤烧沸,放入面条、豆腐煮沸。将搅匀的鸡蛋液下锅内,再放入精盐、味精、胡椒粉、黄瓜条,烧沸即成。功能:清热止渴,祛淤降压。

贫血,营养不良性水肿,慢性肝炎,脂肪肝,高脂血症,动脉硬化,更年期综合征:黄豆粉 150 克,面粉 100 克,玉米粉 200 克,鸡蛋 4 个,红糖 50 克,牛奶 150 毫升。将黄豆粉、面粉、玉米粉混合均匀,加入打匀的鸡蛋液、牛奶和适量清水,和成面团,再做成油煎薄饼。红糖入锅,加少量水,熬成糖液,抹在油煎饼上,卷起即成。功能:滋阴养血,健脾益气,散淤降脂。

营养不良性水肿,妊娠水肿,慢性肾炎,佝偻病,小儿疳积:黄豆 200 克,花生 100 克,麦芽、米糠各 50 克,白糖适量。将黄豆与花生炒熟后研成细粉,将麦芽研末,再把米糠研细。将以上 4 种粉末混合拌匀,加入白糖,调匀即可。功能:补益脾胃,利水消肿。

【食用禁忌】

☆ 忌过量食。黄豆较难消化,食时宜高温煮烂,过多可妨碍消化,导致腹胀。煮食整粒黄豆时很难消化,常有完谷不化现象。

☆ 禁食未经煮熟的黄豆。生黄豆含胰蛋白酶抑制素和皂苷,刺激胃肠道后可诱发恶心、呕吐、腹泻,还能抑制胰蛋白酶的消化作用,使黄豆中蛋白质难于消化分解成人体可吸收的各种氨基酸,只有长时间加热才可被破坏。另有一种红细胞凝集素,也需长时间加热才能破坏。

☆ 忌多食炒熟的黄豆。《本草求真》:"黄豆,用补则须假以炒熟,然必少食则宜,若使多服不节,则必见生痰壅气动嗽之敝矣。"《本草纲目》:"炒豆多食壅气,生痰,动嗽,令人身重,发面黄疮疥。"吃整粒的黄豆,特别是炒黄豆,其蛋白质消化率只有 60%,因黄豆蛋白被包在厚厚的植物细胞壁里,牙齿咀嚼不能充分粉碎细胞壁,肠消化液难以完全接触蛋白质去消化它。因此炒食消化更难,且易致腹泻。

☆ 血尿酸过高而致痛风者忌多吃豆类食品。

☆ 对黄豆过敏者忌食。黄豆富含蛋白质,异性蛋白进入人体易诱发或加重过敏者的过敏反应。

☆ 服铁制剂时忌食。服铁制剂时忌食含钙、磷多的食物(黄豆含钙、磷量高),因这些成分能影响铁制剂的吸收。黄豆蛋白质摄入过多,能抑制铁吸收而出现缺铁性贫血,出现不同程度的头晕、疲倦、面色苍白、唇色淡、甲色淡等症状。

☆ 忌煮食时加碱,否则会加速破坏黄豆中的维生素。

☆ 服氨茶碱等茶碱类药时忌食。黄豆属高蛋白食品,而高蛋白食品能降低茶碱类药的疗效。

☆ 服红霉素、灭滴灵、甲氰咪胍时忌食。黄豆中的钙离子能延缓或减少该类药物的吸收,降低药物疗效。

☆ 服四环素类药物时忌食。因黄豆中的钙能与药物结合成一种牢固的络合物,破坏食物中的营养,降低药物的杀菌作用。

☆ 服左旋多巴时忌食。黄豆等高蛋白食品能影响左旋多巴的吸收。

☆ 胃脘胀痛、腹胀者忌食。

绿 豆

绿豆又名青小豆、官绿、交豆、植豆等,为豆科一年生植物绿豆的种子。绿豆蛋白质的含量几乎是粳米的 3 倍,多种维生素、钙、磷、铁等无机盐都比粳米多。因此,它不但具有良好的食用价值,还具有非常好的药用价值,有济世之良谷之誉。

【性味归经】

性寒,味甘。归心、胃、肝经。

【食用方法】

绿豆可以掺米煮饭做主食,也可直接煮汤,或与谷类配合煮粥食用。其加工制品品种有绿豆糕、粉丝、凉粉等。

【营养成分】

绿豆含磷脂、胡萝卜素、维生素 B_1、维生素 B_2、维生素 C、烟酸、蛋白质、糖类、钙、铁、磷等营养成分。每 100 克可食部分含蛋白质 22.1 克,脂肪 0.8 克,糖类 59 克,钙 49 毫克,磷 268 毫克,铁 3.2 毫克,胡萝卜素 1.8 毫克。

【保健功效】

绿豆有滋补强壮、降压明目、滋润皮肤、补益元气、调和五脏、清热解毒、生津解暑、利水消肿等功效,对葡萄球菌有抑制作用。适用于暑热烦渴、水肿丹毒、痈肿、酒毒、热毒、食物中毒等。对妇人产后脾肾衰弱及小儿先天不足等有良好的调养作用。《食疗本草》介绍绿豆时说它:"补益元气,和调五脏,行十二经脉,去浮风,润皮肤,止消渴,利肿胀,解诸毒。"《随息居饮食谱》

说绿豆："煮食清胆养胃,解暑止渴,润皮肤,消水肿,利小便,止泻痢。"此外,绿豆还有抗炎作用,皮肤感染者煮食绿豆,有美容和治愈皮肤感染的作用;有热症、体质属热体者,常吃绿豆,丰肌泽肤作用更显著;有粉刺或脸部感染者,可取绿豆粉适量,用温水调成糊状,晚上睡觉前洗净面部,涂上绿豆糊,第二天晨起用清水洗净,同时煮食绿豆。

【食疗验方】

高脂血症,冠心病,心绞痛,动脉硬化:绿豆粉100克,牛奶200毫升,蒲黄10克。将绿豆粉用清水调成稀糊状,放入锅中,中火煮,边煮边调,成绿豆羹糊状时,对入牛奶并加蒲黄,改用小火煮成稀糊状,用湿淀粉勾对成羹即成。每日早、晚两次食用。功能:补虚通脉,散淤降脂。

慢性肝炎,贫血,月经不调,更年期综合征,麻疹透发不畅,疖疔疮肿,营养不良性水肿:樱桃30个,绿豆100克,赤小豆、黑豆各30克。将樱桃洗净入锅,加水煮1小时后去核,并加入洗净的绿豆、赤小豆、黑豆,同煮至豆烂成羹为好。当点心食用,量随意。功能:补益肝肾,解毒透疹。

高血压,暑热症,营养不良性水肿:绿豆50克,豌豆50克,蜂蜜30毫升,湿淀粉适量。将绿豆、豌豆分别去杂后洗净,同入砂锅,加水适量,大火煮沸后,改用中火煮至熟烂,再以湿淀粉勾芡成糊,停止加热,对入蜂蜜,拌和均匀即成。每日早、晚两次食用。功能:益气除烦,利湿降压。

暑热症,疖疔疮肿,腮腺炎,消化性溃疡,溃疡性结肠炎,妊娠呕吐:绿豆100克,大米120克,糯米50克。将绿豆洗净入锅,加适量冷水煮至七成熟时,放入淘洗干净的大米和糯米,烧沸后,转小火熬至米烂黏稠即可。每日早、晚两次食用。功能:清热消暑,健脾益气。

暑热症,疲劳综合征,慢性气管炎,贫血,坏血病,冠心病,动脉硬化,高血压,痔疮出血:绿豆100克,草莓75克,大米150克,白糖适量。将绿豆放入清水

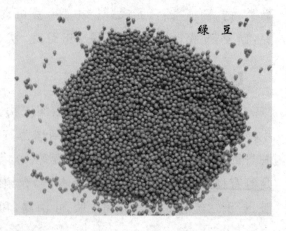

绿豆

中浸泡4小时。把草莓择洗干净,切成碎块。将大米洗净,与泡好的绿豆一同放入锅内,加入适量水,置大火上煮沸,转小火熬成粥,拌入草莓、白糖即成。每日早、晚两次食用。功能:清热消暑,润肺生津,健脾补血。

暑热症,牙龈炎,口腔炎,咽喉炎,高脂血症,动脉硬化,高血压,习惯性便秘:大米120克,绿豆100克,西瓜瓤50克。将绿豆洗净,用清水浸泡4小时。西瓜瓤切成小丁。将大米淘洗干净,与泡好的绿豆一同放入锅内,加入适量清水,大火烧沸后转用小火熬至粥烂黏稠,拌入西瓜瓤,再煮沸即成。每日早、晚两次食用。功能:清热利尿,消暑止渴,祛淤降压。

暑热症,单纯性甲状腺肿大,颈淋巴结结核,高血压,青光眼,乙型脑炎,痄夏:绿豆100克,海带60克,大米120克,陈皮3克,白糖适量。将海带浸透,洗净,切丝。绿豆、大米、陈皮分别洗净。把全部用料(白糖除外)放入开水锅内,大火煮沸后转小火熬成粥,加白糖,再煮沸即可。每日早、晚两次食用。功能:清热消暑,软坚化痰,降脂降压。

流行性感冒,咽喉肿痛:绿豆50粒,青茶叶1～3克,冰糖15克。先将绿豆洗净,用木器捣碎,带皮与青茶叶、冰糖掺合于一起,用沸水冲泡,盖严焖20分钟即可。功能:清热解毒,疏风解表。

小儿肾炎急性期:桑白皮30克,白菊花9克,绿豆60克。将上3味原料同煎。每日分2次饮服。功能:清肺利尿,消肿。

湿疹:绿豆30克,海带20克,鱼腥草15克,白糖适量。先将绿豆洗净,海带泡发好,再把绿豆、海带、鱼腥草共放入锅内;加适量水置火上煮至豆烂、海带软时,即可加糖出锅。

皮肤瘙痒,皮炎,痱子及小疖肿:绿豆100克,干荷叶15克,薄荷叶、甘草各少许,白糖适量。将薄荷叶、甘草同放砂锅中,加水煎汁去渣;荷叶装入布袋中,扎紧口;绿豆洗净。锅上火加水,烧热后,先放入绿豆烧开,加入荷叶袋用小火与绿豆同煮,煮至绿豆烂熟时,去荷叶袋,对入薄荷甘草汁,加白糖即成。功能:清热解暑,祛湿。

高脂血症,脂肪肝,吸收不良综合征,胃肠功能紊乱:绿豆芽400克,豆腐干150克,麻油、酱油、精盐、味精各适量。将豆腐干切成细丝。绿豆芽择洗干净,沥干水分。锅上火,放水煮沸,放入豆腐干丝,再煮沸,捞出沥去水分,放入盘内。将绿豆芽放入煮豆腐干丝的锅内,水沸后立即捞出,沥去水,放在豆腐十丝上面,加入酱油、精盐、味精、麻油,拌匀即成。功能:清热解毒,醒脾解酒。

暑热症,疰夏,高脂血症,脂肪肝,冠心病,习惯性便秘:绿豆 100 克,生大黄 6 克,蜂蜜 20 毫升。将绿豆去杂洗净,放入砂锅,加清水适量,浸泡 30 分钟,待用。将生大黄去杂洗净,切片,加水煎约 2 分钟,取汁 100 毫升,备用。盛绿豆的砂锅置火上,大火煮沸,改用小火煮 1 小时,待绿豆酥烂,离火,将大黄汁与蜂蜜对入绿豆汤中,拌和均匀,即成。每日早、晚两次分饮。功能:清热解毒,散淤通便,活血降脂。

痤疮:海带 15 克,绿豆 15 克,甜杏仁 9 克,玫瑰花 6 克,红糖适量。先将海带泡软,切丝。再将绿豆去杂洗净,玫瑰花用清洁纱布包好。锅内放入适量清水,下入海带丝、绿豆、甜杏仁、玫瑰花包,同煮 1 小时左右,取出玫瑰花包,加入红糖,烧沸离火,凉凉即成。

小儿痄腮:绿豆 160 克,黄豆 80 克,红糖 120 克。先将绿豆、黄豆去杂,洗净,放入锅中加水煮粥,烧沸后,用文火慢煮,煮至烂熟时,加入红糖。功能:清热,解毒,利尿。

湿热型急性胃炎:鲜马齿苋 120 克,绿豆 60 克。锅上火,加适量清水,放入马齿苋、绿豆,用小火煎汤服用。功能:清热解毒,利水消肿。

暑热症,厌食症,动脉硬化,高血压,性欲减退,阳痿,早泄:绿豆芽 500 克,韭菜 50 克,虾皮 30 克,精制植物油、醋、精盐、味精各适量。将韭菜洗净,切成 5 厘米长的段。绿豆芽择洗干净。虾皮洗净备用。炒锅上火,倒入油烧热,下入虾皮爆香,加入韭菜、豆芽,翻炒几下,烹入醋,放精盐和味精,快炒至熟即成。功能:清热解毒,补钙活血,益肾助阳。

暑热症,萎缩性胃炎,贫血,胃肠神经官能症,慢性咽喉炎,慢性肝炎,白细胞减少症:绿豆 500 克,红枣 250 克,白糖 100 克。将绿豆、红枣洗净后放入锅中,加水适量,煮约 2 小时,至豆烂水干后取出,放入盆内捣烂,拣出枣核,加入白糖,拌匀后取出,放在案板上,用木板压扁,四周用木框压紧,凉凉后成糕,切成长块即成。功能:清热解暑,益气养血。

慢性前列腺炎,慢性盆腔炎,尿道炎,疖疔疮肿,肠炎,腹泻:黑豆、绿豆各 50 克,车前子 15 克,蜂蜜 10 毫升。将车前子浸洗 1 遍,再用洁净的纱布袋装好,同洗净的黑豆、绿豆一同放入锅中,加适量水,煎煮至豆烂熟,离火稍凉,弃布袋,调入蜂蜜即成。每日早、晚两次食用,吃豆喝汤。功能:清热利尿,渗湿止痛。

高血压,暑热症,疰夏,厌食症,营养不良性水肿:绿豆 60 克,香蕉 2 根。先将香蕉外皮反复洗净,除柄蒂后,连香蕉皮切碎,放入家用果汁机中榨汁,放入杯中,备用。将绿豆淘净后,放入砂锅,加水适量,大火煮沸后离火,待凉,取绿豆汤汁,调入香蕉汁中,拌匀即成。每日早、晚分饮。功能:清热除烦,利尿降压。

中暑,贫血,疲劳综合征,血小板减少症,白细胞减少症,坏血病,消化性溃疡,慢性肝炎,营养不良性水肿:绿豆 100 克,红枣 15 枚,红糖适量。将绿豆、红枣洗净入锅,加水适量,煮至豆烂,调入红糖即成。每日早、晚两次食用。功能:清热解暑,健脾护肝。

【食用禁忌】

☆ 脾胃虚寒滑泄,阴虚者慎服。《日用本草》:"熟者胶黏,难得克化,脾胃虚弱与病后勿食。"《本草经疏》:"脾胃虚寒滑泄者忌之。"

☆ 药用忌去皮。绿豆清热之力在皮,解毒之功在肉,但用于解毒时最好不要去皮。《食疗本草》:"今人食(绿豆)皆挞去皮,即有少壅气,若愈病须和皮,故不可去。"《食鉴本草》:"清热解毒,不可去皮,去皮壅气。"《日华子本草》:"解金石砒霜草木一切诸毒,宜连皮生研、水服。"

☆ 老人、病后体虚者忌多食。绿豆甘寒,养阴清热。热病后气阴两伤,适量食有益于康复;多食则伤阳伐气,反影响健康。

☆ 服铁剂时忌食。食物中的磷(绿豆含丰富的磷)能与铁剂结合形成不溶性的物质,降低铁剂的吸收。

☆ 忌与榧子、鲤鱼同食。《本草求真》:"与榧子相反,同食则杀人。"

☆ 服温热药物时忌食。绿豆寒凉清热,食后可降低温热类中药的疗效。

☆ 服甲氰咪胍、灭滴灵、红毒素时忌食。服甲氰咪胍时忌食含钙镁离子多(绿豆含钙离子较多)的食物,否则会延缓或减少药物的吸收。

☆ 服四环素类药物时忌食。服该类药物时禁食含钙多的食物绿豆,因钙能与四环素类药物形成不溶性络合物,既影响药物的灭菌作用,又会破坏食物的营养。

☆ 若要加强其防暑作用,则宜将绿豆加水煮至沸后即停,以汤仍带碧绿者效果更好,煮太久则失其寒凉之性。

赤 小 豆

赤小豆又名赤豆、红豆、红小豆、朱小豆、米赤豆、红饭豆等,为豆科植物赤小豆的种子。赤小豆富含淀粉,因此又被人们称为饭豆。它具有律津液、利小便、消胀、除肿、止吐的功能,被李时珍称为心之谷。

【性味归经】

性平,味甘、酸。归心、脾、大小肠经。

【食用方法】

赤小豆经泡涨后可单味煮汤饮用,也可掺米煮饭,或配合谷类煮粥食用,还可用来制作甜菜,亦可煮烂去皮后加工成赤豆泥或赤豆沙,作为糕点及甜馅的主要原料。赤小豆还可磨成粉,与面粉掺和后制成各式糕点。

【营养成分】

每 100 克赤小豆可食部分含蛋白质 20.7 克,脂肪 0.5 克,糖类 58 克,粗纤维 4.9 克,灰分 3.3 克,钙 67 毫克,磷 3.5 毫克,铁 5.2 毫克,维生素 B_1 0.31 毫克,维生素 B_2 0.11 毫克。

【保健功效】

赤小豆有滋补强壮、健脾养胃、解毒排脓、利尿、抗菌消炎等作用,适用于水肿胀满、脚气水肿、黄疸尿赤、风湿热痹、痈肿疮毒、肠痈腹痛等症。赤小豆能增进食欲,促进胃肠消化吸收。民间用赤小豆与红枣、龙眼同煮用来补血。赤小豆对肾脏病、心脏病所导致的水肿有很好疗效。赤小豆因含多种 B 族维生素,可用做治疗脚气病的妙方,但宜少放糖。

【食疗验方】

慢性气管炎,支气管哮喘,营养不良性水肿,贫血:赤豆沙馅 150 克,净荸荠 250 克,熟牛肉丝 10 克,鸡蛋清 50 克,白糖、干淀粉、面包屑、精制植物油各适量。将荸荠去皮洗净,蒸熟,取出压成泥状,加白糖、干淀粉拌匀。将荸荠泥包上赤豆沙馅,蘸匀干淀粉,擦一层鸡蛋清液,然后滚匀面包屑,插上牛肉丝然后放入六成热的油锅中,待炸成金黄色时捞起,装盘即成。功能:清热化痰,消积止渴。

暑热症,疰夏,厌食症,醉酒,腹胀,腹泻:赤小豆 50 克,桂花 2 克,糖少许。将赤小豆煮烂,加桂花稍煮,放糖即可。每日早、晚两次食用。功能:清热解暑,清心止渴。

黄疸型肝炎,肝硬化,流行性腮腺炎,闭经,慢性盆腔炎,尿路感染:赤豆沙馅 1000 克,面粉 500 克,鸡蛋 3 个,白糖 100 克,精制植物油、苏打各适量。将面粉、糖、油、蛋液、苏打和少许水均匀地混合一起,擀成 0.3 厘米厚的面片,把豆沙馅铺在一边,将另一半折起压在馅上,刷上蛋液,装在烤盘内入炉烤熟,出炉后切成小块即可。功能:清热解毒,利湿退黄。

慢性胃肠炎,慢性肝炎,溃疡性结肠炎,习惯性便秘:赤豆沙 200 克,鸡蛋清 150 克,面粉 25 克,淀粉、精制植物油、白糖、青红丝各适量。将赤豆沙搓成玻璃球大小的丸状,滚上一层面粉。鸡蛋清搅打成泡沫状,加淀粉、面粉,搅拌成蛋泡糊。炒锅上火,放油烧至四成热,将豆沙蘸蛋泡糊下油锅炸透,捞出,摆在盘中,撒上白糖和青红丝即成。功能:健脾益气,利湿养血。

慢性肝炎,肝硬化,胃炎,慢性肾炎,贫血:赤小豆 150 克,陈皮 5 克,花生米、薏米各 50 克,枸杞子、银耳各 10 克,红枣 5 枚,龙眼肉 5 克。将赤小豆、陈皮、花生米、薏米、枸杞子、红枣、龙眼肉、银耳分别洗净,同放入锅内,加清水共煮,等豆烂时即可食用。每日早、晚两次食用。功能:健脾益气,养血除湿。

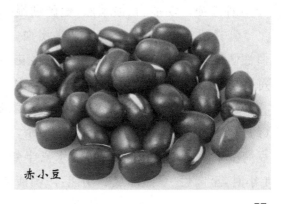

赤小豆

　　暑热症,厌食症,单纯性消瘦症,贫血,慢性肠炎:赤小豆150克,鸡内金15克,荷叶1张。将鸡内金研末。荷叶洗净,切碎,备用。赤小豆入锅中,加适量水煮粥,待熟时放入鸡内金末和荷叶,煮至熟烂离火。每日早、晚两次食用。功能:健脾养血,清暑开胃。

　　肾炎水肿,小便不利,尿路感染:赤小豆30克,冬瓜皮、西瓜皮、玉米须各15克。将赤小豆、冬瓜皮、西瓜皮分别洗净,捣碎或切成段,同放入砂锅中,加水煎煮2次,每次30分钟,合并两次滤液,冲对到300毫升即成。功能:清热解毒,利水消肿。

　　肾炎水肿:赤小豆60克,玉米须45克,西瓜皮50克。将玉米须、西瓜皮、赤小豆分别洗净,同放入砂锅中,加水适量,煎煮取汁饮用。功能:利尿,消肿。

　　糖尿病,疔疖疮肿,肠痈腹痛,痔疮出血,尿路感染:赤小豆100克,甘草3克。先将甘草去杂,洗净后切成片,与淘洗干净的赤小豆同放入砂锅,加足量水,大火煮沸后,改用小火煮1小时,待赤小豆酥烂即成。每日早、晚两次食用。

　　慢性肝炎,黄疸,营养不良性水肿,慢性肾炎,小便不利,尿路感染,孕妇妊娠期下肢水肿,胎动不安:赤小豆50克,鲤鱼500克,鲜白茅根30克,调料适量。将鲤鱼去鳞及肠杂后洗净,切块。赤小豆和鲜茅根加水适量,煎至赤小豆烂熟,去白茅根渣,放入鲤鱼煮熟后加调料食之。功能:清热利湿,利尿消肿。

　　单纯性肥胖症,脂肪肝,高脂血症:大米150克,赤小豆60克。将大米淘洗干净,放饭盒中,加入煮至七成熟的赤小豆,搅匀,盖上盖,用大火蒸约40分钟即成。功能:祛淤消胀,健脾利湿。

　　营养不良性水肿,子宫功能性出血,血小板减少性紫癜,痢疾,腹泻,习惯性便秘:赤小豆100克,红枣15枚,花生100克。3种原料同煮烂食用。每日早、晚两次食用。功能:补益心脾,利水消肿。

　　颈淋巴结结核,肺结核,肠结核,子宫脱垂,脱肛:赤小豆60克,甲鱼1只(约500克),冬瓜500克。将甲鱼宰杀,取肉切块。冬瓜洗净,切块。赤小豆淘洗干净。将甲鱼肉入锅,加水煮半熟,再加入冬瓜和赤小豆,小火慢炖1小时,至肉烂、豆熟即成。功能:滋阴清热,利水祛淤。

肝硬化,腹水:鲤鱼 500 克,陈皮 6 克,赤小豆 120 克,白糖适量。将鲤鱼去鳞,去内脏,洗净。赤小豆淘洗干净,陈皮切成小片。将鲤鱼放入锅内,加适量水,放入赤小豆、陈皮,用大火烧开,用小火煮,煮至豆烂鱼熟,出锅前加适量白糖即成。功能:利水消肿,健脾和胃。

水肿,泌尿系统感染,结石:鲜茅根 200 克,赤小豆 200 克,粳米 250 克。将茅根洗净,泡软,切成碎段;赤小豆、粳米分别淘洗干净。锅上火,加水适量,烧热,先下赤小豆,煮至半熟,下入粳米和茅根,烧沸,用小火煮粥,煮至豆熟米烂时,拣去茅根即可出锅食用。

慢性腹泻,营养不良性水肿,慢性肾炎,糖尿病,遗精盗汗:赤小豆、山药各 50 克。用水将赤小豆先煮至半熟,再放入山药煮成粥。每日早、晚两次食用。功能:健脾利水,益肺固精。

尿路感染,慢性前列腺炎,肾炎水肿,性欲低下:苦葫芦 1 个,赤小豆 60 克,红枣 15 枚,冰糖、蜂蜜各适量。将苦葫芦洗净,去瓤,加水煮成浓汁备用。赤小豆和红枣煮熟,去掉豆皮及枣核,捣成泥,对入葫芦浓汁,继续煮成羹,加冰糖和蜂蜜调味即成。每日早、晚两次食用。功能:清热解毒,利尿消肿。

暑热症,高血压,动脉硬化,高脂血症,肥胖症,营养不良性水肿:赤小豆、酒酿各 100 克,白糖 20 克。将赤小豆去杂洗净,备用。取锅洗净,加水放入赤小豆,置大火上煮沸,再用小火将赤豆焖烂搅匀,将白糖拌入赤豆糊中,待糖溶解后放入酒酿煮沸,盛出凉凉,放入冰箱熟食格中冰冻即成。功能:清热利湿,消暑降压。

单纯性水肿,慢性肝炎,功能性子宫出血,痔疮出血:糯米 200 克,赤小豆 100 克,白糖、桂花各适量。将赤小豆淘洗干净,用冷水浸泡 4 小时。将糯米淘洗干净,放入锅内,加入赤小豆和适量清水,用大火烧开,转小火熬至粥稠,盛入碗内,加入白糖、桂花,搅匀即成。每日早、晚两次食用。功能:健脾养血,利湿消肿。

营养不良性水肿,慢性肾炎,肥胖症,脂肪肝,高脂血症,高血压:赤小豆 120 克,高粱米 100 克。将高粱米、赤小豆淘洗干净,一同放入高压锅内,倒入适量清水,盖上盖,置大火上,水沸后,关上阀,转微火继续煮 25 分钟即成。每日早、晚两次食用。功能:清热利湿,解毒消肿。

糖尿病,营养不良性水肿,湿疹,皮肤疮疖:赤小豆、陈粟米各60克。先将赤小豆去杂,洗净后用温开水浸泡1小时,取出后,与淘净的陈粟米同入砂锅,加水适量,大火煮沸后,改用小火煮1小时,待赤小豆、粟米酥烂粥稠即成。每日早、晚两次食用。功能:清热解毒,宽肠理气,止渴降糖。

贫血,吸收不良综合征,厌食症,胃肠神经官能症:赤小豆60克,鸡内金15克,大米100克。将鸡内金研末,与洗净的赤小豆、大米,同入砂锅,加水适量,大火煮沸后改用小火,同煮成粥即成。每日早、晚两次,稍温后食用。功能:消食开胃,健脾养血。

慢性肝炎,脂肪肝,肝硬化,营养不良性水肿,贫血:赤小豆60克,山药50克,芡实、薏米、莲子各25克,红枣15枚,糯米80克,白糖适量。将赤小豆、山药、芡实、薏米、莲子、红枣、糯米淘洗干净,一同放入锅内,加入适量清水,先用大火煮沸,再转小火煮熟,调入白糖,稍煮即成。每日早、晚两次食用。功能:健脾护肝,滋阴补虚。

慢性肠炎,尿路感染,慢性盆腔炎,产后恶露不净:赤小豆100克,薏米60克。将赤小豆、薏米洗净,拣去杂质,同入砂锅内,加水适量,煮至豆烂粥稠即可。每日早、晚两次食用。功能:健脾利湿,和血排脓。

贫血,营养不良性水肿,妇女经闭,产后恶露不净,习惯性便秘,痔疮出血:赤小豆100克,红枣15枚,阿胶10克,粟米100克。先将赤小豆、红枣分别去杂,洗净,与淘净的粟米同入砂锅,加水适量,大火煮沸后,改用小火煮1小时。阿胶洗净,入另锅,加水煮沸,待阿胶完全化开,调入赤小豆红枣粥中,拌和均匀,再煮至粟米酥烂即成。每日早、晚两次食用。功能:健脾益气,和血通脉。

慢性气管炎,支气管哮喘,慢性咽喉炎,营养不良性水肿,慢性肾炎,习惯性便秘:赤小豆60克,百合30克,杏仁15克。先将赤小豆煮至半熟,放入百合、杏仁继续煮成粥食用。每日早、晚两次食用。功能:润肺止咳,利湿消肿。

【食用禁忌】

☆ 蛇伤者忌食。《随息居饮食谱》:"赤小豆,蛇咬者百日内忌之。"

☆ 形瘦体虚、久病者忌食。赤小豆渗利损阴伤阳,补益之力不足,形瘦体虚及久病者食则使正气更为耗伤,体质更虚。

☆ 忌加碱煮后与铁剂同食。煮食时加碱虽能使赤小豆变软,但其中的钙、磷易与铁剂结合形成不溶性物质,降低铁剂的吸收。

☆ 阴虚津伤、内热火旺、津血枯燥消瘦、尿多者忌食。赤小豆性善下行,通利水道,过剂可渗利伤津。陶弘景:"性逐津液,久食令人枯瘦。"《本草新编》:"赤小豆,可暂用以利水,而不可久用以渗湿。湿证多属气虚,气虚利水,转利转虚而湿愈不能去矣,况赤小豆专利下身之水而不能利上身之湿。盖下身之湿真湿也,用之而有效;上身之湿,虚湿也,用之而益甚,不可不辨。"《本草纲目》:"赤小豆,其性下行,久服则降令行禁太过,津液渗泄,所以令肌瘦身重也。"

☆ 服四环素类药物、红霉素、灭滴灵、甲氰咪胍时忌食,因赤小豆的含钙量较高,影响药物吸收。

扁　豆

扁豆又名眉豆、茶豆、树豆、南豆、南扁豆、沿篱豆、峨眉豆、举眼豆、膨皮豆、小刀豆等。为豆科植物扁豆的种子。扁豆原产于印度和印度尼西亚,现在,除了高寒地区外,我国各地均有栽培。扁豆以肥厚的嫩荚和种子供食用。市场上常见的扁豆有白、紫、青三色,其形状为长荚,荚内有种子3～6粒。

【性味归经】

性平,味甘、淡。归脾、胃经。

【食用方法】

收获成熟的扁豆,去荚取种仁,可以煮食或煮汤,或制成豆泥、豆沙,还能煮粥做糕。嫩扁豆荚可做蔬菜,多用于家常菜,以烧、煮为多,可切段单烧,或配以芋芳、土豆等。配荤料时多用猪肉。偶有蒸食,或切丝焯水后拌食或炒食。亦可制作泡菜或腌、干制品。

【营养成分】

每100克可食部分含蛋白质19克,脂肪0.1克,食物纤维13.4克,糖类42.2克,维生素B_1 0.33毫克,维生素B_2 0.11毫克,钙68毫克,磷340毫克,铁4毫克,锌1.93毫克,钾1.07克,钠1毫克。

【保健功效】

扁豆具有健脾和中、抗菌抗病毒、增强细胞免疫功能、降低血糖、降胆固醇,防治肿瘤等功效。适用于暑湿吐泻、脾虚、呕逆、食少久泻、水停消渴、赤白带下、小儿疳积等症。

【食疗验方】

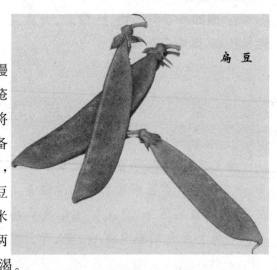
扁豆

糖尿病,营养不良性水肿,慢性肾炎,慢性肝炎,皮炎及疖疔疮肿:扁豆30克,粟米100克。先将扁豆去杂,洗净后,研成粗末,备用。将粟米淘洗干净,放入砂锅,加清水适量,大火煮沸,调入扁豆粗末,改用小火煮1小时,待粟米酥烂,粥稠黏即成。每日早、晚两次食用。功能:清热解毒,利湿止渴。

暑热症,厌食症,慢性胃炎,胃窦炎,营养不良性水肿,糖尿病,高血压:扁豆50克,红枣15枚,粟米150克,红糖适量。将扁豆、红枣、粟米分别洗净,一同入锅,加水适量,用大火烧开后转用小火熬成稀粥,加入红糖稍煮即成。每日早、晚两次食用。功能:健脾养血,清暑利湿。

食欲缺乏,慢性腹泻,呕吐,妇女白带增多,中暑:扁豆250克,白糖100克,葡萄干、山楂糕各15克,糖桂花少许。将扁豆用米泔水浸发后搓去皮,加水煮酥软,加入白糖,撒上山楂糕、葡萄干、糖桂花即成。每日早、晚两次食用。功能:健脾化湿,消暑和中。

营养不良性水肿,慢性肾炎,尿道炎,尿路结石,糖尿病:熟扁豆25克,玉米粉 50 克,红枣 10 枚。将熟扁豆、玉米粉、熟红枣一起放入锅中,放入适量清水,用小火煮至熟透为度。每日早、晚两次食用。功能:健脾利水。

慢性胃炎,慢性肠炎,暑热症,大便次数增多,吸收不良综合征:炒扁豆 100 克,炒薏米 50 克。将炒扁豆与炒薏米同研为细粉,瓶装备用。每日 2 次,每次 15 克,温开水送食。功能:益气健脾,祛湿止泻。

糖尿病,暑热症,营养不良性水肿,高血压,动脉硬化,冠心病:扁豆 30 克,葛根粉 60 克,豆浆 200 毫升。先将扁豆、葛根粉同入砂锅,加水煎两次,每次 30 分钟,过滤去渣,合并两次滤汁与豆浆充分混合均匀,再回入砂锅,小火煮 10 分钟即成。每日早、晚两次食用。功能:清暑化湿,生津润燥,止渴降糖。

暑热症,慢性胃肠炎,营养不良性水肿,糖尿病,癌症:扁豆 50 克,大米 150 克,生姜适量。将扁豆、大米、生姜洗净入锅,加水适量,同煮 2 小时即成。每日早、晚两次食用。功能:补虚健脾,益气养阴。

暑热症,疰夏,厌食症,肾炎水肿,脚气病,感冒,神经性头痛:扁豆 50 克,香薷、金银花各 15 克,白糖适量。将扁豆、香薷、金银花分别洗净。将扁豆煮熟,再将香薷、金银花一同放入砂锅,加水煎两次,每次 30 分钟,用洁净纱布过滤,合并两次滤汁,调入白糖即成。每日早、晚两次分饮。功能:健脾温胃,解毒祛湿。

慢性肝炎,脂肪肝,胃肠神经官能症,贫血,月经不调,产后乳汁不足:扁豆 50 克,红枣 15 枚,白芍 10 克,陈皮适量。将扁豆、红枣洗净,与白芍、陈皮一同放入砂锅中,加水适量,浓煎两次,每次 30 分钟,用洁净纱布过滤,合并两次滤汁,混匀即成。每日早、晚两次分饮。功能:健脾和胃,养血护肝。

糖尿病,营养不良性水肿,慢性肾炎,慢性肠炎,疳积,暑热症:扁豆 30 克,天花粉、黄芪各 3 克。将天花粉、黄芪分别洗净,晒干或烘干。将扁豆放入锅中,微火炒至焦黄,与天花粉、黄芪共研成细末,一分为二,装入绵纸袋中,挂线封口,冲茶饮,每次 1 袋,放入杯中,用沸水冲泡,加盖闷 15 分钟后,即可饮用。一般每袋可连续冲泡 3～5 次。功能:健脾和胃,消暑化湿,降血糖。

暑热症,疰夏,厌食症,小儿疳积,慢性胃肠炎,胃肠神经官能症:扁豆

15 克,淮山药 15 克,赤小豆、薏米各 30 克,鲜荷叶半张,灯芯草少许。将扁豆、淮山药、赤小豆、薏米、鲜荷叶、灯芯草分别清洗,同放入砂锅,加入适量清水,用小火慢煮,以豆熟烂为度。每日 1 次,空腹食用。功能:健脾和胃,消暑化湿。

暑热症,痘疹透发不畅,腮腺炎,消化性溃疡,高血压,慢性前列腺炎,关节炎:荷叶 15 克,扁豆、黄豆各 50 克,绿豆 10 克。将荷叶、扁豆、黄豆、绿豆洗净,加水煮至熟烂后,取浓汁饮用。每日早、晚两次分饮。功能:解毒消暑,健脾益气。

【食用禁忌】

☆ 寒热病者勿食。南北朝·陶弘景:"患寒热病者不可食。"《食疗本草》:"患冷气人勿食。"《随息居饮食谱》:"患疟者忌之。"

☆ 食积者忌食。食积者应健胃消食忌补脾,而扁豆性温热补脾,能加重食积胀满之症。

☆ 脾虚有滞者禁食。扁豆健脾而有壅滞之弊,湿郁中焦兼有气机淤滞者忌单独食用,应适当配伍理气之品,或以扁豆花代之。

☆ 忌多食,否则会壅气伤脾。《本草从新》:"多食能壅气。"

☆ 忌切碎食。扁豆角较脆,宜用手拉断食,若以刀切食则刀中铁元素将破坏食物中的维生素 C。

☆ 禁生食、半生半熟食。未煮熟的扁豆角含抗胰蛋白酶因子、植物血细胞凝集素、溶血性皂素等。抗胰蛋白酶因子能影响人体对蛋白质的消化吸收;植物血凝素有凝血的作用;溶血性皂素对消化道黏膜有强烈刺激作用,不但能诱发局部充血、肿胀及出血性炎症,还可破坏血液中的细胞,诱发溶血性疾病。扁豆角生食或炒不透食后 3～4 小时可导致头痛、头昏、恶心、呕吐、腹泻、腹痛等中毒反应。

☆ 忌食油炸扁豆。经油炸,扁豆角所含的维生素等营养成分会被破坏。

☆ 服潴钾排钠类利尿药(安体疏通等)时禁食,因该类药物与含钾量高的食物相克,影响疗效。

蚕　豆

　　蚕豆又名胡豆、罗汉豆、佛豆、倭豆、寒豆、川豆、竖豆、仙豆、海豆等,为豆科植物蚕豆的种子。蚕豆中含有大量蛋白质,在日常食用的豆类中仅次于大豆,并且其蛋白质中氨基酸种类较为齐全,特别是赖氨酸含量丰富。原产于黑海南部,在我国已有 2000 余年的栽培历史。

【性味归经】

　　性平,味甘、微辛。归脾、胃经。

【食用方法】

　　蚕豆是一种佳品,爱食者颇多。蚕豆亦粮亦蔬,干蚕豆可以作为主食,或炒或煮或炸,并可以制成许多副食品,如粉丝、豆瓣酱等,也可以制作成糕饼和糖果。还可用作多种风味小吃的原料,例如用蚕豆制作的五香豆、油炸兰花豆及怪味豆等。干蚕豆也可以发芽做菜,味道鲜美。嫩蚕豆可做新鲜蔬菜食用,既可做主料,又可做辅料,咸甜皆宜,不论拌、炝,还是炒烩,都能做出适口的佳肴。

【营养成分】

　　每 100 克干品的可食部分中含有蛋白质 24.6 克,脂肪 1.1 克,糖类 49克,膳食纤维 10.9 克,钙 49 毫克,磷 339 毫克,铁 219 毫克。此外,它还含有维生素 A 50 微克,维生素 B_1 0.13 毫克,维生素 B_2 0.23 毫克,维生素 C12 毫克,以及多种磷脂、胆碱和多种微量元素等。

【保健功效】

　　蚕豆有利尿、止血、补中益气、健脾利湿、涩精实肠、暖胃和腑、补肾的作用,适用于心脏病、肾炎水肿,并有止血降压的作用。常食蚕豆,其丰富的植物蛋白可以延缓动脉硬化;富含的粗纤维可以降低血液中的胆固醇,对动脉硬化、抗衰防病有较好的保健作用。蚕豆中所含的磷脂是神经组织及其他膜性组织的组成成分；胆碱是神经细胞传递信息不可缺少的化学物质，常食蚕豆对营养神经组织、增强记忆力有较好的保健作用。蚕豆含有丰富的钙，有利于骨骼对钙的吸收和

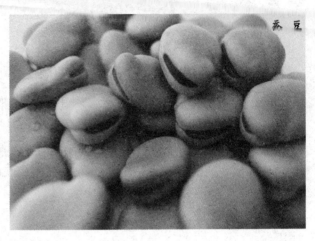

蚕豆

钙化，能促进人体骨骼的生长发育。

【食疗验方】

高血压，动脉硬化，冠心病，肥胖症，糖尿病：蚕豆250克，冬瓜皮100克。将蚕豆、冬瓜皮洗净后一同放入锅中，加水煮熟即成。每日早、晚两次食用。功能：健脾消肿，清热祛风。

糖尿病，肥胖症，高脂血症，脂肪肝，脑卒中后遗症：冬瓜250克，蚕豆100克，绿豆60克，扁豆30克。将冬瓜洗净，去皮切块，同蚕豆、绿豆、扁豆一同放入砂锅中，加水适量煨1小时，取汤即成。每日早、晚两次分饮。功能：健脾利湿，清暑消肿。

慢性前列腺炎，尿路感染：牛肉250克，鲜蚕豆400克，麻油、精盐、味精各适量。将牛肉洗净，切块，同鲜蚕豆一同放入锅中，加水适量，煨熟烂，加精盐、味精、麻油调味即成。功能：清热利湿，益气强筋。

大便溏薄：蚕豆、赤小豆各30克，粳米100克。先将蚕豆、赤小豆用冷水浸泡半日后，同粳米一起煮粥。早餐、晚餐时温热服食。功能：利水消肿，健脾益胃。

单纯性肥胖症，脂肪肝，高脂血症，肾炎水肿，前列腺炎：蚕豆壳15克，红茶叶3克。将蚕豆壳、红茶叶放入茶杯中，用沸水冲泡即成。功能：清热利湿，减肥祛脂。

慢性胃炎，消化性溃疡，肾炎水肿，高脂血症，高血压，肥胖症：蚕豆60

克,大米 100 克。将蚕豆、大米分别淘洗干净,同下入锅中,加清水适量,熬煮成粥。每日早、晚两次食用。功能:补益脾胃,清热利湿。

慢性肝炎,吸收不良综合征,贫血,营养不良性水肿,关节炎,尿路感染,慢性前列腺炎:干品蚕豆、黑豆、赤小豆各 100 克,糯米 150 克,蜂蜜适量。将三种豆用冷水泡发,蚕豆剥去皮,一起放在炒锅内,加水适量,用小火煮烂,碾成泥,加入蜂蜜,调成馅备用。糯米淘洗干净,放在搪瓷盆中,加水适量,蒸熟后再将熟糯米饭和豆馅分层摊放在纱布上,抹平,切成小块即成。功能:补益肝肾,清热利湿。

吸收不良综合征,营养不良性水肿,肥胖症,高脂血症,脂肪肝,动脉硬化,高血压:蚕豆 250 克,红糖 150 克。将蚕豆用清水泡发,剥去外皮后放入锅中,加水适量,煮烂后加入红糖,搅拌均匀,绞压成泥状,待冷,以干净的塑料瓶盖或啤酒瓶盖为模子,将糕料填压成饼状,摆在盘内即成。功能:利湿消肿,祛淤降脂。

【食用禁忌】

☆ 有蚕豆病家族史和溶血病家族史者忌食。

☆ 脾胃虚寒者忌食。蚕豆性壅滞,服过量易致食积腹胀。《本经逢原》:"性滞,中气虚者食之,令人腹胀。"老蚕豆多食易腹胀,需煮烂食。

☆ 儿童慎食。蚕豆含巢菜碱苷,摄入过量可抑制机体的自然生长。

☆ 对蚕豆过敏者忌食。蚕豆含较多的蛋白质,部分人食后可产生过敏反应,出现发热、心慌及肠胃不适症状。

☆ 服优降宁、痢特灵时忌食,否则可能会诱发血压升高,甚至导致高血压危象、脑出血。

黑 豆

黑豆又名菽、大豆、马料豆、乌豆、冬豆子等。为豆科植物大豆的黑色种子。

【性味归经】

性平,味甘。归脾、肾经。

【营养成分】

每 100 克可食部分含蛋白质 49.8 克,脂肪 12.1 克,糖类 18.9 克,粗纤维 6.8 克,钙 250 毫克,磷 450 毫克,铁 10.5 毫克,维生素 B_1 0.51 毫克,维生素 B_2 0.19 毫克,并含胆碱、烟酸、叶酸、亚叶酸、泛酸、生物素等成分。

【食用方法】

黑豆的营养价值很高,食用方法多种多样。有豆粉、豆腐、豆浆、腐竹、豆芽、臭豆腐、豆腐干等,还可加工成豆卷、豆豉、黑豆衣等。

【保健功效】

活血利水,滋养强壮,祛风解毒。适用于水肿胀满、风毒脚气、黄疸水肿、风痹筋挛、产后风痛、口禁、痈肿疮毒、药毒、体虚、眩晕、自汗、盗汗等症。黑豆中含有大量的尿激酶,能溶解血管中的血栓,因此,吃豆豉能有效地预防脑血栓的形成,从而起到防治老年性痴呆的作用。

【食疗验方】

头发早白:黑豆 50 克,制首乌 30 克。将黑豆洗净,与制首乌同下锅加水煮开后,文火煎 1 小时即可。功能:补肾益气,乌发。

白发早生,发枯,脱发:糯米 200 克,大米 150 克,黑芝麻 75 克,黑豆 5 克,核桃仁 75 克,绿豆 35 克,白糖 250 克,熟猪油 350 克。将糯米、大米、黑豆、绿豆用温水发胀,炒熟,碾成细粉;芝麻炒熟碾细;核桃仁入油锅内炸脆,压成碎米。四合粉用开水冲调拌匀。炒锅置火上,加入熟猪油,再下四合泥糊,不断翻炒至干,加白糖炒酥起锅,装盘后撒上酥桃仁末、芝麻粉即可。功能:滋养肝肾,补益脾肺,乌发生发。

头发枯燥发黄,须发早白,未老先衰:黑芝麻、赤小豆、黄豆、绿豆、花生、黑豆、黑枣各 15～30 克,粳米 50 克,白糖适量。将上述原料洗净放入砂锅中加水适量,煮成稀粥,加入白糖调匀即成。每日服 1～2 次,7～10 日为一疗程,间隔 5 日后再进行下一疗程。功能:养血益肝,保元补肾,悦颜乌发。大便溏泻者不宜食用。服药粥期间忌食葱、蒜,忌冷服。

高脂血症,脂肪肝,单纯性肥胖症,慢性肠炎:黑豆 50 克,山楂、枸杞子各 30 克,红糖 20 克。先将山楂、枸杞子去杂,洗净,山楂切碎,去核,两者与洗净的黑豆同入砂锅,加足量水,浸泡 1 小时。待黑豆泡透,用大火煮沸,改用小火煮 1 小时,待黑豆酥烂时,加红糖拌匀即成。每日早、晚两次分别食豆,饮汤。功能:养心益肾,补虚健脾,化淤降脂。

贫血:黑豆 30 克,黑糯米 50 克,红糖适量。将黑豆与黑糯米洗净后同煮成粥,加红糖调味。每日两次,温热服。功能:益气补血。痰湿之体不宜多食。

单纯性消瘦症,慢性胃炎,吸收不良综合征,贫血,慢性肝炎,自汗盗汗,肺结核:黑豆 90 克,红枣 15 枚,红糖 10 克。将红枣用温水浸泡片刻,洗净备用。黑豆去杂洗净,放入锅中,加水适量,先用小火煮 30 分钟,加入红枣、红糖,再煮 30 分钟,直至黑豆酥烂时离火,出锅即成。每日早、晚两次食用。功能:健脾益胃,活血利水。

尿路感染,慢性前列腺炎,盆腔炎,月经不调,性欲低下,遗精,阳痿:黑豆 60 克,龙眼肉 10 克,红枣 15 枚,芡实 30 克。将黑豆用清水浸泡半日后捞出,同洗净的龙眼肉、芡实、红枣一同放入锅中,加水适量,中火煮至烂熟即成。每日早、晚两次食用。功能:益肾固精,健脾利尿。

神经衰弱,疲劳综合征,失眠症,冠心病,更年期综合征,糖尿病,高血压:黑豆 60 克,柏子仁 15 克,红枣 10 克。将黑豆、柏子仁洗净,与红枣一同放入锅中,加水适量,煮至黑豆熟烂即成。每日早、晚两次食用。功能:滋阴补肾,宁心安神,润肠通便。

神经性头痛,脑卒中瘫痪,关节炎:黑豆 60 克,独活 10 克,米酒 20 毫升。将黑豆洗净浸涨后,同独活加水煮至豆烂,取汁加米酒调匀即可。每日一次,趁热饮。功能:祛风止痛,活血通络。

营养不良性水肿,脱发,秃发,头发早白:黑豆 500 克。黑豆洗净,煮至皮干,研为细粉。每日三次,每次 6 克,米汤送服。功能:补虚益肾,活血利水。

慢性肝炎，肝硬化腹水，产后恶露不净，慢性肾炎，营养不良性水肿，糖尿病：黑豆 60 克，鲤鱼 600 克，蒜蓉、生姜、黄酒、精盐适量。将鲤鱼去鳞、鳃及内脏，洗净，放入油锅内炸熟，加入洗净并入锅炖烂的黑豆和汤，烧开，再加入调料，稍煮片刻即成。功能：补益肝肾，利水消肿。

白癜风：黑豆 150 克，大料 10 克，精盐适量。将黑豆除去杂质，放入水中浸泡后，放入锅中，加水及大料、精盐，用小火煮熟，即可食用。每日吃 50～60 克，可对白癜风有治疗效果。

慢性肝炎，脚气病，关节炎，营养不良性水肿，慢性肾炎：黑豆、干豆腐皮各 50 克，葱末、姜末、味精、精盐、麻油各适量。将黑豆煮烂熟，加入干豆腐皮煮至软烂，撒入姜末、葱末、味精、精盐，淋上麻油即可。功能：滋阴补肾，利水消肿。

慢性肾炎，营养不良性水肿，贫血，月经不调，更年期综合征，糖尿病：黑豆 60 克，鲤鱼 500 克，红枣 15 枚，猪瘦肉 400 克，陈皮 10 克，生姜、精盐各适量。炒锅上火烧热，放入洗净的黑豆，用中火炒至黑豆的外衣破裂，备用。将红枣洗净，去核。猪瘦肉洗净，切片。陈皮浸软。将鲤鱼剖杀，去鳃、内脏，用精盐擦去鱼身黏液，冲洗净，抹干。炒锅上火，放油烧热，将鲤鱼煎至微黄，铲出，用水略冲。锅洗净，加水烧沸，下黑豆、陈皮、猪瘦肉片、生姜片，先用中火煲 1 小时，再添适量开水，放入红枣和煎鲤鱼，用小火煲 2 小时，加精盐调味即成。功能：滋补肝肾，健脾消肿。

脂溢性脱发，斑秃，普秃：黑豆、黑芝麻各 50 克，生地黄、黄精、黄芪各 15 克。将以上各味原料加水适量，水煎去渣。功能：补肝肾，益精血，长毛发。

【食用禁忌】

☆ 脾虚腹胀、肠滑泄泻、消化不良、慢性胃肠病患者慎食。

☆ 生黑豆中含血球凝素，可使血液异常凝固，严重者可引起血管的阻塞，加热可破坏血球凝素，因此，黑豆及其制品须经充分加热煮熟后食用。

☆ 黑豆中含有大量的嘌呤碱，嘌呤碱能加重肝、肾的中间代谢负担，因此肝、肾器官有疾患时，宜少用或不食用黑豆。

豌　豆

　　豌豆又名麦豆、脾豆、寒豆、雪豆、淮豆、兰豆、回回豆、蜜豆、草豆、青小豆、荷兰豆等,为豆科植物豌豆的种子,豌豆子有青、老之分,青者多用于做菜,老者为杂粮。全国各地均有栽培。

【性味归经】

性平,味甘。归脾、胃经。

【食用方法】

　　青豌豆粒多作为配料,可用于炒、煎、熘、蒸、烩等多种烹调方法。此外,嫩豌豆粒还可以冰冻、腌渍、制罐头。豌豆的新鲜嫩梢豌豆苗、豌豆荚、青豆均是淡季蔬菜市场上的时令佳品,可作蔬菜食用,味道鲜美。干豆粒可以粮菜兼用,或煮食或熬汤,或煮烂做馅、油炸做成豌豆黄,或加工成酱。干豌豆磨成粉白而细腻,可制糕饼、粉丝、凉粉等。干豌豆还可以用于酿酒和制酱油等。药用时可以煮熟淡食,或配合其他食物和药物服用。豌豆的嫩梢、嫩荚、籽粒均可食用,色翠质嫩,清香可口。豌豆荚有菜用和粮用两种,以前者做菜为佳。一般每荚结子 6～7 粒,粒大肉厚,味道鲜美,营养丰富。豌豆嫩荚的食用方法多样,可单独煮食作为小菜,味宜清淡,既可爆炒,亦可煮食,还可用开水滚汤数分钟,做汤或拌菜。无论烹制荤素菜,都只需将青荚洗净,撕去两头和两边的老筋,无需将豆粒剥出来,食用方便。豌豆苗荤做素炒皆宜。

【营养成分】

　　每 100 克干品的可食部分中含蛋白质 20.3 克,脂肪 1.1 克,膳食纤维10.4 克,糖类 55.4 克,钙 97 毫克,磷 259 毫克,铁 4.9 毫克,维生素 A 0.25毫克,维生素 B_1 0.49 毫克,维生素 B_2 0.14 毫克,泛酸 2.4 毫克。每 100 克鲜品的可食部分中含有蛋白质 7.4 克,脂肪 0.3 克,膳食纤维 3 克,糖类

18.2克,钙21毫克,磷127毫克,铁1.8毫克,维生素A 0.22毫克,维生素B₁ 0.43毫克,维生素B₂ 0.09毫克,泛酸2.3毫克。

【保健功效】

豌豆可生津止渴,清热利尿,催乳消胀,通利大肠,增强机体免疫功能,可治疗痈肿、脚气病、糖尿病、产后乳少、霍乱吐痢等病症。豌豆富含的维生素C、胡萝卜素及钾可帮助预防心脏病及多种癌症。豌豆富含的维生素A可预防结肠癌和直肠癌,并降低胆固醇。新鲜豌豆中还含有分解亚硝酸胺的酶,有防癌、抗癌的作用。新鲜豌豆苗富含胡萝卜素、维生素C,能使皮肤柔腻润泽,并能抑制黑色素的形成,有美容功效。

【食疗验方】

高血压,产后乳汁不畅,小便不利,习惯性便秘:新鲜嫩豌豆荚250克。将新鲜嫩豌豆荚洗净,剪去两端,放入砂锅,加水适量,中火煮沸改小火,将豌豆荚煮熟后即成。每日早、晚两次分食。功能:和中下气,利湿降压。

暑热症,单纯性肥胖症,脂肪肝,慢性前列腺炎,尿道炎:面条200克,肉丁50克,豌豆100克,精制植物油、精盐、酱油、味精、葱花、生姜末、鲜汤、湿淀粉各适量。将面条放入开水锅中煮熟,捞入碗中。炒锅上火,放油烧热,下入葱花、生姜末、肉丁煸炒变色,加酱油,炒几下,放入豌豆、鲜汤,烧开后用小火煮熟,加精盐,用湿淀粉勾芡,放味精拌匀成卤汁,倒入面碗中,拌匀即成。功能:健脾和胃,清暑利湿。

暑热症,产后乳汁不畅,慢性胃肠炎,习惯性便秘,痔疮出血:豌豆250克,面粉500克,面肥50克,食碱5克,白糖、猪油、青梅、桂花各适量。将豌豆洗净,放入凉水锅中煮烂,凉凉去皮,倒在纱布袋里,压去水分,即成豌豆粉。炒锅烧热,放入猪油和白糖同炒,待白糖熔化后将豌豆粉放入,用小火炒至黏稠时取出凉凉,再加桂花和切成丁的青梅,搅拌均匀,即成豌豆蓉馅。将面粉倒入盆内,加入面肥与水,和成面团,发酵,待面团发起,加碱揉匀,搓成条,揪成15克一个的剂子,用手按扁,包入蓉馅,做成包子形状,稍饧5分钟,再上屉蒸熟即成。功能:健脾益气,清暑祛淤。

慢性胃炎,消化性溃疡,单纯性肥胖症,脂肪肝,高脂血症:干豌豆500

克,白糖 100 克,桂花 10 克,山楂糕 50 克。将干豌豆淘洗干净,放锅中加水足量,在大火上烧开,改文火煮烂成稀糊状,离火凉凉,再过筛去豆皮。山楂糕切成碎末。将滤出的豌豆泥放入砂锅内,加白糖,用小火炒 30 分钟左右,炒至豌豆泥黏稠即成。将山楂糕末和桂花撒在炒好的豌豆泥上,拌匀出锅,倒入干净的方瓷盘中凉凉,吃时切成小块,装入盘中即成。功能:健脾开胃,消食祛淤。

体虚,气短,糖尿病:青豌豆 150 克,豆腐 2 块,蛋清 2 个,味精、精盐、淀粉、香油、素油各适量。将豌豆放入沸水锅中,焯透捞出,控净水分,加入精盐、味精腌一下备用。豆腐用刀压成泥,加入精盐、味精、淀粉、蛋清调拌均匀,取出一半摊在平盘中,然后放上豌豆,再将另一半豆腐泥盖在豌豆上,摊至厚薄适当。炒锅放素油,烧至五成热时,将盘中的豆腐泥、豌豆,轻轻推入锅中,炸透后捞出,切成条,码在盘中,加入麻油即可食用。

高脂血症,脂肪肝,动脉硬化,消化性溃疡,产后母乳不足:嫩豌豆 250 克,豆腐 500 克,熟瘦火腿 50 克,精盐、味精、湿淀粉、鲜汤、熟植物油、麻油各适量。将嫩豌豆洗净,沥干。熟瘦火腿切小方丁。豆腐切成约 2 厘米见方的丁,放沸水锅内烫去黄浆水,用漏勺捞出沥去水。炒锅上火,放熟油烧热,放入鲜汤,倒入豌豆、豆腐丁及火腿丁,烧沸 15 分钟,加精盐、味精,用湿淀粉勾芡,淋上麻油,起锅装在汤碗内即成。功能:健脾益气,活血化淤。

疲劳综合征,神经衰弱,慢性前列腺炎,性欲低下,阳痿,早泄:鲜嫩豌豆 250 克,虾仁 150 克,鸡蛋清 20 毫升,葱白、精盐、味精、黄酒、鲜汤、干淀粉、湿淀粉、精制植物油各适量。将鲜嫩豌豆洗净,沥干,待用。葱白切成马蹄片。虾仁用清水洗净,沥干,放容器内,用精盐、味精、黄酒、调散的鸡蛋清及干淀粉搅拌均匀,腌渍上浆。炒锅上火,放油烧至五成热,放入虾仁滑油,见虾仁呈现白色,倒入豌豆滑油,用漏勺盛出沥油。炒锅上火,放油烧热,下葱白炝锅,倒入鲜汤,加精盐、味精、黄酒烧沸,倒入豌豆、虾仁,用湿淀粉勾芡,颠翻均匀,起锅装盘即成。功能:益精助阳,健脾和胃。

高血压,病后体虚,食欲缺乏,慢性肠炎,腹泻:豌豆 60 克,红枣 15 枚,糯米 100 克。将豌豆、红枣去杂,洗净后放入温开水中浸泡 30 分钟,与淘洗干净的糯米同入砂锅,加水适量,小火煮 1 小时,待豌豆、糯米熟烂,呈开花状即成。每日早、晚两次食用。功能:生津补虚,利湿降压。

产后乳汁不下,肥胖症,尿路感染,高脂血症,高血压:青豌豆 250 克,核桃仁 15 克,淀粉 25 克,白糖 100 克,精制植物油 25 克。将青豌豆放入锅内煮一下后捞出,除去壳,擦成蓉,盛入碗内。豌豆蓉加白糖、清水和匀,再下锅烧沸,加少许淀粉,用中火勾芡,起锅盛入容器内,冷透后放进冰箱冷冻室即成。食用时,将核桃仁放入油锅炸脆,捣细,撒在冻豆蓉上。功能:催乳补虚,降压。

单纯性肥胖症,脂肪肝,高脂血症,胃下垂,更年期综合征:豌豆粒 500 克,泡红辣椒、葱花、蒜蓉各 5 克,精盐、白糖、醋、麻油、精制植物油各适量。将豌豆粒放清水中泡发 2 小时后洗净,放在筛子内,右手执刀,在每个豌豆粒上切一刀,刀刃即粘上豆粒,左手持一根筷子,将豆粒拨在碗内。将葱花、蒜蓉放入碗中,加入麻油、开水拌匀,以免变色。泡红辣椒剁成碎末。炒锅上火,放油烧至六成热,放入豌豆炸酥,捞出沥油,放大盘内。将葱花、蒜蓉、辣椒末、精盐、白糖、醋兑成汁,浇在豌豆上面,拌匀即成。功能:健脾开胃,祛淤解毒。

慢性气管炎,慢性肝炎,脂肪肝,糖尿病,习惯性便秘:嫩豌豆 250 克,茭白 300 克,精盐、味精、黄酒,鸡汤、湿淀粉、精制植物油各适量。将嫩豌豆洗净,沥干。茭白去皮壳,削去老根及皮衣,洗净,切成指甲状滚刀块。炒锅上火,放油烧至五成热,放豌豆、茭白块划油,当豌豆熟时倒入漏勺沥油。锅上火,放油烧热,加入鸡汤,倒入豌豆、茭白块,加精盐、黄酒、味精烧沸,用湿淀粉勾芡,起锅装入盘内。功能:清热解毒,除烦消渴。

慢性胃炎,单纯性肥胖症,脂肪肝,高脂血症,高血压:豌豆 250 克,熟春笋尖 50 克,精盐、味精、鲜汤、湿淀粉、麻油、精制植物油各适量。将豌豆用沸水焯熟,入冷水中过凉,沥干。熟春笋尖切丁。炒锅上中火,放油烧热,放入豌豆和熟笋丁略炒,加鲜汤烧沸,然后加入精盐、味精,用湿淀粉勾芡,淋上麻油,出锅装盘即成。功能:清热解毒,祛淤降脂。

暑热症,消化性溃疡,溃疡性结肠炎,习惯性便秘,痔疮出血:豌豆 200 克,白糖 30 克,糖桂花 5 克,藕粉 30 克。将豌豆洗净放锅内,加水和少量的食碱,煮开,转小火煮烂,离火凉凉,过筛成豌豆泥。汤锅上火,倒入豌豆泥,放清水烧开,加白糖、糖桂花,用冷开水调匀的藕粉勾芡,倒入汤碗即成。每日早、晚两次食用。功能:健脾益气,清暑解毒。

【食用禁忌】

☆ 多食会腹胀,脾胃弱者宜慎用。

☆ 忌加碱煮食。

花　生

花生又名地果、番果、地豆、落地松、落花参、土露子、落花生,为豆科植物落花生的种子。它含有多种营养成分,正因其营养丰富、全面,而在民间被誉为长生果。

【性味归经】

性平,味甘。归脾、胃、肺经。

【食用方法】

花生的食用方法多种多样,可生食,亦可炸、煮、拌食,此外花生还可用来炼油。

【营养成分】

花生含有蛋白质、脂肪、维生素 B_1、烟酸、维生素 E、泛酸、维生素 B_2、生物素、卵磷脂及矿物质等成分。据研究,包括花生的薄皮在内,所含成分中特别丰富的是亚油酸、卵磷脂、脂酶、维生素 E。100 克可食部分中含蛋白质27.6 克,脂肪 41.2 克,粗纤维 2.7 克,钙 71 毫克,磷 399 毫克,铁 2 毫克,维生素 B_1 0.21 毫克,维生素 B_2 0.14 毫克,泛酸 13.1 毫克。

【保健功效】

降低血脂,补充营养,延年益寿,养血补脾,润肺化痰,止血增乳,润肠通便。可用于脾虚、水肿、反胃、脚气、乳妇奶少、妇女白带增多、贫血及各种出血症、肺燥咳嗽、干咳久咳等症。花生中所含油脂多为不饱和脂肪酸。亚油酸除可防治胆固醇沉淀,预防动脉硬化外,还具有扩张血管,降低血压的作用。卵磷脂可延缓脑功能衰退,防止血栓形成,对于预防动脉硬化、帮助肌肉收缩都有效果,因此花生是防止老化不可缺少的食物。花生含有丰富的脂肪和人体生命活动所需的各种氨基酸,并且极易被人体消化吸收,常食有滋养强壮、延年益寿的功效。花生所含维生素 E 可抗衰老,维生素 B_1 能营养神经纤维。花生纤维组织中可溶性纤维被人体消化吸收时,会像海绵一样吸收液体和其他物质,然后膨胀成胶带体,随粪便排出体外,其经肠道可吸走某些毒素,从而降低有害物质在体内的积存和所产生的毒性作用,减少肠癌的发生率。

【食疗验方】

贫血,牙龈出血,口腔炎,口腔溃疡,鼻出血,血小板减少性紫癜,痔疮出血:花生仁 30 克,红枣 15 枚,阿胶 10 克。将连衣花生去杂,洗净,与择洗干净的红枣同入砂锅,加水适量,大火煮沸,改用小火煮 1 小时。阿胶洗净,入另外一锅,加水煮沸,待阿胶完全烊化,调入煨连衣花生的砂锅中,拌匀,煨至花生熟烂即成。每日早、晚两次食用。功能:补虚健脾,养血止血。

高脂血症,动脉硬化,高血压,神经衰弱,记忆力减退,慢性前列腺炎:花生仁 50 克,山楂、核桃仁、黑芝麻各 30 克。将花生仁洗净,晒干,入锅,小火翻炒至熟,备用。将黑芝麻洗净,入铁锅,微火炒香,待用。再将核桃仁洗净,晒干或烘干。最后将山楂洗净,切片,去核后晒干或烘干,与炒花生仁、炒黑芝麻、核桃仁等拌和均匀,共研为细末,拌入红糖即成。每日早、晚两次食用,食用时将其放入搪瓷碗中,用温开水调匀,隔水蒸至糊状,即可食用。功能:滋补肝肾,活血化淤,利湿降脂。

贫血,慢性气管炎,支气管哮喘,支气管扩张伴咯血,营养不良性水肿,母乳不足:花生仁 50 克,淮山药 30 克,粟米 100 克,红糖 20 克。将花生仁去杂,洗净,备用。将淮山药择洗干净,切成薄片,与淘洗干净的粟米同入砂锅,加花生仁及清水适量,大火煮沸后,改用小火煮 1 小时,待花生仁、粟米酥烂时,加红糖拌和溶化,再煮沸即成。每日早、晚两次食用。功能:双补脾气,养血补血。

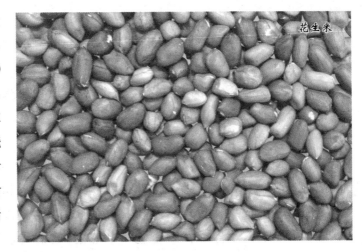

花生米

百日咳：花生米、西瓜子各15克，红花1.5克，冰糖30克。将西瓜子捣碎，连红花、花生米、冰糖放入锅中，加水烧开，煮半小时，取汁作茶饮，取花生米食用。功能：宣肺活血，化痰镇咳。

疲倦乏力，记忆力减退：花生60克，红枣15克。将花生、红枣放锅内，加适量水，文火煮至花生、红枣熟烂即可。吃花生、红枣，喝汤。功能：健脾补血，养心健脑。

贫血，血小板减少性紫癜，产妇缺乳，月经不调，更年期综合征：花生仁30克，鲜活鲫鱼300克，植物油、葱花、姜末、料酒、精盐、味精、五香粉、麻油各适量。将鲜活鲫鱼宰杀，去鳃及内脏，洗净，备用。将花生仁去杂，洗净，待用。炒锅置火上，加植物油烧至六成热，加葱花、姜末煸炒出香，放入鲫鱼，两面煸透，烹入料酒，加清水适量，并放入花生仁，大火煮沸后改用小火煮1小时，待花生仁、鲫鱼熟烂，加精盐、味精、五香粉，拌匀，再煮沸，淋入麻油即成。功能：温补脾胃，养血通乳。

慢性胃炎，消化性溃疡，贫血，溃疡性结肠炎，糖尿病，习惯性便秘：花生仁100克，菠菜250克，粟米150克，精盐、味精各适量。将菠菜洗净，切碎备用。将花生仁用温水泡约1小时备用。将粟米淘洗净，与花生仁同放入锅内，置大火上煮沸后，改小火继续煮至米和花生仁熟透时，调入菠菜末，拌匀，继续用小火煮沸，放入精盐、味精调味即成。每日早、晚两次食用。功能：养血止血，润肠通便。

高脂血症，动脉硬化，冠心病，心绞痛，高血压：花生叶、银杏叶各10克。将花生叶、银杏叶去杂，晒干或烘干，共研成粗末，分为四份，分装在绵纸袋中，封口挂线，备用。每次取1袋，放入杯中，用沸水冲泡，加盖闷15分钟即可饮用，一般每袋可连续冲泡3～5次。功能：润肺和胃，益肾滋阴，解毒降脂。

高脂血症,脂肪肝,动脉硬化,冠心病,高血压,单纯性肥胖症,习惯性便秘:新鲜花生 150 克。将新鲜花生放入清水中,浸泡片刻后,将外表泥沙等杂质洗净,放入砂锅,加水适量,大火煮沸后,改用小火煮 30 分钟即成。功能:润燥降火,解毒化痰,益气降脂。

慢性气管炎,慢性胃炎,消化性溃疡,肺结核,习惯性便秘,痔疮出血:水发银耳200 克,花生仁150 克,小黄瓜 2 条,葱花、糖、精盐、味精、姜丝、麻油、胡椒粉、精制植物油各适量。将银耳、黄瓜洗净后切成细条。炒锅上火,加植物油烧热,依次下入葱花、姜丝、花生仁、银耳、黄瓜,再调入精盐、糖、味精、麻油、胡椒粉,不停地拌炒至花生仁熟透,起锅装盘即成。功能:润肺止咳,滋阴生津。

营养不良性水肿,慢性肾炎,贫血:花生仁125 克,生蚕豆250 克。将生蚕豆去壳,与花生仁一起洗净后放入砂锅内,加入沸水,用小火煮至蚕豆皮破裂、水呈棕色混浊时停火。功能:补脾益气,利尿消肿。

血小板减少性紫癜,贫血,失眠,各种出血:花生仁 25 克,龙眼肉 10 克,红枣 15 枚。将花生仁、龙眼肉、红枣分别洗净,同放入砂锅,加水适量,用小火煮烂即成。每日早、晚两次食用。功能:健脾养心,补气益血。

胃炎,胃溃疡:乌贼骨、生花生仁、炒花生仁各 150 克。将上 3 种配料共碾成细粉,搅匀装入容器中备用。每日服 3 次,每次 1～2 匙。以 7～10 天为一疗程。功能:消炎止痛,养胃补脾。

眩晕症,贫血,血小板减少症,疲劳综合征,慢性气管炎:花生仁、黄豆各90 克,白糖15 克。将黄豆、花生仁淘洗干净,用冷水浸泡4～5 小时,加清水适量磨碎,滤渣取汁。将滤汁放入锅中煮沸,加入白糖,待糖溶化即成。每日早、晚分饮。功能:益气养血,补脾润肺。

肺结核咯血,贫血,动脉硬化,高血压,高脂血症:花生仁 250 克,冰糖500 克,精制植物油适量。将冰糖捶碎成屑。花生仁炒熟,擀成颗粒。冰糖屑放入锅内,加清水少许,用小火煎熬至糖液呈丝状,停火。再将炒花生仁倒入盛糖的锅内,搅匀,然后倒入涂有植物油的搪瓷盘内,摊平。用刀划成条,再切成小块即可。功能:清肺化痰,润燥养阴。

【食用禁忌】

☆ 服花生油治病时,若服后有呕吐现象,则应停止。

☆ 寒湿停滞及腹泻者忌服,炒制多食则动火,发霉者勿食。

芝 麻

芝麻,有白芝麻、黑芝麻之分,为胡麻科植物芝麻的种子。芝麻含有大量的脂肪和蛋白质,还有糖类、维生素、矿物质。古代养生学家陶弘景对它的评价是八谷之中,惟此为良。

【性味归经】

性平,味甘。归肝、肾、肺、脾经。

【食用方法】

芝麻既是重要的油料,也是优良的食用杂粮。用芝麻加工成的芝麻油,俗称小磨油,其色泽金黄,可口清雅,诱人食欲,是一种高级的营养佳品,也是各种炒、蒸、炖、凉拌菜肴最理想的调味品。

【营养成分】

每 100 克芝麻可食部分含蛋白质 21.9 克,脂肪 61.7 克,糖类 4.3 克,粗纤维 6.2 克,钙 564 毫克,磷 368 毫克,铁 50 毫克。芝麻所榨之油称香油,又称麻油,主要为油酸和亚油酸的甘油酯,生熟可食,除大便滑泻者外诸病无忌,是调味品中香气浓郁的一种。

【保健功效】

具有补肝肾、润五脏的作用,可用于治疗咳嗽气喘、关节炎、神经衰弱、贫血萎黄、老年体衰眩晕、肝肾精血不足的眩晕、须发早白、腰膝酸软、步履艰难、肠燥便秘、脱发、五脏虚损、高血压以及产妇奶水不足等症。芝麻中含有的铁和维生素 E，是预防贫血、活化脑细胞、清除血管堆积物的重要成分。芝麻所含的脂肪中，大多为不饱和脂肪酸，有益寿延年的作用。素食者应多吃芝麻，脑力工作者也应多吃芝麻。黑芝麻有再生黑色素的功能，在人的机体代谢旺盛的情况下，能促进白发变黑。由于含不饱和脂肪酸等成分，对幼儿脑部发育有重要作用，对延缓脑细胞的老化也有一定功效。

【食疗验方】

贫血，疲劳综合征，神经衰弱，失眠症，习惯性便秘：糯米 200 克，大米 150 克，黑芝麻、核桃仁各 75 克，黑豆、绿豆各 35 克，白糖、熟猪油各 30 克。将糯米、大米、黑豆、绿豆分别用 60℃ 的温热水泡涨，沥干水分，待水干后分别入油锅内炒熟，一起用石磨磨成细粉，用细筛过滤，加开水调匀成泥状，待用。将芝麻炒熟。核桃仁用开水泡涨后用油炸脆，压成碎粒。炒锅置中火上烧热，放入熟猪油，再下混合泥糊不断翻炒，炒至水汽干、见吐油时，加白糖炒酥，起锅装盘后撒上核桃仁酥、熟芝麻即成。佐餐食用，量随意。功能：滋阴润肠，健脑益智。

贫血，疲劳综合征，高脂血症，高血压：黑芝麻 500 克，补骨脂、肉豆蔻、五味子、吴茱萸各 15 克，红枣、生姜各 50 克，白糖 120 克。将补骨脂、肉豆蔻、五味子、吴茱萸、红枣（去核）、生姜洗净，晾干，然后烘干同研成粉末。黑芝麻炒香后也研成细末，与前六味粉末、白糖调和均匀，盛入容器中盖紧，随吃随取。每日 2 次，每次 30 克，用刚煮沸的开水冲调成糊食用。功能：滋补肝肾，健脾开胃。

贫血，疲劳综合征，高脂血症，高血压：黑芝麻 50 克，大米 150 克，白糖适量。将黑芝麻拣去杂质，淘洗干净，晒干，入锅炒香，压成碎末。大米淘洗干净，放入锅内，加入适量清水，用大火烧开后，转小火熬至米烂粥稠，加入黑芝麻末，待粥微沸，加入白糖，盛入碗内即成。每日早、晚两次食用。功能：滋补肝肾，养阴美容。

高血压，高脂血症，动脉硬化，贫血，习惯性便秘：黑芝麻 30 克，桑葚子 30 克，大米 100 克。将黑芝麻、桑葚子去杂，洗净后晒干或烘干，研成粉备用。将大米淘净，放入砂锅加水适量，中火煮至粥将成时调入芝麻粉、桑葚粉，拌匀后改以小火煮 15 分钟即成。每日早、晚两次食用。功能：滋阴养血,补益肝肾,降压降脂。

贫血,眩晕症,皮肤干燥症,头发早白,习惯性便秘:黑芝麻150克,粟米面500克,绵白糖50克。先将黑芝麻炒香,研粉。粟米面炒熟,与绵白糖充分混合,拌匀,瓶装备用。每日2次,每次30克,用沸水拌成稀糊状,嚼食咽下。功能:补肾养血,乌须黑发,润泽皮肤。

阴虚火旺型前列腺肥大症:黑芝麻500克,蜂蜜适量。将黑芝麻去杂,放入锅内用小火热锅炒香,出锅凉凉,捣碎,装入瓷罐内。食用时,取两匙芝麻屑,放入碗内,加蜂蜜适量,用开水冲服即可。功能:清热,通便。

牙齿早脱,须发早白,面色早枯:天门冬1000克,黑芝麻100克,黑豆粉500克,蜂蜜50毫升。将天门冬加水浓煎,取汁300毫升,加蜂蜜熬炼,再加入黑芝麻、黑豆粉,和匀捏成直径约9厘米、厚约1.5厘米的饼。每日3次,每次食1个饼,嚼烂,温酒送食。固齿,防脱发,益寿延年,常葆青春。腹胀者不宜食。

贫血,痛经,产后子宫复原不全,慢性胃炎,习惯性便秘,痔疮出血:黑芝麻、红糖各500克。将黑芝麻淘洗干净,沥去水分后炒焦,加入红糖拌匀即成。功能:滋阴润燥,滑肠止血。

支气管哮喘,慢性胃炎,慢性气管炎:黑芝麻250克,生姜汁50毫升,蜂蜜50毫升,白糖30克。将黑芝麻炒熟,研成粉,加姜汁用小火拌炒,吸尽姜汁,再与蜂蜜、白糖拌匀装瓶备用。功能:补益肺肾,纳气平喘。

眩晕症,贫血,头发干枯,须发早白,便秘:何首乌、黑芝麻各50克。先将何首乌烘干或晒干,研为细末。黑芝麻洗净,烘干,炒熟后研末,与何首乌

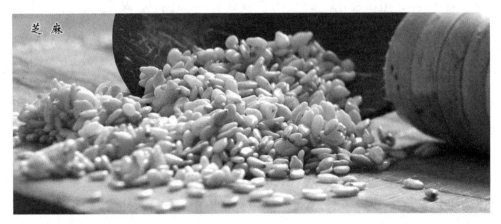

芝麻

细末混合,拌匀,瓶装备用。每日 2 次,每次 6 克,用沸水冲泡食用。功能:补肾养血,润泽皮肤,乌须黑发。

牙周炎:芝麻秆适量。将芝麻秆切碎熬水。漱口,每日数次,以不痛为度。功能:清热解毒。

皮肤干燥,肝肾阴虚的头发早白,老人便秘:芝麻 500 克,白糖适量。将芝麻拣净,放入铁锅中用文火炒香后凉凉,捣碎,装入瓦罐内备用,每次 2 汤匙,放入碗中,再加白糖适量,用开水冲服。功能:补阴血,养肝肾,乌须发,长肌肉,填精髓。

肝肾虚损,精血不足,智力低下,神疲乏力,头晕健忘,大便干燥:芝麻 100 克,红茶适量,精盐少许。将芝麻炒香,研成细末,加精盐及水适量,搅打至稀稠适度备用。将红茶放杯中,用开水冲泡,再取茶水倒入锅内熬浓;然后停火,放温,调入备用的芝麻酱内即成。每日 1 剂,空腹趁温饮下。功能:滋补肝肾,养心健脑。

高血压,动脉硬化,高脂血症,母乳不足,糖尿病,习惯性便秘:黑芝麻 30 克,绿茶 6 克。将黑芝麻用微火炒熟,研碎,与茶叶混合均匀,分成 2 包。每次 1 包,用沸水冲泡,加盖闷 10 分钟即可饮用。功能:滋补肝肾,养血降压。

慢性气管炎,咽喉炎,慢性胃炎,习惯性便秘:黑芝麻 150 克,杏仁 25 克,白糖 15 克。将黑芝麻、杏仁分别去杂,洗净,一起碾碎。锅中加水,放在火上煮沸。然后加入黑芝麻末和杏仁粉末,大火煮沸,小火炖熟透后加入白糖即成。每日早、晚两次食用。功能:润肺止咳,滋阴通便。

糖尿病,高脂血症,动脉硬化,慢性气管炎,慢性肠炎,尿路感染:黑芝麻、薏米各 50 克,枸杞子 20 克。将黑芝麻去杂,淘洗干净,晒干,放入铁锅,用小火或微火炒熟出香,趁热研成细末,备用。将薏米、枸杞子分别洗干净,同放入砂锅,加水适量,大火煮沸后改用小火,煨 1 小时,待薏米酥烂呈黏稠状时,调入黑芝麻细末,搅拌均匀即成。每日早、晚两次食用。功能:补虚润燥,生津明目,降糖降脂。

肺气肿:紫河车 550 克,黑芝麻 500 克,冰糖适量。将紫河车用文火焙干,黑芝麻放锅内,用文火炒紫河车、黑芝麻。再将紫河车、黑芝麻研成末,冰糖也研末。将黑芝麻末、紫河车末、冰糖末掺合在一起拌匀,加水冲服。

龋齿牙痛:芝麻叶 20 克,野菊花、合欢皮各 30 克。将上三味原料水煎。每日 2 剂,代茶饮。

身体虚弱:黑芝麻 25 克,大米适量。将黑芝麻捣碎,大米淘洗干净,加水适量,同煮成粥。每日 2～3 次,或经常佐餐食用。功能:补肝肾,润五脏,乌发须。

头发早白:黑芝麻 500 克,海带粉 250 克,蜂蜜适量。将黑芝麻炒香,碾成粉,与海带粉混合,加蜂蜜拌匀成膏状,装瓶封存。每日服 1～2 汤匙,久服有效。

白癜风:黑芝麻 25 克,粳米 100 克,糖或盐少许。将芝麻去杂,洗净,晾干,放入容器内捣碎;粳米去杂,淘洗干净。锅置火上,加适量水,用旺火烧沸后加入粳米、芝麻,改用小火煮至粥熟即可出锅。功能:助脾长肌,通血脉,润皮肤,滋补肝肾,益阴润燥,补血增髓。

脾肾虚弱,气血不足:黑芝麻、藕粉、粳米、白糖、淮山药各 500 克。将芝麻、粳米、山药分别炒熟,研成细末,过筛,取细粉。将三种细粉与藕粉、白糖混匀,用瓷罐收藏。每次根据个人食量,可取 30 克左右,用白开水冲调服食。功能:补脾肾,益气血,保健增龄。

眩晕症,贫血,便秘,早年白发,高血压,动脉硬化:黑芝麻、核桃仁、桑葚子各 250 克,蜂蜜适量。将黑芝麻洗净,炒香,加核桃仁、桑葚子共研成细末,备用。每次 2 食匙(约 30 克)加蜂蜜少许,用沸水冲调成糊状,当点心食用。功能:补益肝肾,养血健脑。

便秘:黑芝麻 12 克,粳米 100 克,蜂蜜适量。将黑芝麻去杂,用清水淘洗干净,放入炒锅内,用文火炒出香味至熟透,出锅。将粳米用清水淘洗干净,放入煮锅内,加水适量,置旺火上烧沸,改用小火煮至粳米八成熟时,放入黑芝麻、蜂蜜,拌匀,继续煮至粥熟即成。

【食用禁忌】

☆ 皮肤疮毒、湿疹、瘙痒、牙痛者忌服。

☆ 阳痿遗精、白带者忌食。《本草求真》:"下元不固而见便溏,阳痿,精滑,白带,皆所忌用。"

☆ 脾胃虚弱,腹泻便溏,慢性肠炎者勿服。芝麻油润多脂、润燥滑肠。

《本草从新》："胡麻服之令人肠滑,精气不固者亦勿宜食。"

葵花子

葵花子又名葵子,天葵子、向日葵子、向阳花子、望日葵子,为菊科植物向日葵的种子。多用来榨油,葵花子油90%是不饱和脂肪酸,其中亚油酸占66%左右,还含有维生素E、植物固醇、磷脂、胡萝卜素等营养成分。

【性味归经】

性平,味甘,归大、小肠经。

【食用方法】

可以作为小吃零食,也可榨油。

【营养成分】

每100克葵花子仁含蛋白质19.1克,脂肪53.4克,食物纤维4.5克,糖类12.2克,维生素B_1 1.89毫克,维生素B_2 0.16毫克,泛酸4.5毫克,钙1毫克,磷6.4毫克,铁2.9毫克,锌0.5毫克,钾547毫克,钠50毫克。

【保健功效】

具有降血脂、抗脂肪肝、保护心脏、降血压、增强性功能、增强体质、防治肿瘤、镇静催眠、美容抗衰等功效。适用于食欲缺乏、虚弱头风、血痢、麻疹不透等症。葵花子油所含的亚油酸是人体必需脂肪酸,它是构成各种细胞的基本成分,具有调节新陈代谢、维持血压平衡、降低血中胆固醇的作用。葵花子油含较多的维生素E,可以防止不饱和脂肪酸在体内过分氧化,有助于促进毛细血管的活动,改善循环系统,从而防止动脉硬化及其他血管疾病。葵花子油含有微量的植物固醇和磷脂,这两种物质能防止血清胆固醇升高。

【食疗验方】

高血压,高脂血症,习惯性便秘,痔血:桑叶、黑芝麻各 10 克,葵花子 30 克。将三味原料晒干或烘干,共研为细粉末,同加水煎取汁 2 次(30 分钟/次),混合取汁。早、晚两次分饮。功能:疏风清热,祛淤润肠。

小儿麻疹不透:葵花子适量。去壳捣碎,沸水冲服。

头晕,头痛:①葵花子去壳,和母鸡同炖喝汤。②去壳葵花子微炒、研碎,睡前取 6 克加白糖沸水冲服,常食有效。

高血压,高脂血症,动脉硬化,习惯性便秘,蛲虫病:葵花子 200 克,花生仁 100 克。将葵花子剥去外壳,洗净,晒干后,与洗净、烘干的花生仁共研为细粉粒,按每份 50 克量分装入洁净的绵纸袋中。每日 2 次,每次 1 袋,用温开水调饮。功能:祛淤养血,润肠驱虫。

慢性胃肠炎,胃窦炎,溃疡性结肠炎,高脂血症,慢性盆腔炎及胃癌,宫颈癌:葵花子 1000 克,芝麻 500 克,薏米 1000 克。将葵花子、芝麻分别洗净、炒香。葵花子去壳后与芝麻一起趁热研成细末。薏米洗净后晒干,研成细粉,与葵花子细末、芝麻粉搅拌均匀。每日 2 次,每次 30 克,用沸水调成糊状食用。功能:清热利湿,健脾抗癌。

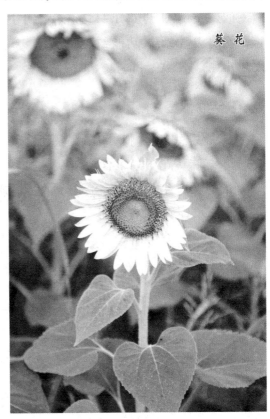

葵花

高血压:①早、晚食葵花子 1 把,食时剥壳取仁(或配服芹菜汁半杯),连服 1 个月。②餐后服葵花子 90～100 克。③葵花叶、土牛膝各 50 克水煎服。④鲜葵花花 80 克、棕榈树皮 20 克水煎。每日 1 剂,分次服。⑤葵花盘 60 克、玉米须 30 克水煎,调冰糖服。⑥葵花盘 1 个、红枣 20 枚,加水 600 毫升煎至 200 毫升。饮汤、食红枣。功能:降血压,止头痛。

高血压,高脂血症,习惯性便秘,细菌性痢疾:葵花子 50 克,冰糖 30 克。将葵花子剥去外壳,洗净,与碾碎的冰糖同放入大蒸碗中,加水适量,隔水在沸水锅中煨 1 小时即成。每日顿饮。功能:润肠驱虫,止痢透脓,降脂降压。

慢性肝炎,动脉硬化,高血压:葵花子仁、荞麦各 30 克与松子仁 15 克水煎 2 次(每次用水 400 毫升,煎半小时),取汁。分 2 次服。功能:护肝降脂。

妊娠水肿:葵花子 30 克,茯苓 15 克,加水 400 毫升煎至 200 毫升。分 1～2 次服,食葵花子、喝汤。功能:消肿利尿。

肠燥便秘,脾胃气虚食少:葵花子 50 克炒熟,每日 2 次分食。功能:润肠通便。

痈脓不溃:葵花子、金银花、蒲公英各 30 克水煎取汁服,每日 2 次服用。功能:清热解毒,消肿排脓。

眩晕头痛:①母鸡 1 只去内脏,切块,与葵花子 20 克、水适量同炖,调味。吃鸡肉,饮汤。功能:补血益气。②葵花根 60 克切片,煎汁服。功能:逐风止痛。

【食用禁忌】

☆ 炒后忌多食,脾胃虚弱者忌服。

☆ 多味葵花子忌多食。

☆ 育龄青年忌多食。葵花子的蛋白质部分含抑制睾丸成分,能诱发睾丸萎缩,影响正常生育功能。

蔬菜养生篇

❖一、叶菜类养生保健

韭　菜

　　韭菜又名扁菜、起阳草、钟乳草、草钟乳、懒人草、懒人菜、长生韭、壮阳草。原产于亚洲东部,我国栽培历史悠久,最早见于《夏小正》正月囿有见韭的记载,春秋时期,《诗经》亦有献羔祭韭的诗句。

　　在北方,韭菜是过年包饺子的主角。

　　其颜色碧绿、味道浓郁,无论用于制作荤菜还是素菜都十分提味。

【性味归经】

味辛、微甘,性温。入心、肝、胃、肾经。

【食用方法】

捣汁饮,或炒熟作菜食。

【营养成分】

　　每 100 克韭菜中,含蛋白质 2.4 克,脂肪 0.4 克,糖类 3.2 克,粗纤维 1.4 克,灰分 0.8 克,钾 247 毫克,钠 8.1 毫克,钙 42 毫克,磷 38 毫克,镁 25 毫克,铁 1.6 毫克,锰 0.43 毫克,锌 0.43 毫克,铜 0.08 毫克,硒 1.38 微克,胡萝卜素 1.41 毫克,维生素 B_1 0.02 毫克,维生素 B_2 0.09 毫克,烟酸 0.8 毫克,维生素 C 24 毫克。并含有降脂作用的挥发性精油、硫化合物,以及杀菌物质甲基蒜素类。

【保健功效】

温阳行气:韭菜比较突出的药用功能是温阳补肾起阳,行气散血化淤,中医将其作为治疗肾阳虚衰、性功能低下的常用药物。

活血散淤:韭菜叶微酸,酸敛固涩,可用于治疗阳虚自汗、遗精等,并可用于多种血淤之症,某些农村常给产妇食用韭菜,即取其活血散淤、行气导滞的功能,还适用于跌打损伤、反胃、肠炎、吐血、胸痛等。

兴奋子宫:韭菜对子宫有兴奋作用。

助泄排便:韭菜含有大量维生素,故可增进胃肠蠕动,增加排便,治疗便秘,预防肠癌。民间常用于治疗误吞金属,对于金属较小者,可收到一定疗效。

降压降脂:韭菜对高脂血症及冠心病患者有好处,其中除了纤维素发挥作用之外,挥发性精油及含硫化合物等特殊成分散发出一种独特的辛香气味,有助于疏调肝气,增进食欲,增强消化功能,更有降血脂的作用。

抗菌消炎:韭菜对痢疾、伤寒、大肠变形杆菌和金黄色葡萄球菌有抑制作用。

防癌抗癌:现代常用于防治心血管病,以及食管癌、胃癌、胃溃疡、慢性胃炎等,对于预防肠癌亦有积极作用。

【功能主治】

补肾益胃,和中开胃,温阳下气,宣痹止痛,润肠通便,行血散淤,止汗固涩,解毒降脂,安五脏,充肺气。主治阳痿,早泄,遗精,多尿,经闭,白浊,白带,腰膝痛,胸痹,噎膈,反胃,胃中虚热,腹中冷痛,吐血,出血,尿血,产后出血,痢疾,消渴,痔瘘,脱肛,虫、蝎蜇伤,跌打损伤。

【药用验方】

子宫脱垂:韭菜 250 克,煎汤熏洗外阴部。

小儿化脓性中耳炎:①耳出脓者,以韭汁滴,3 次/日。②鲜韭菜 250 克捣汁,每 10 毫升药汁加 0.1 克冰片粉,装入玻璃瓶。先用棉签拭净耳内脓液,用双氧水洗患耳2～3次,再用消毒棉签吸干耳内洗液,然后滴入上述药2～3滴,每日上、中、下午各1次,连治1周。

小儿黄疸:韭根捣汁,少许滴鼻中,出黄水即效。

小儿遗尿:韭菜100克切段,羊肝120克切片,铁锅旺火炒熟后食用;或韭菜子9克研末,和白面做饼,2次/日分服;或韭菜子炒黄研末,温开水送服,9克/次,2次/日,服1～2次见效。

小儿腹胀:韭根捣汁,和猪脂煎,慢服。

心绞痛:①韭菜一大口,慢慢嚼碎并将韭汁徐徐吞下。②韭菜捣汁100毫升,加上1克冰片粉(或麝香粉0.3克更好)缓缓咽下,片刻可止痛。

支气管炎,咳嗽:韭菜根、红枣各250克,水煎后去韭菜根,食枣饮汤。

牙齿虫蚀:①生韭菜子捣烂,醋调置齿洞内。②韭根10个,川椒20个,麻油少许,同捣以水和上泥,敷病牙颊上,良久有虫出,数次即愈。③韭菜连根洗捣,和地上泥,敷痛腮处,以纸盖住,一时取下,有细虫在泥上,可根除。

失眠,健忘,疲劳综合征:核桃仁60克下锅炸黄,入韭菜段150克炒熟,调入精盐、味精食用。功能:补肾助阳,益智强身。

习惯性便秘,自主神经功能紊乱:韭菜250克切段,蛤蜊肉150克切片。锅上火,放麻油烧热,入生姜末、黄酒、精盐,投蛤蜊肉爆炒熟透;再下韭菜,快速翻炒至熟,调入味精。功能:滋阴健骨,生津止渴。

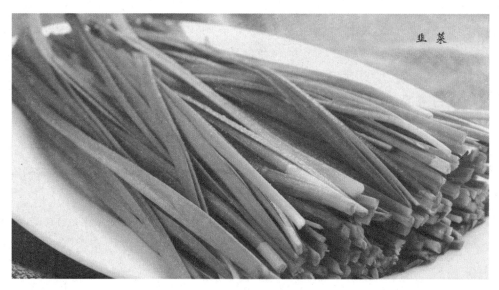

韭菜

孕期恶心呕吐、茶饭不思：韭菜汁、生姜汁各半杯，煮熟后用白糖调服。

皮肤瘙痒：韭菜500克绞汁，与醋对调擦患处，然后以螃蟹捣烂敷患处。

产后血晕：韭菜入瓶中（切碎），加温热醋，以瓶口对鼻熏。

产后呕水：韭叶500克取汁，入姜汁少许和饮。

动脉硬化，神经衰弱，更年期综合征：豆腐片200克切丝，韭菜200克切3厘米长段，猪肉丝100克。麻油入锅，投猪肉丝煸炒，调葱花、生姜末、酱油、精盐、黄酒拌匀，入豆腐片丝、韭菜略炒，撒花椒油、味精稍拌。功能：健胃提神，散淤解毒。

妇女血带，阳虚自汗：韭菜根60克水煎服，对阳虚自汗者有辅助治疗作用。该汤去滓后加白糖服用，连服1周，可治血带。

百虫入耳不出：捣韭菜汁，灌耳中。

老年体虚恶寒，肠燥便秘：韭菜嫩芽500克细切，开水余过；鸡蛋4个磕入碗搅匀。锅置中火上，油热后下鸡蛋，摊一层薄薄蛋皮，取出细切，然后韭菜与鸡蛋丝拌匀，加盐、芥末食用。功能：滋阴润肠，益气通便。

阳虚肾冷，遗精梦泄，腰膝冷痛：胡桃仁50克开水浸去皮，沥干；韭菜白200克切寸段。麻油入炒锅烧七成热，投胡桃仁炸至焦黄，再加韭菜白、食盐翻炒至熟食用，连服1个月。功能：补肾助阳，温暖腰膝。

肾阳不足，命门火衰，不能温煦下焦，则见阳痿遗精和腰膝冷痛：韭菜、胡桃仁为主，韭菜暖腰膝而除冷痛，胡桃仁补肾阳而固肾精，合以增温补肾阳之力；麻油为辅，滋补以防韭菜辛燥，兼以调味。该方温补之力较强，对肾虚气冷者尤为适宜；阴虚火旺者不宜食用。该方去胡桃仁，加虾仁，名韭菜炒虾仁，则壮阳之力增强，对于肾虚阳痿者尤为适宜。

赤白带下：①韭根捣汁，和童尿放1夜，空腹温服。②韭菜根加鸡蛋，红糖水煎服。

驱虫：①蛔虫病，韭菜根60克捣汁，鸡蛋1个（去壳），共放碗内蒸熟空腹食用，1次/日。②蛲虫病，韭菜煎汤，每晚临睡前洗肛门，或将韭菜挤出汁后滴入肛门，3～5滴/次。

性功能障碍，糖尿病：枸杞子30克用温开水浸片刻，沥水；虾仁50克盛碗中；韭菜150克切段。炒锅上火，加植物油，大火烧至六成热时，投葱花、姜末煸炒出香味，入虾仁急火熘炒，烹料酒，加韭菜段、枸杞子稍翻炒，调入精盐、味精炒匀入味。功能:补益肝肾,滋养气血,降血糖。

肾亏腰痛,习惯性便秘:核桃仁350克入麻油锅内炸黄,韭菜400克切3厘米段。韭菜倒入核桃仁锅内翻炒,加精盐煸炒至熟食用。

疲劳综合征,习惯性便秘:韭菜150克切3厘米长段,绿豆芽400克去根须沥水,生姜去皮切丝。炒锅上火,放植物油烧热,生姜丝炝锅,入绿豆芽翻炒断生,调入少许精盐盛起。炒锅重上火,放植物油烧至七成热,精盐炝锅,即入韭菜略炒,再投绿豆芽,调味精,迅速略翻炒可食。功能:散淤解毒,调和脏腑。

神经衰弱,单纯性消瘦:嫩韭菜150克入沸水锅烫熟捞出沥水,切3厘米长段,入精盐适量拌匀,再滗去精盐水放入盘中;鸡蛋2个磕入碗,入精盐适量搅匀。炒锅上火,放少许麻油滑锅,倒入蛋液摊成蛋皮,取出切丝放韭菜上,加味精、白糖、麻油拌匀食用。功能:温中行气,益精养血。

胃寒疼痛,手足发凉,便秘等:新鲜韭菜250克切碎末。陈粟米100克入砂锅加水,大火煮沸后改小火,煨30分钟,待粟米熟烂,入韭菜碎末拌匀,继续用小火煮沸。每日早、晚分食。功能:温中行气,助阳散寒。

胆囊炎:生韭菜或根500克捣汁温服,50毫升/次,2次/日。

荨麻疹:①韭菜、甘草各25克煎服,或用韭菜炒食。②新鲜韭菜1把去根切碎,热锅中放植物油25毫升,油熟后加大米饭1碗炒热,再放入韭菜食用。

骨质疏松症,阳痿,早泄:虾皮50克用温开水洗净后沥水;韭菜500克切碎段装碗,入葱花、姜末、精盐、味精、植物油、酱油、虾皮拌做饺子馅。面粉500克用凉水调和,做圆皮,入馅心,捏成饺子煮熟食用。功能:益肾壮阳,补充钙质。

消渴引饮无度:韭苗150~250克,或炒或做羹,勿入盐,吃得5000克即愈,过清明勿吃。

眩晕,腰腿痛,性欲低下等:韭黄200克切3厘米长段,开水略烫,摊开凉透;五香豆腐干100克切成与韭黄一样长的丝,入碗。将精盐、香醋、味精、麻油倒入盛装韭黄和豆腐干的碗内拌匀食用。功能:清热解毒,健胃益气,生津润燥,补肾壮阳。

眩晕,腰腿痛,疲劳综合征:生鸡脯肉200克去筋膜,切薄片再切丝入碗,加精盐、鸡蛋清、湿淀粉上浆;韭黄 100 克切 3 厘米长段。炒锅上火,卜熟猪油烧至四成热,入鸡丝滑散,倒入漏勺沥油。原锅重上火,入鸡丝,再依次入黄酒、精盐、味精及清汤少许翻炒,湿淀粉勾芡,再入韭黄,淋油推匀食用。功能:温中益气,补精添髓。

眩晕,腰腿痛,慢性关节炎:嫩韭菜 100 克切 3 厘米长段,水发香菇、水发黑木耳各 30 克切丝,鸡蛋 1 个磕入碗搅散。炒锅上火,入鲜汤、黑木耳、香菇、精盐、黄酒、味精烧沸撇沫,淋鸡蛋液,再入韭菜,轻推炒锅底部,待鸡蛋花漂浮于汤面时,淋麻油搅匀可食用。功能:补骨健脾,调和脏腑。

胸痹急痛:生韭菜或根 2500 克,捣汁服。

脂肪肝:粳米 100 克煮粥沸后,入切细的新鲜韭菜 30～60 克(或韭菜子 5～10 克研细末)、精盐,同煮成稀粥食用。

痔疮作痛:①盆盛沸汤,以器盖之,留 1 孔,用韭菜 1 把泡汤中,趁热坐孔上,先熏后洗,数次自然脱体。②鲜韭菜 50 克捣烂,加 2 克枯矾粉拌匀后,用纱布卷成药栓,外涂花生油滑润,每晚解净大便,临睡前轻轻放置肛内,1 次/日,连用 7～10 日。

盗汗,汗无时:韭根 40 根,水煎服。

脱肛不收:生韭菜 500 克切细,以酥油拌炒令熟,绵裹分作 2 包,更互熨之。

麻疹:韭菜 1 把,热锅中放植物油 25 毫升,油熟后加大米饭 1 碗炒热,再入韭菜食用。

喉肿难食:韭菜 1 把,捣碎熬后热敷,冷即易换。

痛经:粳米 100 克煮粥沸后,入新鲜韭菜 30～60 克(切细)及精盐少许,再煮片刻服用。

跌打伤吐血:①韭汁、藕汁、茅根汁等化阿胶服用。②韭菜汁和酒少许饮用。

跌打破损出血:①韭菜、石灰各适量,共捣成饼,晾干碾细,每用少许敷患处。②新鲜韭菜 250 克切碎,放精盐 3 克拌匀捣成泥状,敷损伤处,并用纱布包裹固定,再用酒 30 毫升数次洒纱布上以保持湿润,3～4 小时后去除,次日再敷。

腰腿痛,尿道炎,性欲低下:韭黄 100 克切段;猪腰子 1 个剖开,去白色腰臊,切剞花刀,再泡水里使血水浸出去臊味,捞出控干后入碗,加鸡蛋1个、湿淀粉和酱油少许抓匀。炒锅上火,放植物油烧热,投葱、生姜、蒜炝锅,下猪腰子滑散,待其卷成刺猬形时捞出。另将精盐、味精、黄酒、米醋、胡椒粉、鲜汤对汁。锅上火,放油烧热,随即入韭黄、兑好的调味汁略炒,再放腰花稍炒。功能:补肾强腰,固精止遗。

单纯性消瘦,神经衰弱:猪肉100克切5厘米长丝,韭黄250克切3厘米长段,炒锅上火,入植物油烧热,加肉丝翻炒熟,再入黄酒、韭黄略炒,入味精、精盐,放少许水。烧开后用湿淀粉勾芡,淋花椒油可食。功能:生津开胃,健脾益肾。

腰膝无力,阳痿遗精:锅烧热,入植物油烧至七成热,下韭菜400克、鲜虾仁200克略煸炒,调适量白酒、精盐等。功能:温阳固涩,强壮机体。

慢性胃炎,疲劳综合征:白豆腐干1块剖成片,再横刀切3厘米长丝,入开水锅略焯,捞出沥水;韭菜250克切2厘米长段。炒锅上火,加植物油烧热后入白豆腐干丝略煸炒装碗中。原锅重新上火,下植物油烧至八成热,投韭菜、精盐急炒,再将白豆腐干丝倒入,加味精,迅速翻炒可食。功能:健脾暖胃,散淤解毒,润肠通便。

踝关节扭伤:新鲜韭菜(视伤处范围大小定量)捣烂不去汁,入适量面粉,用黄酒或白酒调糊,敷扭伤部位,厚1.0～1.5厘米,然后用纱布覆盖,绷带包好,每日换药1次。

【食用宜忌】

☆ 胃虚内热,下焦有水,消化不良,不宜食用,疮疖、疔肿、疟疾、目疾患者,均应忌食。

菠 菜

菠菜又名菠棱、波斯草、赤根菜、鹦鹉菜,属藜科植物一年生草本。菠菜光滑柔嫩,主根粗长呈赤色,茎中空柔脆,叶柄长而肉质,叶椭圆或箭形,绿腻柔厚。菠菜内原生质胶着度较大,低温下水分不易渗入细胞间隙内结冰,故耐寒耐冻。菠菜原产于波斯国,阿拉伯人誉之为蔬中之王,初唐时由尼泊尔传入我国。现在我国各地普遍种植,是冬春时节少有的绿叶蔬菜之一。明代李时珍言菠菜可备冬食,而色赤,味更甘美。如今,炒食、煮汤、做馅、凉拌均宜,颇受人们青睐。

【性味归经】

味甘、辛,性凉。入肠、胃二经。

【食用方法】

凉拌热炒均可,生食尤佳。

【营养成分】

每 100 克菠菜的可食部分中,含蛋白质 2.0 克,脂肪 0.3 克,糖类 2.1 克,粗纤维 1.7 克,灰分 1.4 克,钾 311 毫克,钠 85.2 毫克,钙 66 毫克,镁 58 毫克,磷 47 毫克,铁 2.9 毫克,锰 0.66 毫克,锌 0.85 毫克,铜 0.1 毫克,硒 0.97 微克,氯 200 毫克,胡萝卜素 2.92 毫克,维生素 B_1 0.04 毫克,维生素 B_2 0.11 毫克,烟酸 0.6 毫克,维生素 C 32 毫克,草酸超过 0.1 克,芦丁 17 毫克;并含多量 α-生育酚、6-羟甲基喋啶二酮、叶酸、叶绿素、叶黄素等,又含多种固醇类物质和万寿菊素物质等;根含菠菜皂苷 A 和菠菜皂苷 B。

【保健功效】

营养滋补:菠菜味甘性凉,为一种作用温和的补血滋阴品,对虚不受补者尤宜。菠菜含丰富的胡萝卜素、维生素 C、钙、磷,以及一定量的铁、维生素 E、芦丁、辅酶 Q10 等有益成分,能供给人体多种营养物质。

补血助便:菠菜所含铁质对缺铁性贫血有较好的辅助治疗作用;菠菜所含酶对胃和胰腺的分泌消化功能起良好作用,可滑肠导便;所含的大量植物粗纤维,可促进肠的蠕动,利于排便,且能促进胰腺分泌,帮助消化,防治痔疮、慢性胰腺炎、便秘、肛裂等病症。

强身健体:菠菜中含的 α-生育酚、6-羟甲基喋啶二酮及微量元素物质,能促进人体新陈代谢,增进身体健康,延缓衰老。大量食用菠菜,可降低脑卒中的危险。菠菜也适宜于高血压、糖尿病患者,其根可治糖尿病。

护眼养眼:菠菜中维生素 A 和维生素 C 的含量高于一般蔬菜,能维护上皮细胞的健康,增加预防传染病的能力,常食可维持眼睛的正常视力,促进儿童生长发育,防止夜盲症。

抗衰养颜:菠菜提取物有促进培养细胞增殖作用,既抗衰老又增强青春活力。民间以菠菜捣汁,每周洗脸数次,可清洁皮肤毛孔,减少皱纹及色素斑,保持皮肤光洁。

【功能主治】

敛阴解渴,润燥通便,养血止血,清热除烦,滋阴平肝,利五脏,通血脉,助消化。主治高血压、目眩、头痛、风火赤眼、便血、坏血病、出血、消渴、大便涩滞等。

【药用验方】

久病虚弱,痔疮等:新鲜菠菜 200 克留根,入沸水锅余 1～2 分钟后捞出沥水,剁成糜糊,装碗内。嫩豆腐 100 克切小方丁,入沸水锅煮 10 分钟,待豆腐丁漂浮于水面,入菠菜糊,加精盐、葱花、味精,湿淀粉勾芡呈糊状食用。功能:补血润肤,敛阴润燥,疏通血脉。

小儿丹毒:菠菜叶不拘量,捣极烂,和汁敷患处。

小儿软骨病:猪脊骨或腿骨砸碎,加水熬成浓汤,入切成小段的菠菜适量稍煮,饮汤吃菜,最后吃下骨髓,2 次/日,可连续服。

预防中暑、便秘:白茅根、菠菜各 100 克,芦根 50 克,3 味切短水煎,去茅根、芦根,食菠菜饮汁。功能:清热凉血,清肠胃热毒,顺气化积。

心肌病:菠菜 20 克,蒲公英 30 克,茜草 15 克,水煎服,1～2 次/日。

风火赤眼:菠菜加等量野菊花,水煎服。

白发早衰:菠菜根、茄子皮各 20 克,黑豆 30 克,水煎服,1～2 次/日。

血虚肠燥,贫血,出血等:锅上火加猪油,煸香葱、姜,下熟猪血 500 克(切条),烹料酒煸炒至水干,入肉汤、精盐、胡椒粉、鲜菠菜 500 克(切段)煮沸食用。功能:养血止血,敛阴润燥。

血虚便秘,便血,出血:菠菜 250 克切段煮汤,调入少许食油、酱油和盐食用。

妊娠便秘：菠菜、芹菜各 50 克，切碎，开水浸，沥水，加精盐少许食用，1 次/日。

视物不清，头昏肢颤：翠嫩菠菜 200 克入沸水稍焯；鲜藕 200 克去皮后切片，入开水氽断生，同入盐、麻油、味精拌匀食用。功能：清肝明目。

肝虚目疾：菠菜 250 克，猪肝 60 克，共煮至熟，调麻油、酱油、精盐等食用，1 剂/日。

迎风流泪：菠菜、羊肝各 30 克，五味子 6 克，水煎服，喝汤，吃羊肝、菠菜，1～2 次/日。

肺结核：菠菜子 1500 克，白及 1000 克，百部 500 克，共研为细末，拌蜜为丸，9 克/丸，每次饭后各服 1 丸，连续服用。

视力模糊，两目干涩：鲜菠菜 50 克切段，羊肝 50 克切片。锅内加水约 750 毫升，烧沸后入羊肝，稍滚后下菠菜，并调适量精盐、麻油、味精，滚后吃羊肝、菠菜并喝汤。功能：养肝明目。

缺铁性贫血，习惯性便秘：菠菜 250 克切 5 厘米长段；鲜嫩生姜 25 克去皮，切细丝。锅内加清水烧沸，入菠菜段略焯，捞出沥水装盘，入生姜丝、精盐、味精、醋拌匀，淋麻油、花椒油可食。功能：养血通便，健脾和中。

缺铁性贫血，性欲减退：菠菜心 150 克入沸水略烫，捞出控水，切细末；海米 15 克、净冬笋 15 克、水发香菇 15 克均切 0.2 厘米见方的丁，与菠菜末一起入碗中，调精盐、味精、黄酒、葱姜汁成菠菜泥；豆腐皮 3 张裁成 18 张直径 5 厘米的圆片，然后将菠菜馅放上包住，用湿淀粉封口；鸡蛋 4 个去黄取清，内入面粉、干淀粉、清水后调为蛋糊。炒锅上中火，放植物油烧至四成热，把裹好的菠菜脯逐个挂蛋糊下油锅中，漂起后翻个，两面均炸至浅黄色时捞出。待油温升至六成热，再下油锅中炸至金黄色时捞出，控油可食。功能：滋阴润燥，健脾和中。

贫血，疲劳综合征：白参 2 克切片，烘干后研为细末；菠菜 250 克去老茎，搓成菜泥，加清水适量，用纱布包裹，挤去菜汁；猪肉 100 克剁碎，加入适量生姜末、胡椒粉、精盐、酱油和清水拌成糊，再加入人参粉、菠菜泥、葱花、植物油拌成馅。面粉 500 克用菠菜汁调和揉匀，擀成饺皮，包馅做成饺子。汤锅上火，加清水适量，煮沸后投入饺子煮熟食用。功能：宁心安神，大补元

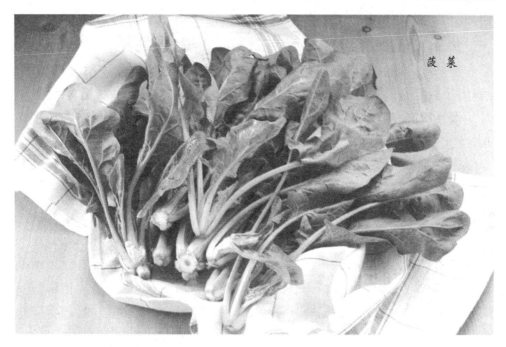

菠菜

气，补血健脾，敛阴润燥。

贫血，夜盲症：①鲜菠菜250克，猪肝200克，煮熟淡食。②菠菜250克入沸水锅略焯，捞出控水，连根、茎、叶切段。羊肝100克斜剖成薄菱片，用料酒、红糖、湿淀粉混合汁液抓匀。炒锅上火，加植物油烧至六成热，投葱花、姜末煸炒出香，入羊肝片急火爆炒，烹料酒，边炒边加菠菜段，调精盐、味精、酱油、五香粉、麻油炒匀可食。功能：补血益精，养血生血。

性欲减退，月经不调，骨质疏松症：炒锅上火，放植物油烧热，下菠菜250克（切段），用大火快炒，加精盐、黄酒，炒入味后出锅。炒锅上火，放油烧热，入蒜片、生姜片煸香，入鲜虾仁250克煸炒，调精盐、黄酒、味精，待虾仁变白入味时稍炒出锅，倒菠菜上可食。功能：补血养颜，润肤健美，滋养肝肾。

胃肠失调，呼吸道和肺部疾病：100克菠菜放入碗中，加水200毫升，隔水炖10分钟，早、晚分食。

贫血，疲劳综合征，便秘：菠菜500克连根投沸水锅中略汆，捞出沥水，切碎末，稍挤水入盘；炒花生米30克去皮，碾小粒。熟猪肉、五香豆腐干各20克切碎，生姜、葱各适量均切碎末，然后与菠菜末、净虾皮、炒花生米粒等同拌匀,再调味精、精盐、麻油、醋可食。功能:敛阴润燥,通利肠胃。

贫血,眩晕,便秘:菠菜150克入沸水锅略氽捞出,连根切碎。粳米100克入锅,加水适量,煨成稠粥,粥将成时入菠菜拌匀,加精盐、味精再煮至沸。每日早、晚分食。功能:养血止血,敛阴润燥,抗衰美容。

慢性胃炎,吸收不良综合征:菠菜500克去老根,在开水里烫过,捞出控水,凉凉后再挤一下水,切细末放碗里。五香豆腐干1块、熟笋25克切同样细末,置盛菠菜末的碗里,入精盐、白糖、味精、生姜末,拌麻油可食。功能:健脾和中,通利肠胃。

咳嗽气喘:菠菜子文火炒黄研为细末,2次/日,15克/次,温水送服。

急性腰扭伤,跌打损伤:菠菜挤汁,黄酒冲服,每次半杯,2~3次/日。

胃肠燥热,食欲缺乏:石斛、茯苓各20克及沙参12克水煎取汁200毫升,菠菜400克切4厘米段,用急火略焯捞起,葱白切段,生姜切片拍松。炒锅放旺火上,加花生油烧热,下生姜煸赤,挑去生姜,爆入精盐,倒入药液和素汤(豆芽加水熬炼而成)800毫升,烧沸后倒入菠菜,汤沸调入味精可食。功能:益胃养阴,健脾助食。

胆囊炎,胆结石:菠菜子10克,乌梅6克,栀子12克,水煎服,2~3次/日。

高血压,脑卒中先兆:海蜇皮50克切丝,用开水烫过控水,入用开水焯过并挤干水分的菠菜100克,投入调料拌匀食用。功能:祛风平肝,清热降血压。

高血压,缺铁性贫血:新鲜菠菜250克留根,入沸水锅烫熟(菠菜叶片仍保持翠绿色泽),沥水,调麻油、精盐、味精食用。功能:补血润肤,疏通血脉,益颜美容。

高脂血症,缺铁性贫血:炒锅上火烧热,入植物油,用葱花、生姜末炝锅,投香干2块(切细丝)、菠菜300克(切段)以大火煸炒,烹黄酒,入味精、精盐、鲜汤,湿淀粉勾芡,淋麻油翻炒可食。功能:止渴润燥,通肠利胃,祛脂降血压。

腰腿痛,习惯性便秘:菠菜500克入沸水略烫捞出,过凉沥水,切5厘米长段;炒锅上小火,入黑芝麻20克,炒至松酥脆香时取出。菠菜段放入盘,调入精盐、味精、醋、酱油、麻油、蒜末,食前撒上芝麻拌匀。功能:滋补肝肾,润肠通便。

慢性气管炎、喉炎，失眠：银耳9克用水发透，去蒂放锅中，加水煮烂。菠菜150克入开水焯过捞出，过凉切段，然后投银耳锅中煮一沸离火，调精盐、麻油可食。功能：滋阴养胃，清热泻火，生津止咳。

慢性胃炎，贫血，痔疮，肛裂：菠菜500克去黄叶和根，切3厘米长段。炒锅上火，入植物油烧至八成热时倒入菠菜段略翻炒，菜软近熟，入精盐、白糖，再入味精，淋麻油稍翻炒可食。功能：养血润燥，润肠通便。

慢性胃炎，疲劳综合征，贫血：菠菜250克、水发粉丝100克用开水略焯捞出。炒锅上火，入猪油烧热，用葱花、生姜末炝锅，烹黄酒、鲜汤，下菠菜、粉丝，加精盐、味精稍熬可食。功能：养血润燥，敛阴止血。

慢性胃炎，疲劳综合征，便秘：菠菜500克切3厘米长段，入开水锅稍焯，捞出控水放盘中。鲜生姜50克去皮剁细末，放精盐、味精、醋调味汁，倒菠菜段上，淋麻油、花椒油拌匀可食。功能：温中散寒，健脾消食，养血通便。

【食用宜忌】

☆ 多食发疮。体虚便溏者不宜多食。

☆ 菠菜所含草酸与钙盐能结合成草酸钙结晶，使肾炎患者的尿色混浊，管型及盐类结晶增多，故肾炎与肾结石患者不宜食用。

☆ 菠菜所含的铁和钙虽较多，但人体吸收率并不高，因其含草酸较多，易与蔬菜中的钙结合成草酸钙而影响钙的吸收，故宜在开水中略焯后再与含钙较高的菜（例如豆腐等）合烹。

香　菜

香菜原名胡荽，又称芫荽、香荽、胡菜、莚葛草，属伞形科一年生草本。主根细呈纺锤形，具多数支根。茎直立中空，具细条棱。基生叶单回或二回羽状复叶，小叶卵形或扇形；茎生叶二回或三回羽状复叶，小叶线形。春夏季开花，花白或淡紫色，复伞形花序顶生，或与叶对生。双悬果近球形，光滑有棱。香菜原产于地中海沿岸，唐朝《博物志》记载，汉朝张骞出使西域引种入中原，初名胡荽。北朝后赵政权的建立者石勒是胡人，为避讳将胡荽改作芫荽，又因有特殊香味而称香荽。现在我国各地均有栽培，以华北最多，喜冷凉气候而忌炎热。

【性味归经】

味辛，性温。入肺、胃、脾三经。

【食用方法】

香菜为芳香开胃的蔬菜，常用于调味，一般将其洗净后切碎，撒在菜或汤里，还可用于盐渍、凉拌、清炒、做馅料等。

【营养成分】

每100克香菜中，含蛋白质1.8克，脂肪0.4克，糖类5克，粗纤维1.2克，灰分1.1克，钾272毫克，钠48.5毫克，钙101毫克，镁33毫克，磷49毫克，铁2.9毫克，锰0.28毫克，锌0.45毫克，铜0.21毫克，硒0.53微克，胡萝卜素1.16毫克，维生素 B_1 0.04毫克，维生素 B_2 0.14毫克，烟酸2.2毫克，维生素 C 48毫克，还含旋甘露糖醇、二氢芫香豆精、黄酮苷、正癸醛、壬醛、异香豆酮 A、异香豆酮 B、香柑内酯、芳香醇等。

【保健功效】

开胃活血：香菜辛香升散，能促进胃肠蠕动，开胃醒脾，调和中焦。其提取液可显著地发汗清热透疹、祛风解毒；其特殊香味能刺激汗腺分泌，促使机体发汗透疹，促进周身血液循环。

防治糖尿病：香菜子可降低糖尿病高血糖水平，降低体重消失率，它不影响血浆胰岛素的降低，能有效阻止糖尿病的发展。

【功能主治】

发汗透疹，消食下气，醒脾和中，清热利尿。主治感冒、小儿麻疹或风疹初期时透发不出、食物积滞、胃口不开、消化不良、脱肛等。

【药用验方】

小儿受凉感冒：香菜 10 克切小段或切碎，与饴糖 5 克放一个碗内。粳米 50 克加水 2 碗熬粥，滤出米汤，再把米汤倒入香菜、饴糖碗内，加盖隔水蒸至饴糖溶化。功能：散风寒，解邪毒。

小肠积热，小便不通：葵根 1 大把，香菜 60 克，滑石 30 克（为末）。前 2 味细锉，以水 2 升煎取 1 升，入滑石末，分 3 次温服。

反胃呕吐：乌鸡 1 只洗净，香菜子适量入鸡中缝之，煮熟食用，如不见效，再如法服食 1 只鸡。

牙齿疼痛：香菜子 500 克，以水 5 升煮取 1 升，含漱。

伤风咳嗽：香菜捣汁 1 小杯炖热和糖服用，服后应静卧片刻，可连服 2～3 日；或香菜 9 克，鲜生姜 3 片，红糖少许，煎服取汗。

虫蛇咬伤：①香菜苗、合口椒等份，捣烂外涂。②香菜根捣烂，取汁外涂。

肛门脱出：①香菜（切）100 克，烧，以烟熏肛。②秋冬捣香菜子，醋煮熨之。

肠风下血：①香菜子、补骨脂各 25 克，研为末，2 克/次，饭前饮服。②香菜子和生菜，以热饼裹食。③胡饼裹香菜食用。

乳石热气结滞，经年数发：香菜（五月五日采，预收阴干，春夏叶、秋冬根茎并可用）250 克，以水 700 毫升煮取 150 毫升，去滓，每次服 1 盏，3 次/日，不拘时。

疝气腹胀，久泻：香菜子、小茴香各 25 克，肉桂、豆蔻各 10 克，研为末，每次服 10 克。

便血，血痢，痔血：香菜 100 克装入 1 副猪大肠内，用针线缝合，入锅加清水，煮至熟透后捞出，去肠内香菜残渣，切小段。炒锅上火，入植物油烧至七成热，加葱、姜、猪大肠，调酱油、精盐、白糖、黄酒，再对煮猪大肠和香菜的原汤，小火烧至汤收将尽时，用湿淀粉勾芡后略烧。功能：厚肠止血。

健忘，记忆力减退：香菜 30 克，韭菜子 10 克，竹叶 6 克，水煎服，1～2 次/日。

痔疮：①香菜（或香菜子）煮汤熏洗，同时用醋煮香菜子，以湿布温敷患处,以解除肿痛。②杏菜子、粟糠各 100 克,乳香少许,以小口瓶烧烟熏之。

食欲缺乏,体倦乏力:鲜香菜 100 克沥水,红辣椒 1 个切丝。将鸡汤或牛肉汤 1500 毫升烧开,再入挂面 500 克,待八九分熟,入香菜、红椒丝、精盐少许,香菜入味可食。功能:开胃和中,增进食欲。

麻疹:①香菜、荸荠(或萝卜)煮汤饮服。②麻疹透发不快,并发感冒无汗,香菜 120 克水煎汤,擦洗全身,并少量服用。③麻疹透发不畅,并发咽干咳嗽、消化不良等,胡萝卜 200 克,荸荠 100 克,香菜 150 克,分别切碎,同煎煮,饮汤。功能:祛风透疹,清热生津,止咳消胀。

小儿痘疹:香菜子 25 克,荔枝 4 颗,茜根 15 克,入好酒 1 盅煎至五分,凉凉,用半盏和入水半盏,不定时慢慢地喂患儿,2 日服净。然后再用水煎之,如前慢喂。此为 5 岁患儿分量,每岁加之。服药后,不可杂食他物,只能吃乳或素粥。痘疹若不起,加葡萄 7.5 克。

痢疾泻血:香菜子 100 克捣碎,赤者用糖水调,白者用生姜自然汁调,温服,用酒送下。

消化不良,眩晕等:①香菜子、陈皮各 6 克,苍术 9 克,水煎服。功能:芳香健胃。②香菜子 30 克,炒黄研末,每次服 2～3 克,1～2 次/日。③生姜 15 克、红辣椒 2 个均切丝,再用温开水浸鲜香菜 150 克、姜丝、红椒丝 30 分钟,沥水,入精盐、麻油拌匀食用。功能:开胃醒脾,和中理气。

感冒:黄豆 10 克浸后加适量水煎煮 15 分钟,再加香菜 30 克(干者 6 克)继续煎 15 分钟,每日服 1 剂。功能:辛温解表,健脾益胃,可预防和辅助治疗流感。

【食用宜忌】

☆ 痧疹(麻疹)已透或虽未透而热毒壅滞、非风寒外束者忌服。患有胃溃疡者不宜多食,脚软、脚气、金疮口臭、狐臭患者忌食。

油 菜

油菜又名芸苔、青菜、胡菜、寒菜、台菜、苔菜、苔芥、菜节、芸苔菜、红油菜、油菜心、油菜苔。原产于我国,如今各地均有种植。油菜颜色深绿,帮如白菜,是十字花科植物。油菜的营养成分含量及其食疗价值可称得上诸种蔬菜中的佼佼者。据专家测定,油菜中含多种营养素,其中所含的维生素 C 比大白菜高 1 倍多。

【性味归经】

味辛、甘,性凉,无毒。入肺、肝、脾经。

【食用方法】

适于炒、煮、烧、烩、煨等烹调方法,可作为主料单炒或配荤菜的素料,也可做汤或腌制小菜。烹制青菜时调味宜清淡,尽量不用酱或酱油,以突出其清新口味和翠绿色泽。

【营养成分】

每 100 克油菜茎叶中,含蛋白质 1.8 克,脂肪 0.5 克,糖类 2.3 克,粗纤维 1.1 克,灰分 1 克,钾 210 毫克,钠 55.8 毫克,钙 108 毫克,镁 22 毫克,磷 39 毫克,铁 1.2 毫克,锰 0.23 毫克,锌 0.33 毫克,铜 0.06 毫克,硒 0.79 微克,胡萝卜素 0.62 毫克,维生素 B_1 0.04 毫克,维生素 B_2 0.11 毫克,烟酸 0.7 毫克,维生素 C 36 毫克,并含少量槲皮苷和维生素 K,还能分离出淀粉样蛋白和一种有高度分支结构的多糖、一种球蛋白。油菜种子含脂肪 40%～50%,蛋白质 23%,种子油中含固醇类物质 0.5%,并含生育酚约 0.08%。

【保健功效】

降脂解毒:油菜是一种能治多种疾病的妙药。油菜为低脂肪蔬菜,且含膳食纤维,能与胆酸盐和食物中的胆固醇及三酰甘油结合,并从粪便中排出,从而减少脂类的吸收,故可用来降血脂。其鲜菜、腌菜都有清热解毒的作用。中医认为油菜能辛散行血,活血化淤,作用缓和,可用于治疗血滞诸疾及疖肿、丹毒。

防癌排毒:油菜中所含的植物激素,能够增加酶的形成,对进入人体内的致癌物质有吸附排斥作用,故有防癌功能。此外,亦可增强肝脏的排毒机制,对皮肤疮疖、乳痈有治疗作用。油菜中含大量的植物纤维素,能促进肠的蠕动,增加粪便体积,缩短粪便在肠腔停留的时间,从而有宽肠通便之功效,可治疗多种便秘,预防肠道肿瘤。

增强免疫力:油菜中含大量胡萝卜素和维生素C,有助于增强机体免疫能力,强身健体。其所含钙量在绿叶蔬菜中为最高,一个成年人每天吃500克油菜,其所含钙、铁、维生素A和维生素C均能满足生理需求。

【功能主治】

行淤散血,破气散结,消肿解毒,宽肠通便,强身健体。主治劳伤吐血、血痢、游风丹毒、热毒疮、手足疖肿、乳痈、痔瘘、习惯性便秘、老年人缺钙。

【药用验方】

习惯性便秘:油菜500克切6厘米长段。锅烧热,放鸡油100克烧五成热时,投油菜煸炒,再加黄油、鲜汤,八成热时放鲜蘑菇100克、精盐、糖、味精,再烧1分钟后,用湿淀粉勾芡,淋麻油可食。功能:宽肠通便,解毒消肿。亦可作为感染性疾病患者的食疗蔬菜。

脑卒中口噤:油菜子25克,磁石(煅,醋淬10遍,研)0.5克,石硫黄(研细)5克,干莴苣根15克,蓖麻子15枚(去皮,研),共为末,以醋加面糊为丸,手心内按之,左按右手,右按左手。候口正即去之。

丹毒:油菜叶捣烂后敷局部,亦可捣汁服。或油菜汁服100毫升,将渣滓敷患处。

风热牙痛:油菜子、白芥子、八角茴香等份,研为末,搐鼻,右搐左,左搐右。

风热肿毒:油菜苗叶根、蔓菁根(或商陆根)各150克,为末,和鸡蛋清,贴之即消。

产后血晕:油菜子、生地黄等份研为末,15克/次,姜7片,酒、水各半盏,童便半盏煎七分,温服即苏。

产后心腹诸疾:油菜子(炒)、当归、桂心、赤芍药等份,为末,10克/次,用酒送下。

伤筋动骨:油菜子50克,小黄米(炒)75克,龙骨少许,为末,醋调成膏,摊纸上贴之。

妇人血刺,小腹疼痛:油菜子(微炒)、桂心各 50 克,良姜 25 克,共为细末,用醋煮面粉糊为丸如梧桐子大,5 丸/次,淡醋汤送服,不拘时。

妇女盆腔炎,恶露不下:油菜子加等量肉桂研末,用醋煮面粉糊为丸如黄豆大小,1～2 粒/次,黄酒送服,2 次/日。

血痢不止,腹中疼痛:油菜叶捣汁 200 毫升,入蜂蜜 100 毫升,温服。

肠风脏毒:生油菜子、炙甘草为末,10 克/次,水煎服。

肺结核咳嗽:猪肺 1 个切块,油菜 500 克切条,与甜杏仁 15 个置锅中同煮,1 剂/日,分 2 次服完。

急性乳痈,无名肿痛:油菜煮汁或捣后绞汁,温服,1 杯/次,3 次/日。

痛经:粳米 50 克煮粥至半熟,加油菜(切烂),熬极烂后服。

糖尿病,便秘:嫩油菜 500 克,梗、叶分开,切 3 厘米长段,入滚水煮熟,捞出沥水装盘,以麻油、精盐拌食。功能:宽肠通便,降糖。

【食用宜忌】

☆ 麻疹后、疮疥、产后、目疾及有慢性病患者不宜食。

☆ 油菜在多种本草书上均载为发物。

☆ 青菜不宜久存,否则营养成分易失,还会受细菌作用而产生亚硝酸盐,食之过多往往引起中毒。又因其性偏寒,凡脾胃虚寒、消化不良者不宜多食。

白　菜

白菜又名菘、黄牙菜、黄矮菜、黄芽白、黄芽白菜、结球白菜。在我国北方冬季,白菜是餐桌上极常见的蔬菜,故有冬日白菜美如笋之说。白菜具有较高的营养价值,有百菜不如白菜的说法。世界上的大白菜源于我国,远古之时,其生长在我国西北荒山野地,跟野草为伴,我们老祖宗取其加以栽培,充作蔬菜。如果从发现西安半坡村遗址陶罐里装的菜子算起,则有四五千年的历史。《诗经》记载白菜曰:"我有旨蓄,可以御冬。"说明那时就有冬储蔬菜的做法。

本品喜冷凉气候,需肥水充足。宋人陆佃《埤雅》云:"菘性凌冬晚凋,四时常见,有松之操。"明朝李时珍曰:"南方之菘,畦内过冬,北方者多入窖内。燕京圃人,又以马粪入窖壅培,不见风日,长出苗叶皆嫩黄色,脆美无滓,谓之黄芽菜。"现在以河北、山东的产品最为著名,如城阳青、天津绿、山东胶菜,长江流域如江浙等地亦有栽培,为冬季常用蔬菜,尤为北方蔬菜中的主品。

【性味归经】

味甘、平,性微寒。入胃、肠、肝、肾、膀胱经。

【食用方法】

白菜脆嫩爽口,味道甘美,且可较长时间地保鲜贮藏,是冬季常见蔬菜。它食法多样,适宜拌、烫、炝、烹、熘、烩、扒、炖、熬、蒸等多种烹调方法,既可以素炒或荤做,也可以做饺子、包子的馅,还可制成酸菜、腌菜、酱菜、泡菜、糟菜、脱水菜及风菜等。

【营养成分】

每 100 克白菜中,含蛋白质 1.7 克,脂肪 0.2 克,糖类 3.1 克,粗纤维 0.6 克,灰分 0.8 克,钾 130 毫克,钠 89.3 毫克,钙 69 毫克,镁 12 毫克,磷 30 毫克,铁 0.5 毫克,锰 0.21 毫克,锌 0.21 毫克,铜 0.03 毫克,硒 0.33 微克,氯 60 毫克,胡萝卜素 0.25 毫克,维生素 B_1 0.06 毫克,维生素 B_2 0.07 毫克,烟酸 0.8 毫克,维生素 C 47 毫克,并含硅、钼、硼、镍、钴等微量元素。

【保健功效】

增强免疫力:白菜性甘淡平和,做菜肴与肉同煮则味美清爽,开胃健脾,含蛋白质、脂肪、多种维生素及钙、磷、铁等矿物质,常食有助于增强机体免疫功能,对减肥健美亦有作用。

提供钙质:1 苗熟的大白菜几乎能提供与 1 杯牛奶同样多的钙,可保证人体必需的营养成分。

助谢排毒:大白菜含大量粗纤维,可促进肠壁蠕动,帮助消化,防止大便干燥,促进排便,稀释肠道毒素,既能治疗便秘,又有助于营养吸收。

防治癌症:白菜所含活性成分吲哚－3－甲醇能帮助体内分解与乳腺癌发生相关的雌激素,若妇女每日吃 500 克左右的白菜,可使乳腺癌发生率降低。

养血护心:白菜所含微量元素钼可抑制体内亚硝酸胺的吸收、合成和积累,故有一定抗癌作用。白菜中的有效成分能降低人体胆固醇水平,增加血管弹性,常食可预防动脉粥样硬化和某些心血管疾病。

【功能主治】

养胃消食,利水解毒,清热除烦,通利肠胃。主治胃热阴伤之口干食少、小便不利、大便干结、肺热丹毒、咳嗽、头痛、痔疮出血等。

【药用验方】

肥胖症:干虾米 10 克用温水浸好,白菜 200 克切 3 厘米长段。锅中放植物油 10 克烧热,入白菜炒至半熟,再投发好的虾米、精盐 3 克、味精,稍加清水,盖上锅盖烧透食用。

小便不利,胃纳不佳等:大白菜心 1 棵(约 500 克)切 2 段,入搪瓷盆,投葱段、姜片,以及腊肉片 20 克、料酒、肉汤,蒸约 1 小时,待白菜酥烂时,入精盐、味精、白胡椒粉、麻油食用。功能:养胃通络,滑窍利水。

风湿性关节炎,慢性前列腺炎:白菜帮 150 克切丝;活黄鳝 350 克抹去血水、黏液,将黄鳝甩昏,用钉子钉住鳝头,用小刀将黄鳝从背部剖开,除骨头及内脏,再切丝,入精盐、胡椒粉拌和;取小碗,入黄酒、酱油、香醋、麻油、味精、白糖、葱花、生姜末、湿淀粉混匀成调味汁。炒锅上火,放油烧热,下白菜丝煸炒至熟捞出。原锅中入植物油,下蒜泥煸香,再投鳝丝煸炒至变色,随即倒入白菜、调味汁略翻拌可食。功能:补益脾胃,益气养血,祛风湿,强筋骨。

发热,头痛,鼻塞:白菜根茎头 1 个切片,绿豆芽 30 克,同煮成汤温服,2～3 次/日,100～200 毫升/次。

牙龈出血,坏血病:净锅中注入清水,入白糖加热熬至完全溶化后撇沫,起锅倒入容器,冷却后人菠萝汁 100 毫升,白醋搅匀;菠萝 50 克、胡萝卜 100 克切丝,开水略焯,捞出控水,撒精盐腌几分钟,然后冲净挤干水,入制好的汤汁中浸渍 3 小时。大白菜叶 300 克平铺,放上菠萝丝和萝卜丝,卷成 1.5 厘米粗的卷,切菱形食用。功能:开胃消食,补充维生素 C。

厌食,慢性胃炎:大白菜 2000 克去老帮及菜头,在 80℃ 热水中略烫,捞出码入坛中,撒精盐;7 日后翻坛时,抹入辣椒糊 100 克;10 日后洗净。食时改刀装盘,撒熟芝麻 30 克、生姜 50 克。功能:开胃消食,益气和中。

冻疮:①大白菜与辣椒熬水洗脚。②冻白菜帮 4～5 叶,水煎 10 分钟,每晚洗患处 1 次,3～6 次愈。

酒后头痛:白水煮圆白菜,用蒸汽熏头部做呼吸,能明显减轻症状。

高血压,高脂血症,单纯性肥胖:海带 100 克、白菜 300 克切丝。锅中加水烧开,然后将白菜、海带分别用开水焯后捞出,过冷控水。白菜丝调精盐、麻油、味精,装盘时将海带丝放白菜丝上面拌匀食用。功能:消痰软坚,降血压,降血脂。

夜盲症,角膜干燥症,习惯性便秘:猪肉 100 克剁成细泥;胡萝卜 100 克切细丝;白菜 250 克取中段切 2 厘米长段,用开水略烫,控水入盘,撒少许精盐。肉泥放碗内,加精盐、味精、酱油、葱花、生姜末、麻油、淀粉和水拌匀;鸡蛋 2 个磕碗内,加少许淀粉搅匀,摊成蛋皮,切细丝。肉馅挤成丸子,入白菜段上摆成圆形,蛋皮丝、胡萝卜丝拌匀后撒丸子上,蒸熟食用。功能:滋阴润肤,利尿通便,双补气血。

贫血,头发干枯易于脱落:大白菜 250 克、水发香菇 30 克、胡萝卜 100 克分别切条。炒锅放油烧热后,投白菜煸炒透,加水煮沸。瘦猪肉 50 克、猪肉皮 250 克分别切条,和胡萝卜、香菇条一起入锅,加生姜丝、葱花、精盐等煮至入味,再入味精,勾芡,淋麻油食用。功能:滋阴养颜,和血润肤。

咯血:①白菜叶 150 克,黑木耳 15 克,冰糖 20 克,生姜炭 2 克,水煎服,2～3 次/日。②白菜花 60 克,银耳 15 克,冰糖 20 克,水煎服,2～3 次/日。

急性肾炎:薏米 60 克煮成稀粥,嫩白菜 500 克,煮 2～3 沸,待白菜熟,不可久煮,少盐或无盐食用。

胃肠功能紊乱,腰肌劳损:白菜帮 200 克切 3 厘米长、2 厘米宽的片;栗子肉 100 克切薄片入碗,加少许湿淀粉略拌。炒锅上火,放植物油烧至八成热,下白菜帮熘炸片刻,捞出沥油;再将拌好的栗片入锅划开,炸至浮起时捞出沥油;锅内留少许底油,烧热后先放葱花、生姜末煸香,加酱油、黄酒、白糖、精盐、味精、素鲜汤烧沸,淋湿淀粉,再将炸过的白菜帮和栗片倒入锅略炒,淋麻油食用。功能:健脾养胃,补肾强筋。

胃溃疡:深黄色锅焦 1 大碗,白菜心或嫩白菜 100 克,虾米 6 克,猪油、精盐适量,同煮食用。

轻度中暑,慢性胃炎:大白菜 250 克切块,绿豆粉条 50 克用温水泡发剪段。炒锅上火,放植物油烧热,下葱花煸香,入白菜、粉条煸炒,加精盐炒至入味,调味精拌匀食用。功能:清热解暑,养胃利水。

食欲缺乏,单纯性肥胖:玉兰片切丝,青椒、干红辣椒分别去蒂、子。炒锅上火,放植物油烧至五成热,下干红辣椒、花椒炸至棕红色,入大白菜叶 250 克、青椒、玉兰丝快速翻炒,加精盐、白糖、酱油,炒至白菜、青椒断生,再加香醋起锅装盘。过油青椒、干红辣椒切丝,将白菜叶逐张铺开,放上一些青椒、干红辣椒丝、玉兰丝,卷成直径 2 厘米筒样的卷,再切 2.5 厘米长段,装入另盘。原汁内去花椒,下味精、麻油调匀,浇菜卷段上食用。功能:健胃消食,补充膳食纤维,降脂减肥。

流行性腮腺炎:①白菜根疙瘩 3 个,1 个水煎内服,2 个捣烂外敷。②绿豆 30 克,加水煎煮,绿豆快烂熟时入白菜心 3 个,煮熟服食,2 次/日,连服 4 日。

体虚消化力弱,大便不畅:白菜心 500 克入沸水焯至断生,即捞出过凉,顺放修整齐,放汤碗内,加佐料,旺火蒸 2 分钟取出滗汤。炒锅置旺火上,入高汤,再入少许胡椒粉,烧沸后撇沫,倒入盛菜心的汤碗蒸熟食用。功能:益胃通便,增强食欲。

性功能障碍,腰椎病:嫩白菜心 200 克切 3 厘米长、1 厘米宽条,香菇切片,白菜切段。炒锅上火,入清水烧沸,投白菜、香菇、白菜心略烫,过冷控水。炒锅内入鲜汤、精盐、水发海米 50 克、白菜,汤沸后撇沫,入白菜心、香菇、味精、葱花、生姜丝,最后淋麻油食用。功能:益气开胃,补脾益肾,补充钙质。

胃下垂,胃肠癌:嫩白菜帮 250 克、猪肉 50 克、水发香菇 100 克分别切1.5 厘米见方的丁;猪肉丁用精盐、鸡蛋清、湿淀粉浆好,以温油滑透捞出;

香菇丁在开水锅内略焯。炒锅上火,放植物油烧热,卜葱花、生姜片炝锅,投白菜丁爆炒至七成熟倒出。锅内加鲜汤烧开,下香菇丁、白菜丁、猪肉丁,再调精盐、酱油、味精,煮沸后稍烩片刻,同时调好口味,湿淀粉勾芡,淋麻油可食。功能:清热止渴,补中益气,防癌抗癌。

眩晕:白菜花 50 克,杏仁 10 克,绿豆、冰糖各 15 克,水煎服,2 次/日。

酒醉不醒:①大白菜心或白菜帮切细丝,入食醋和糖拌匀略腌食用。②白菜子 60 克细研,井水 1 盏调和,2 次服完。

维生素 A 缺乏症,习惯性便秘:白菜心 500 克、胡萝卜 100 克分别切细丝,入汤盘。芝麻酱用麻油调开,浇白菜丝上,撒白糖,食时加醋。功能:清热止渴,润肠通便。

单纯性肥胖,高血压,高脂血症:白菜心 200 克切细丝,用精盐拌匀稍腌;鸭梨 150 克去皮、核,切和白菜相同的细丝;山楂糕 100 克切稍粗的丝。轻挤大白菜水分,装入盘,将梨丝码在白菜上,再放上山楂糕丝。白糖 50 克、白醋 20 毫升加少许清水搅溶后浇三丝上,淋麻油食用。功能:清肠利胃,减肥健美,降血脂,降血压。

脾胃虚弱,食欲缺乏:大白菜 500 克,干红辣椒丝 7.5 克,湿淀粉适量。大白菜切 3 厘米长、1.5 厘米宽的长条;辣椒切开,去子后切 3 厘米长段。菜油烧七成热,将辣椒炸焦,入姜末、白菜,旺火急速煸炒,加醋、酱油、精盐、白糖,煸至刀茬处出现金黄色,湿淀粉勾芡,浇麻油翻炒熟食。功能:养胃助食。

感冒:①大白菜根煎汤服食。②干白菜根 1 块,红糖 50 克,生姜 3 片,水煎服。

冠心病,肾炎,坏血病:生栗子 50 克切一小口煮半熟,去外壳切两半;白菜 200 克切 3 厘米长段。炒锅上火,放植物油烧热,入白菜过油炸黄,再入栗子、枸杞子 25 克,加水并调酱油、盐拌匀,小火略焖,入糖拌匀焖软食用。功能:健脾养胃,补益肝肾。

胃酸缺乏症,习惯性便秘:嫩白菜帮 300 克切 3 厘米长、1 厘米宽条,入碗用精盐略拌腌,再挤去渗出的水。炒锅上火,放植物油烧热,下生姜末炝锅,投白菜条爆炒一下,调入香醋 15 克、白糖 30 克和少量水继续炒透,再下味精,湿淀粉勾芡略炒,淋麻油食用。功能:宽胸除烦,润燥通便,增加胃酸。

慢性肝炎,高血压,冠心病:①大白菜 250 克切段。炒锅上火,放植物油烧热,加姜丝,随即入大白菜,用大火快炒至半熟,调入酱油、盐烧至白菜软熟。功能:解热除烦,清利肠胃。还可用于治疗习惯性便秘、牙龈出血、坏血病。②猪肝 100 克切片,冬菇 10 克用温水泡发后去蒂,白菜 200 克切 3 厘米长段。炒锅上火,放植物油烧热,加白菜烧半熟,再入冬菇、猪肝、精盐,加水适量,盖上锅盖烧烂,调入味精拌匀食用。功能:补益肝肾,清热利水。还可用于治疗结核病、胃炎、慢性支气管炎。

胃炎,贫血,牙龈出血:大白菜 250 克切 3 厘米长段。炒锅入猪油 10 克烧热,投白菜,再加肉汤或水烧至七八成熟,调入精盐及味精。茨粉用水调匀,鲜牛奶 50 毫升入茨粉混匀,倒白菜上成为乳白色汁液,烧开食用。功能:补虚损,益肝肾,生津润肠。

厌食症,吸收不良综合征:白菜 500 克切 5 厘米长、1.5 厘米宽条,干红辣椒 1 个切丝。炒锅上火,放植物油烧热,投葱花、生姜丝炝锅,再放白菜、干红辣椒丝略炒,调酱油、味精、精盐,熟时用少许湿淀粉勾茨食用。功能:温胃散寒,健胃消食。

坏血病,骨质疏松症:大白菜 500 克去老帮、菜心头,切细丝入盘。番茄酱 30 克倒白菜丝上,放白糖、醋各 15 克及麻油、味精、葱花拌匀食用。功能:生津开胃,补充维生素及钙质。

胃及十二指肠溃疡,胃下垂,贫血:大白菜 500 克斜刀切小碎片;猪肉 50 克剁末,加酱油、味精、精盐拌匀。大白菜片、猪肉末与粗米粉 100 克同拌匀蒸熟,调入酱油、麻油、胡椒粉、味精食用。功能:健脾养胃,补气养血。

慢性胃炎,胃酸缺乏症:大白菜 1000 克切 6 厘米长段,蒸 5 分钟后取出,逐段竖立入盆。锅中加麻油 50 克,入水泡干红辣椒丝、生姜丝、

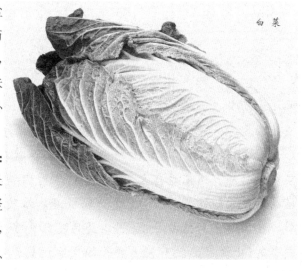

白菜

青椒丝各 30 克略煸炒,调入精盐、味精、糖和白醋 90 克,炒匀凉凉后浇白菜段上,使白菜浸于汁中,食时将白菜段切丝。功能:温胃散寒,促进食欲。

慢性胃炎,疲劳综合征:大白菜 750 克一劈两半,再顺切为 1 厘米宽条(注意菜的根部、菜帮和菜心不要断开);榨菜、干红辣椒切细丝。炒锅上火,放植物油烧七成热,入白菜条逐渐炸透捞出。锅留底油,烧热后投干红辣椒丝、榨菜丝、葱花、生姜丝煸炒,入白糖 50 克、酱油、精盐、鲜汤,将白菜条下入锅内,烧开后改小火慢慢烧至汁浓菜烂,入味精,淋麻油略炒食用。功能:开胃消食,强壮精神。

【食用宜忌】

☆ 大白菜性偏寒凉,气虚胃寒腹痛、大便溏泄、寒痢者不宜多食。

☆ 大白菜固然药蔬兼备,但用以清热时,若煎汤则不宜过久;用以养胃利肠时,则需炒熟或煮食。又因本品利窍滑肠,气虚胃寒者宜少食,且不可冷食,肺寒咳嗽者不食为妥。另外,还得注意大白菜一旦霉烂,易在细菌作用下产生有毒的亚硝酸盐,食后渗入胃肠血液,对健康有害,故腐烂的大白菜应当忌食。

❖ 二、根茎类养生保健

山 药

山药又名薯蓣、怀山药、延草、玉延、野山薯,为薯蓣科多年生缠绕草本植物的块茎。地上茎蔓生细长,紫色棱。叶片形状多变,通常为三角状卵形,叶腋间有珠芽。夏季开乳白色小花,穗状花序。种子扁卵圆形,周围有栗壳色薄翅。肉质块茎呈现圆柱形,弯曲而稍扁,表面黄白或棕黄色,有明显纵皱及未除尽之栓皮,并有少数根痕。质较坚硬,断面白色,有颗粒状粉质。我国是山药的故乡,食用山药已有三千多年历史,早在战国至秦汉时期成书的《山海经》,就有关于薯蓣的文字记载。明代李时珍考证,因唐代宗名预,为避讳改为薯药。到宋代又因宋英宗名署,再改为山药。山药是一种古老的蔬菜,被历代人们视为补虚佳品,宋人朱熹赞美山药色像玉,香似花,甜如蜜,味胜羊羹。陆游《服山药甜羹》诗云:"老住湖边一把茅,时沽村酒具山药。从此八珍俱避舍,天苏院味属甜羹。"现在我国大部分地区均有栽培,以河南博爱、沁阳、武陟、温县等地所产质量最佳,习称怀山药。

【性味归经】

味甘,性平,无毒。入肺、脾、肾经。

【食用方法】

炒食或煮食,也可配制成滋补食品。

【营养成分】

每 100 克山药块根中,含蛋白质 1.9 克,脂肪 0.2 克,糖类 9.6 克,粗纤维 0.8 克,灰分 0.7 克,钾 213 毫克,钠 18.6 毫克,钙 16 毫克,镁 20 毫克,磷 34 毫克,铁 0.3 毫克,锰 0.12 毫克,锌 0.27 毫克,铜 0.24 毫克,硒 0.55 微克,胡萝卜素 0.02 毫克,维生素 B_1 0.05 毫克,维生素 B_2 0.02 毫克,烟酸 0.3 毫克,维生素 C 5 毫克,并含皂苷、胆碱、精蛋白、游离氨基酸、多酚氧化酶、3,4-二羟基苯乙胺、黏液质甘露聚糖与植酸。

【保健功效】

平补脾胃:山药的块根及叶腋间的珠芽(零余子)可供食用,为蔬菜中的佳品,烹可为肴,碾粉可蒸为糕,多做甜食;既可切片煎汁代茶饮,又可轧细后煮粥喝。它还是常用补益药品,其补而不腻,香而不燥,作用缓和,历代医家称之为理虚之要药,乃平补脾胃之佳品。

调节体质:山药能调节肠管的节律性活动,可刺激小肠运动,促进肠道内容物排空,增强人体免疫功能和延缓衰老。山药尚含淀粉酶、多酚氧化酶、胆碱、黏液汁酶、薯蓣皂苷等,有利于改善脾胃消化吸收功能,是一味平补脾胃的药食两用之品,不论是脾阳亏或胃阴虚者皆可食用,临床上常用于治疗脾胃虚弱、食少体倦、泄泻等。其淀粉酶又称消化素,能分解淀粉和糖类(若与碱性物质相混合,则淀粉酶的作用消失),可减肥轻身,对瘦弱者,因其含丰富营养,又能增肥,亦可预防动脉硬化,故可双向调节人的体质。

滋肾益精:山药含多种营养素,能强健机体、滋肾益精,大凡肾亏遗精、妇女白带多、小便频数等皆可服;山药所含皂苷、黏液质有润滑滋润作用,故可益肺气,养肺阴,治疗肺虚痰嗽久咳,防止肺、肾等的结缔组织萎缩,预防胶原病的发生。

益志安神:山药含大量的黏液蛋白、维生素及微量元素,能有效阻止血脂在血管壁的沉淀,预防心血管疾病,益志安神而延年益寿。

镇静白肤:山药还具镇静作用,可抗肝性脑病。另外,山药为老幼皆宜的食疗滋补品,久食可白肤健身。

【功能主治】

健脾益胃,补肺止渴,益精固肾,聪耳明目,助五脏,强筋骨,益志安神,延年益寿。主治脾胃虚弱之食少便溏、倦怠无力、久泻久痢、食欲缺乏、肺气虚燥、痰喘咳嗽、肾气亏耗、固摄无权、腰膝酸软、下肢痿弱、消渴、遗精早泄、带下白浊、小便频数、皮肤赤肿、肥胖等。

【药用验方】

习惯性流产:山药 30 克,炒黄芩 25 克,杜仲炭 18 克,水 3 碗,煎成八分,2 次/日,空腹服。

小儿厌食症:山药、鸡内金各 60 克,山楂 40 克,炒麦芽、炒谷芽各 30 克。上药共研细末,和面粉 500 克加水和匀,再加麻油、白糖各 30 克,芝麻 15 克,轧成面饼,30 克/个,放锅内烙焦食用。

小儿泄泻:①山药 120 克,芡实 60 克,共研细末。0.5~1 岁每次 2 克,1~2 岁每次 3 克,2~5 岁每次 5 克,1 次/日,入米粉、代乳粉、肉丸子或鸡蛋内蒸服。②山药 15 克,薏米 10 克,新鲜鸡肝 1 个。山药、薏米研细末。鸡肝用竹片削片,拌药末调匀,加醋放碗内置饭上蒸熟,早、晚分 2 次服完。

小儿食少发黄:山药、茯苓各 9 克,煎汤加糖煎服,连服 15 日。

小儿夏季热:山药、麦冬各 12 克,覆盆子、玄参各 9 克,乌梅、牡丹皮、茯苓各 6 克,沙参 15 克,加水共煎代茶饮,1~2 剂/日。

小儿流涎：干山药150克,乌药、益智仁各100克,石榴皮50克,共研细末,酒煮药粉为糊做丸子服,4克/次,3次/日。

小儿疳积：鲜羊胆5个,山药100克。胆汁放干净碗内,入山药粉和匀晒干研末。1～3岁3克/次,1次/日;3～6岁6克/次,6～9岁10克/次,2次/日。服时加蜂蜜少许,并加水1匙和药粉同调,入锅蒸10分钟,空腹服。5日/疗程。

小儿遗尿：①山药、桑螵蛸各等份,共研细末,3～6克/次,2次/日,开水冲服。②山药10克,大米30克,益智仁3克,煮粥食,1次/日。

小便频数,瘦弱无力：①山药、红糖各30克,何首乌10克,水煎服,2次/日。②山药于砂盆内研细,入碗,以酒1大匙熬令香,再添酒1盏搅令匀,空腹饮,每晨1次。

丹毒,痈疽肿毒初起：鲜山药捣敷患处,干即更换,数次即消(或加蓖麻子仁数粒一同捣烂外敷更好)。

心悸：山药100克,羊肉50克,红糖30克,黄酒30毫升,水煮,喝汤吃山药、羊肉,1～2次/日。

心腹痞胀,手足厥逆：山药4份(为末),米6份,煮粥食。功能:补下元,固肠止泻。

心悸怔忡,自汗腰痛：猪腰子1个,人参、当归各10克,山药30克,麻油、酱油、葱白、生姜各适量。猪腰子对切,去筋膜,背面划斜纹切片。人参、当归入砂锅,加清水煮沸10分钟后入猪腰子、山药,煮熟后捞出猪腰子,冷后加麻油、葱、姜拌匀。功能:益气补血。

神经衰弱,疲劳综合征,糖尿病：蛤蜊肉250克,山药100克,百合25克,玉竹15克,植物

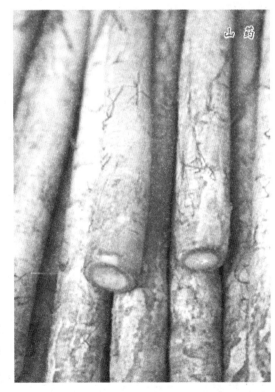

山药

油、葱段、姜片、料酒、精盐各适量。蛤蜊肉温水浸后放碗中,浸水滤净倒入碗,蒸1小时。玉竹、山药(去皮)切片。锅上火,加油烧六成热,入葱、姜煸香,烹酒加水,入蛤蜊肉和汤,加盐、百合、玉竹、山药,大火煮沸,改小火炖至蛤蜊肉熟透入味食用。功能:强筋壮骨,益志安神。

闭经:①山药、马铃薯、鸡血藤各30克(或去马铃薯),水煎服,2次/日。②生山药100克,鸡内金10克,共研细末,2次/日,6～10克/次,开水送服。

男子不育:生山药150克蒸熟,去皮入碗,加白糖、胡椒调馅泥,糯米水磨粉250克做皮,与山药馅包汤圆煮熟食用。

男子遗精,女子带下:生山药100～150克去皮捣烂,入同等量面粉,共调入冷水煮粥糊,将熟时入葱、姜、红糖,稍煮1～2沸。常年均可食,不受疗程限制。

乳癖结块及诸痈:生山药、川芎、白糖霜共捣烂敷患处。涂上后奇痒,忍之良久渐止。

单纯性消瘦,慢性气管炎,肺结核:山药粉150克,面粉300克,豆粉20克,鸡蛋1个,精盐、味精、葱段、生姜片、麻油各适量。面粉、山药粉、豆粉入盆,鸡蛋打入碗,调匀后倒入盆,加盐和清水揉成面团,擀薄面皮,切面条。炒锅上火,入清水、麻油、葱、姜煮沸,再下面条煮熟,加盐、味精食用。功能:健脾止泻,开胃益气。

诸风眩晕:山药粉与曲米酿酒,或与山茱萸、五味子、人参共浸酒煮饮。功能:益精髓,壮脾胃。

肺阴亏,虚热劳嗽者:山药75克,牛蒡子(炒)20克水煎服,柿饼霜30克冲服。

肺结核:山药1500克,芡实、薏米各400克,糯米500克,人参、茯苓各150克,莲子、白糖各250克,上药为末,50克/次,白开水调服;或以水为丸,煮汤丸服亦可,上、下午各服1丸。

肺虚久咳,肾虚遗精:鲜山药60克捣烂,加甘蔗汁半杯和匀,炖热服用。亦可单用山药大量煮汁饮服。

肾虚体弱,遗精,白带:500克生山药去皮,蒸熟放盆内,入面粉150克揉成面团,置搪瓷盘中,按成圆饼状,上面摆核桃仁、什锦果汁,入蒸锅武火蒸20分钟。蜂蜜、白糖、猪油、豆粉入另一锅熬成糖汁,浇圆饼上,即成著名的一品山药。功能:补肾滋阴,强身健体。

肾虚梦遗,脾虚便溏,小便频数:山药零余子(山药藤上所结的珠芽)50～100克煮熟去皮,加白糖,临睡前煎服。

贫血,疲劳综合征,失眠:山药1000克,蜜枣150克,樱桃10粒,猪网油1张(碗口大),猪油、白糖、桂花卤(桂花酱)、湿淀粉各适量。山药煮熟,冷后去皮;蜜枣切两半,去核;猪网油晾干;樱桃去核。碗内抹猪油,将猪网油平垫碗底,入樱桃,蜜枣围住樱桃。再把山药切4厘米长段,顺长剖4片,码在蜜枣上。依次码一层山药,撒一层白糖,然后淋些猪油,最上层放桂花卤,扣上碗蒸熟。食时挑净桂花滓和油滓,翻入盘,同时锅内注清水,下白糖烧开溶化,湿淀粉勾稀芡浇山药上。功能:补益脾胃,养心安眠。

贫血,慢性肠炎,腹泻,早泄:山药500克蒸熟后去皮,研细泥;赤小豆250克煮至酥烂,用网筛擦去豆壳,滤取细沙装纱布袋内,沥水。炒锅烧热,入植物油滑锅,加山药泥、猪油100克、白糖50克,以温水炒透,不停翻铲,至山药泥收干水分不粘锅时,盛盆内一侧。锅内再放少许猪油及白糖,溶后入豆沙,加温水炒透,不停翻铲,水干时盛盆内另侧食用。功能:双补气血,健脾益肾。

慢性胃炎,慢性气管炎,尿道炎:山药300克去皮切寸段,再纵剖成条。豆油烧热,将山药条炸黄捞出。倾去余油,留底油熬化白糖,入山药翻拌以挂糖浆,撒炒熟黑芝麻20克、青红丝10克食用。功能:健脾开胃,补益肺肾。

贫血:山药100克,红枣12颗,栗子50克,红糖30克,水煎服,吃药喝汤,2次/日。

咳嗽痰喘,老年慢性支气管炎:①山药适量,打碎后加蜂蜜、开水拌和,趁热喝下。②脾肺阴虚,饮食懒进,虚热劳嗽,一切阴虚之症者,生山药、生薏米各60克,柿饼24克,前二者捣成粗滓煮烂,打碎柿饼调入溶化,随意食用。

神经衰弱,失眠:酸枣仁15克、薏米30克分别晾干或晒干,共研细末。山药100克去薄皮,切片或切碎捣糊,入砂锅,加水以大火煮沸,边加酸枣仁、薏米细末边搅拌,最后改小火煮,入白糖10克拌煮成羹食用。功能:养心健脾,补肾涩精。

胃寒疼痛：山药30克，干姜3～5克，延志3克，水煎服，1～2次/日。

胆囊疼痛：山药100克，大蒜2头，葱白、生姜各10克，芋头100克，共捣烂后掺入白酒50毫升，外敷前胸及后背疼痛处。

烫伤，烧伤：生山药不拘量，去皮，研烂成膏，涂患处，疼痛立止，不留疤痕。

赤肿硬痛，淋巴结炎，项背痛疽：鲜山药1段（去皮），蓖麻籽2～3粒（去壳），同捣烂研细和匀，贴患处。

消化性溃疡，营养不良性水肿，贫血：新鲜山药300克煮熟，去皮切粒，赤小豆100克，两者同烧酥放一起，入白砂糖，湿淀粉勾芡，撒糖桂花食用。功能：健脾养胃，利尿消肿，补脾养血。

消化性溃疡，慢性胃炎、肠炎，贫血，高脂血症，动脉硬化：山药、炒米粉各500克，枣泥200克，白糖30克，熟猪油、青梅、松子仁各适量。山药蒸熟去皮，压成泥；炒米粉掺清水拌匀，调成厚浆；猪油和糖在锅中溶成糖汁。山药泥入锅炒，并将厚浆浇入，边浇边炒，干后起锅。青梅、松子仁剁碎，撒抹油的碗内，先入一部分山药泥，中间放枣泥，再放山药泥，放好蒸30分钟后覆盆中，浇糖汁食用。功能：健脾益胃，补血降脂。

眩晕，失眠症，慢性胃炎：山药500克蒸烂，去皮后捣成泥，入白糖，再入植物油拌匀；莲子10颗温水浸，蒸透；蜜饯青梅1颗切片；核桃仁25克去皮。取大碗，里面抹上一层油，用莲子、红枣3枚、蜜枣3枚（去核）、樱桃3颗、松仁5克、瓜仁5克、核桃仁、青梅等八宝料摆成一定的图案，入1/3山药泥后入豆沙和剩余的八宝料，再盖上其余的山药泥抹平，大火蒸30分钟，取出扣入另一碗。炒锅上中火，入清水、白糖沸后撇沫，湿淀粉勾稀芡，浇山药泥上食用。功能：健脾养胃，补肝益肾。

高血压，骨质疏松，冠心病：山药250克去皮切碎，剁成糜糊状入碗。锅上火，加清水以中火煮沸，入小虾皮50克、料酒、葱花、姜末继续煨10分钟，入山药糜糊拌匀煨沸，加精盐、味精、五香粉搅和可食。功能：滋润血脉，补钙，降血压。

高血压，高脂血症，脂肪肝：山药60克轻轻刮去外皮，切条后切小丁或捣成糊。荷叶30克（鲜荷叶半张）切碎，入纱布袋扎口，与决明子15克同入砂锅，加水以中火煎煮15分钟，调入山药糊（或山药丁），改用小火煮10分钟,将出药袋取滤汁。每日早、晚分饮。功能:补益肝肾,滋润血脉,降血压,降脂。

高血压,慢性肠炎,贫血:山药150克去皮切碎捣成糊。红枣15枚温水略浸去核,与粳米100克同入砂锅,加水煮成稠粥,粥将成时入山药糊拌匀,继续煨10分钟。每日早、晚分食。功能:补气健脾,降血压。

溃疡性口腔炎:山药20克,冰糖30克,制成煎剂(2次煎液混匀后分成2份),1剂/日,分早、晚2次服,连服2～3日。

脾胃亏虚,胃痛,消渴,多尿:山药200克切厚、长各1厘米的小块,羊肚200克切3厘米长、2厘米宽的块,共入铁锅,加生姜、葱、盐、绍酒和水,置武火烧沸,文火炖熟羊肚。食时加味精。功能:补脾胃,益肺肾。

脾虚食少,乏力眩晕,易患外感:山药、山茱萸、白术、五味子各240克,防风300克,人参、丹参、生姜各180克,黄酒1500毫升。诸味切碎,盛以生绢袋,用黄酒在瓷制容器内密闭浸7日后过滤饮用,1～2盅/次,2次/日。该方为治疗脾虚乏力的常用方。方中人参、白术、山药健脾益气,山茱萸、五味子补肝肾、固精气,丹参活血祛淤,防风疏风散邪,生姜和胃降逆。全方合用,则健脾益气,补肝肾,固敛精气,增强抵御外邪能力。

脾虚腹泻,慢性肠炎,消化及吸收不良:山药250克,莲子、芡实各200克,共研细粉,加白糖蒸熟吃,2～3汤匙/次,1次/日,连续服用。

遗精,月经不调,吸收不良综合征:生山药60克切片捣成糊,与粳米100克同入锅,加清水以大火煮沸,改用小火煮30分钟至熟烂。早、晚分食。功能:健脾补肺,益肾固精。

慢性肝炎,贫血,腰肌劳损:山药60克去皮,与枸杞子15克、猪脑1个同入砂锅,加水煮沸后烹料酒撇沫,改小火煮1小时,搅成稠糊,加冰糖溶化。每日早、晚分食。功能:滋养肝肾,补益精血,安神益智。

慢性肠炎,老年性阴道炎:新鲜山药500克蒸酥去皮,研成泥状。白扁豆100克入碗,加水蒸酥,取出研碎。糯米粉150克、荸荠粉100克入白砂糖100克和水调匀,再与山药泥、扁豆末一起倒入刷过油的盘中,面上放适量红绿丝,大火蒸30分钟,取出稍冷后切菱形,冷食或煎食。功能:健补脾胃,和中止泻。

慢性肠炎,阳痿,性欲低下:新鲜山药250克,虾仁100克,水发香菇、猪肉、韭黄各 25 克,麦淀粉、麻油、精盐、糖、胡椒粉、味精、黄酒、植物油各适量。山药蒸酥去皮,研成泥状;麦淀粉用适量沸水烫透后,同山药泥一起和匀制成坯皮。少量山药切粒,虾仁、香菇、猪肉、韭黄同时切粒,用少许油煸炒,再加盐、糖、酒、胡椒粉,湿淀粉勾芡后淋少许麻油,做成馅心。坯皮切小段,压扁后包馅心,做成一头大一头小的角形。锅内放油烧热,入山药角,炸 2～3 分钟,待其呈黄色时捞出食用。功能:健脾止泻,温肾壮阳。

溃疡性结肠炎,各种早期癌症:山药 250 克蒸熟去皮,压成泥,入碗,加干淀粉、精盐、味精拌匀,搓成长条,做成虾仁状。炒锅上火,放油烧七成热,入素虾仁炸约 1 分钟,捞出控油。炒锅内留油少许,烧热后入葱花炝锅,再入青豆 10 克、水发香菇丁 10 克略炒,入蘑菇汤 50 克、精盐、味精、黄酒烧沸,用湿淀粉勾稀芡,入一半素虾仁炒匀后,淋麻油略颠翻后盛盘一边。炒锅重上火,入植物油少许,投葱花炝锅,入蘑菇汤,再加精盐、味精、番茄酱、黄酒烧沸,湿淀粉勾稀芡后入剩余素虾仁炒匀,淋麻油略颠翻,盛盘子另一边。功能:益气健脾,防癌抗癌。

慢性胃炎,支气管哮喘,习惯性便秘:山药 250 克蒸熟,去皮压成泥,掺面粉 10 克搓匀,团成如枣大的剂子。另将糖玫瑰、核桃仁粒、红绿丝入炒好的细豆沙 100 克里搓匀做馅。再把剂子拍成片,包入豆沙馅,团成鸽蛋大的丸子。锅内加油烧六成热,投山药丸子炸至金黄色时捞出,盛汤盆内。原锅回火上去油,倒入白糖 50 克、蜂蜜 25 毫升,加水熬成蜜汁,湿淀粉勾流水芡,浇山药丸子上食用。功能:补中健脾,润肺固精。

慢性胃炎,吸收不良综合征:山药粉、茯苓粉各 100 克入大碗,加清水浸搅成糊,大火蒸 30 分钟后取出,加面粉 1000 克、白糖、猪油(少许)调馅。用适量的面粉加清水揉成面团,加发面揉匀,静置 2～3 小时,面团发起后放碱揉匀,分成若干小面团,包馅做包子蒸 15 分钟食用。功能:补益脾胃,涩精益气。

营养不良性水肿,遗精,尿道炎:山药 400 克,赤小豆、什锦果脯各 100 克,白糖、桂花、湿淀粉各适量。山药去皮,蒸熟后入白糖搅成泥。赤小豆焖熟去皮,碾成豆沙,放白糖及桂花拌匀。豆沙用饭铲在盘中做成圆饼形,外边用山药泥封严,豆沙包在里边,山药泥上摆放果脯丁。炒锅上火,入清水、白糖烧开后用湿淀粉勾稀芡,浇山药饼上食用。功能:健脾利湿,益肾固精。

糖尿病,胃肠功能紊乱,慢性肠炎:生山药、天花粉各 100 克分别晒干或烘干,研极细末混匀,瓶装密封。30 克/日,入砂锅,加足量清水以中火煎 20 分钟,取汁早、晚分饮。功能:补气健脾,清热生津,降血糖。

糖尿病,消渴:①山药 25 克,黄连 6 克,水煎服。②山药、天花粉等量,30 克/日,水煎分服。

糖尿病,慢性肠炎腹泻,单纯性肥胖:鲜山药 100 克去皮切片,与小米 100 克同入锅,加水 500 毫升以旺火烧开,转小火煮成稀粥。每日早、晚分食。功能:健脾止泻,消食减肥。

【食用宜忌】

☆ 鲜品多用于虚劳咳嗽及消渴病,炒熟时用于治疗脾胃、肾气亏虚。便秘腹胀和有实邪者不宜服。

胡 萝 卜

胡萝卜又名金笋、胡芦菔、红芦菔、丁香萝卜,属伞形科一年或二年生草本植物。其根粗壮,圆锥形或圆柱形,肉质紫红或黄色,叶柄长,三回羽状复叶,复伞形花序,花小呈淡黄或白色。原产于中亚细亚一带,已有四千多年历史。汉朝张骞出使西域,将胡萝卜带回内地,从此在我国各地扎根繁衍。胡萝卜喜温耐旱,适于松软湿润土壤生长,冬季采挖。虽有野蒿药味,但营养价值颇高,既可熟食,又可生吃,可烹调多种菜肴。

【性味归经】

味苦、甘、辛,性微寒。入肺、脾、胃、肝经。

【食用方法】

生食、炒食、凉拌、腌制、煎汤均可。

【营养成分】

每 100 克胡萝卜中,含蛋白质 1 克,脂肪 0.2 克,糖类 6.7 克,粗纤维 1.1 克,灰分 0.8 克,钾 190 毫克,钠 71.4 毫克,钙 32 毫克,镁 14 毫克,磷 27 毫克,铁 1 毫克,锰 0.24 毫克,锌 0.23 毫克,铜 0.08 毫克,硒 0.63 微克,胡萝卜素 4.13 毫克,维生素 B_1 0.04 毫克,维生素 B_2 0.03 毫克,烟酸 0.6 毫克,维生素 C 13 毫克,另含氟、锰、钴等微量元素。胡萝卜素包括 α—胡萝卜素、β—胡萝卜素、γ—胡萝卜素、ε—胡萝卜素和番茄烃类胡萝卜素等,且其含量随生长期而增多。胡萝卜还含花色素挥发油、叶酸、咖啡酸、绿原酸、对羟基苯甲酸,其叶中含木犀草素—7—葡萄糖苷、胡萝卜碱、吡咯烷等。

【保健功效】

营养佳品:胡萝卜营养丰富,为难得的果、蔬、药兼用之佳品,素有小人参之称。

补肝明目:胡萝卜所含大量胡萝卜素在人体肝脏及小肠黏膜内经过酶的作用,其中 50% 可迅速转化成维生素 A,有补肝明目作用,能维护眼和皮肤的正常生理功能和健康。

免疫抗病:增强机体的免疫功能,增加人体对传染病的抵抗力。

防治感染,预防癌变:防治呼吸道感染,在预防上皮细胞癌变过程中有重要作用。

调节代谢:可调节新陈代谢,是治疗夜盲症和皮肤病的首选药。

促进发育:维生素 A 是骨骼正常生长发育的必需物质,有助于细胞增殖与生长,是机体生长的要素,对促进未成年人的生长发育有重要意义。

利膈宽肠,通便防癌:胡萝卜中植物纤维吸水性强,在肠道中体积容易膨胀,是肠道中的充盈物质,能刺激胃肠蠕动,所含挥发油能增进消化和杀菌,从而起到利膈宽肠,通便防癌的作用。

降糖降压:用石油醚提取胡萝卜素时,分离出的黄色成分有明显降血糖作用;所含的某些成分(例如槲皮素、山奈酚)能增加冠状动脉血流量,降低血脂,促进肾上腺素的合成,还有降血压、强心、抗过敏作用,故可作为高血压、冠心病和糖尿病患者的食疗品。

防癌抗癌:胡萝卜中的叶酸有抗癌作用。胡萝卜对多种不同部位的癌症有防治作用。胡萝卜中的木质素,有提高机体抗癌免疫力和消灭癌细胞的作用。

排除毒素,净化血液:胡萝卜中的大量果胶物质可与汞结合,从而使人体内有害的汞成分得以排除,降低血液中汞离子的浓度。

消毒利肺:胡萝卜中含9种氨基酸,其中人体必需氨基酸有5种。长期吸烟者,每天饮半杯胡萝卜汁,对肺部有保健作用。

食疗佳品:现代医学多以胡萝卜作为细菌性痢疾、神经官能症、高血压的辅助食疗品,并用它来预防食道癌、肺癌等的发生。

【功能主治】

补肝益肺,下气补中,健脾化滞,利尿杀虫,润燥明目,祛风散寒。主治脾虚之食欲缺乏、消化不良、胸膈痞满、小儿疳积、久痢、咳嗽、夜盲症、糙皮病、便秘等。

【药用验方】

小儿单纯性消化不良:①胡萝卜、葱白各适量,捣汁同服。②胡萝卜250克,加盐3克煮烂,去滓取汁,1日内分3次服完,连服2日。

小儿痱子:胡萝卜缨200克,生甘草30克,水煎洗患处,1~2次/日。

高血压,冠心病,糖尿病:新鲜胡萝卜120克切碎,与粳米100克同入锅,小火熬成稀粥。每日早、晚分食。功能:健脾化滞,软化血管,降低血糖,降血压,降血脂。

心律失常,疲劳综合征,腰肌劳损:胡萝卜150克去外皮,与豆腐干3块分别切小方丁;虾米15克用沸水泡发,加黄酒少许;鲜香菇80克切丁。锅上火,加植物油烧七成热,胡萝卜丁、豆腐干丁分批入锅炸至略黄时捞起,下青豆25克滑炒后起锅。锅中留余油,下甜面酱、姜末,加素鲜汤翻炒均匀,下虾米炒至上色,再下胡萝卜丁、豆腐干丁、青豆、香菇丁,加酱油、白糖调味,再炒至酱汁入味,湿淀粉勾薄芡,淋麻油食用。功能:补益心肾,健脑益智。

水痘:①胡萝卜200克,香菜150克,荸荠100克,水煎服。②胡萝卜

150 克,香菜 100 克,水煎代茶饮。

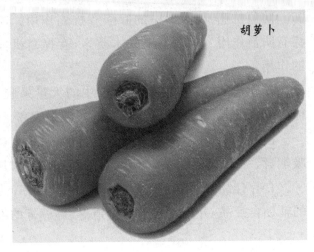

胡萝卜

风湿性、类风湿性关节炎:胡萝卜 250 克切片,羊肉 500 克切块,同生姜片入油锅炒 5 分钟,入料酒、酱油、精盐、味精、红糖、少量水焖 10 分钟,再入桂皮 5 克、茴香 3 克及适量水,大火烧开后,改小火煮至羊肉烂熟,调入味精、五香粉食用。功能:温阳散寒,祛风止痛。

白发:①胡萝卜 150 克,猪脊髓 30 克,水煎,喝汤吃萝卜,1~2 次/日。②胡萝卜 1 个,菠菜 50 克,盐适量,水煎当茶饮,2 次/日。

百日咳:胡萝卜 200 克,红枣 12 颗(连核),水 3 碗煎成 1 碗,随意分服,连服 10 余次。

吸收不良综合征,慢性胃炎:大白菜 200 克用 70~100℃水略烫。胡萝卜 250 克切细丝,用精盐水略腌,投沸水锅略烫,捞出过凉,沥干水分,加调料。生白菜叶铺开,入适量胡萝卜丝,卷成拇指状卷,然后蒸 3 分钟,凉凉改刀即可。功能:健脾化滞,开胃消食。

慢性气管炎,慢性胃炎,吸收不良综合征:胡萝卜 250 克、白萝卜 250 克、莴苣 300 克切成球形,与蘑菇、草菇各 100 克同入开水锅焯透。锅烧热,加少许植物油,入素鲜汤,再入上面五种原料,投适量味精、精盐略焖烧,湿淀粉勾薄芡,淋麻油食用。功能:开胃理气,化痰止咳,清热解毒。

夜盲症,角膜、结膜干燥:①常生吃或煮熟吃胡萝卜。②胡萝卜 1 个,花生油少许,炒熟吃,2 次/日。③胡萝卜 1 个,芹菜、海带各 30 克,炒菜吃,1~2 次/日。④胡萝卜 1 个,猪蹄 1 个,石决明 30 克,水煎,喝汤吃猪蹄。⑤胡萝卜 600 克,鳝鱼肉 400 克,均切丝,加油、盐、酱油、醋炒熟,1 次/日,6 日/疗程。

慢性胃炎,消化道癌前期病变:胡萝卜 200 克切片;青蒜 100 克切 3 厘米长段;瘦猪肉 100 克切片,加精盐、味精、黄酒、鸡蛋液、湿淀粉拌匀上浆。

烧热锅,入植物油,下肉片煸炒至断血水盛起。炒锅上火,放植物油烧热,推入胡萝卜煸炒2分钟,再下青蒜煸炒,入精盐、味精、少量水,湿淀粉勾芡,入肉片略翻拌食。功能:杀菌解毒,消食理气,健脾抗癌。

贫血,慢性胃炎,结膜干燥,厌食:胡萝卜400克切碎,稍剁几下,入盆加香菜末25克、五香粉、精盐、面粉800克、湿淀粉100克拌匀,做成丸子,投八成热油锅中炸成金红色。余油入锅,下葱花、生姜末炝锅,入酱油、精盐和清水,烧开后用湿淀粉勾芡,投入丸子拌匀。功能:消食开胃,明目补虚。

急性喉炎:①胡萝卜缨30克,焦红枣3颗,水煎服,2次/日。②胡萝卜缨50克,海带30克,甘草10克,水煎服,2~3次/日。③胡萝卜缨60克,银耳、冰糖各20克,水煎服,2次/日。

扁平疣:①胡萝卜缨60克,薏米30克,生蒲黄12克(包),水煎服,1~2次/日。②胡萝卜细捣,加精盐少许调匀,睡前厚敷于疣上,连敷1周。

美容:①2匙胡萝卜汁,加20滴柠檬汁,每日抹脸2~3次,30分钟后洗掉,再涂护肤霜。②胡萝卜捣汁,洗净脸后取15~20毫升涂面部,干后在手心倒少许植物油搓匀,轻轻擦脸,早、晚各1次,同时每次饮胡萝卜汁1杯。

腹脘胀满,厌食,食腻:胡萝卜、白萝卜、青萝卜各150克去皮,切细丝入盆,入精盐拌匀,腌30分钟后将萝卜丝挤干水分,放盘内,入精盐、味精、白糖、麻油拌匀食用。功能:宽肠利膈,下气通便。

高血压,冠心病,宫颈癌,肺癌:选用根头整齐、心柱细小、色泽鲜艳且无病虫及冻害的胡萝卜50克晾干,切片或切碎,入凉开水略浸,连浸水一起入锅,加热煮沸20分钟。将新鲜完好的山楂30克切碎,不去核,入砂锅,加水煎煮5分钟,待凉,与胡萝卜及煎煮液汁同搅成浆汁,取滤汁入容器,加适量温开水,并入红糖15克、蜂蜜10毫升搅匀。每日早、晚分饮。功能:降血压,活血化淤,强体抗癌。

高血压,高脂血症,糖尿病:胡萝卜250克切细丝晾干,香菜2克去杂切碎。胡萝卜丝放温开水中泡软,取出挤干水,用姜丝拌和装盘,撒香菜。另取小碗,放酱油、白糖、精盐、味精、麻油调匀,浇胡萝卜丝上食用。功能:明目,降血压,祛脂降糖。

营养不良,坏血病,夜盲症:胡萝卜250克切细丝,与生姜丝少许入油锅炒半熟起锅;猪肝250克切薄片,入酱油、黄酒调卤汁浸渍,再逐片滚上干淀粉。油锅烧七成热,猪肝入锅滑熟沥油。原锅加酒、酱油、糖、盐、味精、鲜汤、胡萝卜丝,用湿淀粉勾芡,浇熟油,与猪肝拌匀食用。功能:补虚益肝。

麻疹:①胡萝卜200克,香菜150克,荸荠100克,加多量水煎成2碗,1日内服完。②胡萝卜60克,老丝瓜1个,切碎水煎服,2次/日。③胡萝卜与香菜、荸荠等配合食用。

感冒:①胡萝卜缨30克,番茄叶20克,水煎服,2次/日。②感冒引起口苦,大胡萝卜4个切片,山橄榄15～20粒拍扁,加紫苏叶6克,水煎,趁温热饮,3～4次/日。

慢性胃及十二指肠炎,习惯性便秘:胡萝卜、白萝卜、青萝卜各200克去皮,切大小相等的方块,然后再削成栗子大小的圆球,用开水煮透,捞出过凉,控干。锅上火,加猪油烧热,入鸡汤、精盐、黄酒、味精、萝卜球烧透,再下牛奶100毫升,待汤汁微开,湿淀粉勾薄芡,淋麻油食用。功能:健脾化滞,润肠通便。

慢性胃炎,厌食症,习惯性便秘:胡萝卜500克切长方条,入盆,加少许精盐拌匀,用一重物压住,腌4小时后去掉重物,挤干水,入汤碗,加白糖、少许白醋及冷开水,再重物压浸8小时。食时捞出胡萝卜条切段,淋用于浸胡萝卜条的糖醋汁食用。功能:健胃消食,健脾化滞。

慢性胃炎,性功能减退,便秘:胡萝卜200克切丁,虾仁100克加黄酒、淀粉拌匀。胡萝卜丁和毛豆、玉米、黑木耳各100克用水煮熟后盛出。炒锅上火,放植物油烧热,投虾仁炒八成熟,入煮熟的胡萝卜等略翻炒食用。功能:补肾养胃,活血润肠。

慢性胃炎、气管炎、肝炎,动脉硬化:胡萝卜200克切片,与红枣10枚同入砂锅,加清水适量,小火熬至水剩1/3时,入冰糖适量略焖。每日早、晚分饮。功能:消炎益气,润肺止咳。

慢性胃炎、关节炎,痛经:胡萝卜150克切滚刀块,入沸水略汆捞出,过凉沥水;生姜20克、干姜15克留外皮,生姜拍破,干姜切片;羊肋条肉500克沥水,切小长方块。炒锅上火,加植物油烧至六成热,入生姜末、干姜片、葱段煸炒出香味,投羊肉块,烹料酒,加酱油、精盐、香醋、白糖及清汤(或清水),大火煮沸撇沫,改小火煮至羊肉五成熟时,入胡萝卜,继续小火煮至汁浓、羊肉熟烂,加味精、胡椒粉煮至沸,淋麻油食用。功能:温补脾肾,舒经活血。

鼻出血：黄色生胡萝卜5～7个，带不带叶均可，研汁入陶器，加温至10℃服用，1次/日，100～150毫升/次。病情较重者，2～3次/日，150～200毫升/次，连服3～5日。

糖尿病：胡萝卜250克纵剖后切薄片；瘦猪肉100克切薄片入碗，加精盐、料酒、葱花、姜末、湿淀粉拌匀。炒锅上火，加少许植物油烧六成热，入胡萝卜片熘炒至八成熟，入碗。锅中加植物油，中火烧六成热，入肉片略翻炒至将熟时，加清汤少许熘匀，入胡萝卜片再炒3分钟，加盖焖7～8分钟，调入酱油、味精、精盐拌匀食用。亦可用于治疗免疫功能低下。

【食用宜忌】

☆ 多食或过食胡萝卜，会引起黄皮病，全身皮肤黄染，这与胡萝卜素有关，停食2～3个月后会自行消退。患者不宜生食胡萝卜。

☆ 胡萝卜所含维生素A为脂溶性物质，凉拌生食不利于吸收，当以油炒或与肉同煮为宜。

☆ 不同烹调方法对胡萝卜素的获得率不同：炖食为93％，炒食为80％，生食或凉拌为10％，与肉类食品炖食可增加其吸收。胡萝卜素易被酸性物质破坏，故胡萝卜不宜与醋同炒。

马 铃 薯

马铃薯又名土豆、洋芋、阳芋、地蛋、山药蛋、浑番薯、洋番薯、洋山芋、山洋芋。它是一种粮菜兼用型的蔬菜，与稻、麦、玉米、高粱一起被称为全球五大农作物。马铃薯营养成分齐全，且易消化吸收。原产于南美洲，16世纪传到印度，继而传到我国，如今大部分地区均有栽培。喜冷凉干燥气候，适应性较强，以疏松肥沃沙质土为宜，生长期短而产量高。

【性味归经】

味甘，性平。入胃、大肠经。

【食用方法】

蒸、煮、烹、炸、凉拌、腌制均可。

【营养成分】

每100克马铃薯块茎中,含蛋白质2克,脂肪0.2克,糖类17.2克,粗纤维素0.7克,灰分0.8克,钾190毫克,钠71.4毫克,钙32毫克,镁14毫克,磷27毫克,铁1毫克,锰0.24毫克,锌0.23毫克,铜0.03毫克,硒0.63微克,胡萝卜素4.13毫克,维生素B_1 0.04毫克,维生素B_2 0.03毫克,烟酸0.6毫克,维生素C 13毫克,以及胶质等。每1000克马铃薯中,含龙葵碱几十至数百毫克。

【保健功效】

健脾养胃:马铃薯含大量淀粉、蛋白质、维生素C、B族维生素等,能促进脾胃的功能。

缓解胃痛:所含少量龙葵素能减少胃液分泌,缓解痉挛,对胃痛有一定治疗作用。

宽肠通便,排毒止秘:所含大量膳食纤维能宽肠通便,帮助机体及时排泄毒素,防止便秘,预防肠道疾病的发生。

润滑组织,舒血化淤:马铃薯能供给人体大量有特殊保护作用的黏液蛋白,能保持消化道、呼吸道、关节腔、浆膜腔的润滑,预防心血管系统脂肪沉积,保持血管弹性,有利于预防动脉粥样硬化。

中和代谢,抗衰美颜:马铃薯是碱性蔬菜,有利于体内酸碱平衡,中和体内代谢后产生的酸性物质,可美颜抗衰。

排毒降压,降脂益肾:马铃薯所含的维生素及钙、钾等微量元素易于消化吸收,营养丰富,在欧美国家特别是北美,其早已成为第二主食;所含的钾能取代体内的钠,从而使钠排出体外,有利于高血压和肾炎水肿患者的康复。马铃薯所含营养成分全面,美国有科学家言:每餐只吃全脂牛奶和马铃薯,便可以得到人体所需要的一切食物元素。

【功能主治】

调中和胃,利湿通便,益气健脾,消炎解毒,降糖降脂。主治胃火牙痛、脾虚纳少、吐泻、习惯性便秘、胃及十二指肠疼痛、小儿水痘、腮腺炎、烫伤、高脂血症、高血压等。

【药用验方】

心悸:马铃薯50克,山药30克,大麦芽15克,陈皮10克,用水煮熟,喝汤吃马铃薯,1~2次/日。

皮肤烫伤、烧伤、湿疹:马铃薯碾碎敷患处,纱布包扎,或马铃薯磨汁涂患处。功能:消炎去疾。

贫血,慢性胃炎,习惯性便秘:马铃薯500克去皮切丝,入沸水锅焯五成熟捞出过凉,沥水剁碎,再控水;猪肉200克剁蓉入盆,投葱花、生姜末、酱油、精盐、味精和少许水搅至黏稠状,再加马铃薯末、麻油拌匀成馅;面粉500克入温水拌匀,和面团揉匀凉凉,再揉匀揉透,盖湿布饧面10分钟,再稍揉搓成长条,揪成小面剂,擀成薄面圆皮。将馅料包入面皮,捏成半月形锅贴生坯。平底锅上火抹植物油,摆上锅贴生坯,烧四五成热时入清水,盖锅盖,大火焖至水刚干时再浇上少许油,煎焖片刻即熟,出锅底朝上码盘中食用。功能:双补气血,健脾养胃。

急性肝炎,消化性溃疡,慢性胃炎:马铃薯1000克去皮,切碎煮熟绞汁,置冰箱中冷藏。3次/日,10毫升/次,饭前饮用。功能:行气止痛,补肝益气。

急性肠胃炎吐泻:①干马铃薯50克,石榴皮、车前子各20克,共研末,每次服

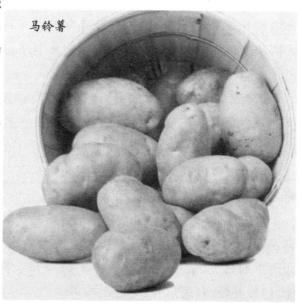

马铃薯

3～5克,2～3次/日。②鲜马铃薯100克,生姜10克,榨汁加鲜橘子汁30毫升调匀,放热水中烫温,每日服30毫升。

畏寒喜暖,消化不良,腹痛:马铃薯400克去皮切块,猪肉500克切象眼块,同入砂锅小火炖至八成熟,入葱、姜、精盐、桂皮等,至猪肉炖烂后食用。功能:和中健脾,养胃除湿。

胃及十二指肠溃疡,饮食不振,水肿:马铃薯500克煮熟去皮,捣烂成泥入碗,加面粉50克、精盐、花生油拌匀;精猪肉100克剁末,荠菜150克去老根沥水,入开水略焯捞出,过凉沥水,剁末;鸡蛋1个磕碗内打散。炒锅放中火上,入花生油50毫升烧六成热,投葱、姜末煸炒出香味,入猪肉末、酱油煸炒,加少许清水烧开,湿淀粉勾芡,撒胡椒粉盛入碗,入荠菜末拌匀成馅;马铃薯泥做剂子,包馅卷起来,两端封口,抹鸡蛋液,蘸上面包渣25克,做成马铃薯卷生坯;炒锅放中火上,倒入花生油700毫升,油六成热时入马铃薯卷生坯炸至皮脆馅熟,捞出沥油食用。功能:开胃利肠,利水消肿。

胃及十二指肠溃疡疼痛,习惯性便秘:新鲜(未发芽的)马铃薯(不去皮)切碎,加开水捣汁,每日早晨空腹服1～2匙(亦可加适量蜂蜜同服),连服15～20日。服药期间,禁忌刺激性食物。

营养不良性水肿,单纯性肥胖:马铃薯150克、胡萝卜150克、冬瓜300克分别挖成或切成圆球形,入沸水锅略焯。锅上火,放花椒油烧热,烹鲜汤,入胡萝卜球、马铃薯球和精盐,烧几分钟后入冬瓜球烧熟烂,湿淀粉勾芡,调味精,淋麻油。冬瓜球摆盘中,围以胡萝卜球,最外围摆马铃薯球,浇余汁食用。功能:利水消肿,润肤减肥。

病后体虚,老年人体弱:马铃薯500克去皮,入沸水煮透,熟后去汤,将马铃薯摇动,待热气散发,撒精盐食用。功能:宽肠通便,健脾开胃,降糖降脂。

病后脾胃虚寒,气短乏力:牛腹筋150克,马铃薯100克,酱油15毫升,糖5克,葱、姜各2.5克,文火煮烂,至肉、马铃薯皆酥而入味后食用。

脾胃呆滞,体虚水肿:马铃薯500克去皮切片,鏊盘(一种铁制的烙饼器具,平面圆形)内加奶油煮滚时,加1匙面粉、1杯开水,再下马铃薯片、胡椒盐烧片刻离火,取1个蛋黄加1大匙冷开水打好,倒入鏊盘调匀食用。功能:健脾开胃,利尿消肿。

慢性胃炎,习惯性便秘,消化性溃疡:马铃薯 200 克去皮,沸水中煮熟,放大碗中压烂成泥,再入面粉 100 克和少许盐,入清水拌匀。平底锅放油,油热后入拌好的马铃薯泥,压平成圆饼,中火煎至两面呈微黄,切大小一样的 6 块,每块饼上分别抹炼乳 10 克和番茄酱 5 克食用。功能:益气健脾,促进食欲,润肠通便。

慢性胃炎,吸收不良综合征,习惯性便秘,疲劳综合征:马铃薯 250 克去皮,切圆厚片,用温油煎至淡黄色时捞起。鸡蛋黄 1 个中加精盐、白醋顺向搅打,慢慢滴入植物油至黏厚呈奶油状,做成蛋黄酱。烤盘底涂一层黄油,排列上马铃薯片,并在其上撒精盐、胡椒粉、大蒜头粉及切成小粒的黄油 15 克,180℃炉温烘烤 10 分钟趁热装盘,蘸蛋黄酱食用。功能:补气健脾,和中养胃。

慢性胃炎,吸收不良综合征:马铃薯 200 克去皮切薄片,再切细丝,入沸水中焯过,捞出凉凉后入碗,撒少许精盐拌匀。嫩黄瓜 2 条切细丝,放马铃薯丝上,浇番茄汁 15 毫升拌匀后扣盘中,再将火腿末均匀地撒在盘内马铃薯丝上即可。功能:健胃和中,消食开胃。

慢性胃炎,疲劳综合征,腰腿痛:马铃薯 500 克去皮,切小块;牛肉 500 克切小块。炒锅上火,加植物油烧热后入牛肉块煸炒至水干,入酱油煸炒,再入精盐、味精、葱段、生姜片、白糖和少量水煸炒至肉熟,入黄酒略煸炒,投马铃薯块,加适量清水,炖至马铃薯、牛肉块熟烂入味,调味精食用。功能:补中益气,健脾和胃,强筋壮骨。

睾丸红肿,有积液:抽出积液后将马铃薯片贴于红肿处,对单纯睾丸炎疗效更佳。

静脉穿刺淤血,肌注后局部出现硬结:马铃薯切片,外敷患处,胶布固定,早、晚各换 1 次。

【食用宜忌】

☆ 脾胃虚寒易腹泻者应少食。

☆ 由于马铃薯的芽与块茎皮中均含龙葵碱(红皮者含龙葵碱比黄皮者多),过量食用能破坏血红细胞,引起恶心、呕吐、头晕、腹泻,严重者可导致脑出血、脑水肿及胃肠黏膜发炎、眼结膜炎,甚至死亡。

☆ 龙葵碱主要分布在皮部及芽中,故马铃薯发芽时,必须深挖及削去芽及其附近的皮层,再用水浸,然后充分煮熟,以清除和破坏龙葵碱,防止多食中毒。马铃薯不宜长时间存放,否则会产生大量的龙葵素。

莲　藕

莲藕又名藕、莲、荷梗、灵根、光旁。微甜而脆,十分爽口,可生食也可做菜,而且药用价值相当高,是老幼妇孺、体弱者上好的食品和滋补佳珍。在清咸丰年间,莲藕就被钦定为御膳贡品了。

其原产于印度,我国栽培历史悠久,春秋时期,《诗经》即载有彼泽之陂,有蒲菡萏,菡萏为莲花古称。现在我国中部和南部浅水塘泊栽种较多,蔬果皆宜。

【性味归经】

味甘、涩,性寒,无毒。入心、肺、脾、胃经。

【食用方法】

藕营养丰富,吃法很多。藕的顶端一节叫荷花头,肉质脆嫩,甜凉爽口,最宜生食。唐人韩愈诗云:"冷比雪霜甘比蜜,一片入口沉疴痊。"第二节稍老点,第三节比第二节略老些,这两节茎体粗壮,肉质肥厚,最宜熟食,若在藕孔中填塞糯米,煨酥切片,佐以白糖蘸食甚佳;或在两藕片之间夹入肉糜,放入湿面粉内一糊,入油锅炸成金黄色藕饼,其味不逊猪排;或糖渍蜜饯,做成糖藕片,制成藕脯罐头,人人皆爱食。从第四节往下各节,茎体逐渐细小,肉质渐薄,纤维质亦增多,宜烹调多种美味菜肴,或切丝煮粥,清香开胃;或碾成藕粉调羹,老幼体弱者食之易消化。

【营养成分】

每 100 克鲜藕中,含蛋白质 1.9 克,脂肪 0.2 克,糖类 15.2 克,粗纤维1.2 克,灰分 1 克,钾 243 毫克,钠 44.2 毫克,钙 39 毫克,磷 58 毫克,镁 19

毫克,铁 1.4 毫克,锰 1.3 毫克,锌 0.23 毫克,铜 0.11 毫克,硒 0.39 微克,胡萝卜素 0.02 毫克,维生素 B_1 0.09 毫克,维生素 B_2 0.03 毫克,烟酸 0.3 毫克,维生素 C 44 毫克,并含天冬素、焦性儿茶酚、新绿原酸、无色矢车菊素等多酚化合物及过氧化物酶等。

【保健功效】

解热生津,凉血散淤:莲藕为消暑生津佳品,能凉血散血,对热病及其病后均宜,对各种出血症(包括妇科出血)更宜。

止血补气:生食味甘多液,清热生津而不滑腻,凉血止血而不留淤,可用于治疗热性病症,对热病口渴、出血、咯血、下血者尤为有益。

补而不燥,开胃健脾:熟食补而不燥,开胃健脾。

排除多脂:所含黏液蛋白和膳食纤维,能与人体内胆酸盐、食物中的胆固醇及三酰甘油结合,使其从粪便中排出,从而减少脂类吸收。

健脾止泻,增进食欲,促进消化,开胃健中:莲藕散发出独特清香,还含鞣质,有一定健脾止泻作用,能增进食欲,促进消化,开胃健中,有益于胃纳不佳、食欲缺乏者恢复健康。

补气益血,增强体质:莲藕的营养价值很高,富含铁、钙等微量元素,植物蛋白质、维生素及淀粉含量亦很丰富,可明显补益气血,增强人体免疫力。

收缩血管,止血益血:所含的大量单宁酸可收缩血管,止血。

【功能主治】

清热润肺生津,凉血散淤祛肿,健脾开胃,益血生肌,止泻固精。主治热病烦渴、吐血、出血、热淋及脾虚久泻、久痢或病后食欲不佳。

【药用验方】

子宫复旧不全:鲜藕 100 克切碎绞汁过滤。鲜鸡冠花 30 克切碎,入砂锅,加水煎煮 2 次,30 分钟/次,合并 2 次滤汁,与鲜藕汁混匀入锅,加红糖 20 克微火煮沸,湿淀粉勾兑成羹。每日早、晚分食。功能:活血祛淤,止血复归。

心脾两虚,阴虚肝旺,内热血少,失血症:粗壮鲜老藕 500 克去皮去节,切厚片,入砂锅加清水,旺火烧沸后,改小火,煨至藕极烂,调以白糖进食。方中重用莲藕,煮浓汤进食,大能补益心脾,兼可疏郁清热,用于治疗心脾两虚及出血症功效显著。不宜用嫩藕及铁器炊具烹制。

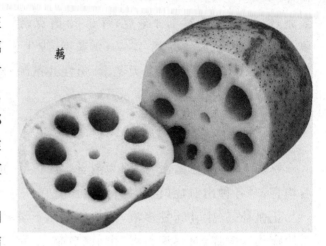

藕

支气管哮喘,慢性咽喉炎,支气管扩张,肺结核:大萝卜 250 克、带节鲜藕 200 克切片绞汁,加研成细末的冰糖适量调匀服,3 次/日,50 毫升/次。功能:清热解毒,行气化滞,化痰止喘。

发热口渴,肺热咳嗽,咯血,便血:鲜藕 500 克去节,面粉 50 克加水调成糊,封住藕下头,再从孔中灌满蜂蜜 150 毫升,竖放笼中蒸熟,然后去藕下端面糊,泄去孔中蜜,削去藕皮,切片食。功能:开胃健脾,凉血清热。

外感热病,口渴咽干,发热烦躁:鲜芦根 100 克、梨 1000 克去皮核,鲜藕、荸荠各 500 克去节,鲜麦冬 50 克共切碎或剪碎绞汁。不拘量冷饮或温饮,每日数次。方中鲜果皆为甘寒养阴之品,着重清肺经之火热,鲜芦根除清肺热外尚清胃热,鲜麦冬兼清肺胃经之火热,诸味相配,共成外感温热病饮服清热佳品。功能:益胃生津,除烦止渴。脾胃虚寒者不宜多服。

产后恶露不下:藕汁 1 份,生地黄汁、酒各 2 份,生姜 35 克捣汁,先煎地黄汁令沸,次下藕汁、生姜汁与酒,再煎 5 沸,放温时饮。

出血症:鸡蛋 1 个打入小碗,加清水、三七末 5 克、藕汁 1 小杯、精盐、素油调匀,蒸蛋羹食用。功能:止血。

阴虚咳嗽,咯血:莲藕汁 2 盏,梨汁、蔗浆、芦根汁、茅根汁、人乳 1 盏,鸡蛋 3 个(取清)。诸汁、蔗浆、人乳炖沸,与鸡蛋清和匀频服。

吸收不良综合征,免疫功能低下,贫血:鲜莲藕 200 克去皮剁细;鲜猪肉 75 克、火腿 25 克剁细后,与莲藕蓉糊同放大碗内拌匀,置纱布上摊匀,蒸 30 分钟取出切块,淋湿淀粉、味精和精盐调好的芡汁。功能:滋阴养血,提高免疫功能。

吸收不良综合征,慢性肠炎,老年性痴呆:藕 250 克去皮、节,切每 2 片基部相连的薄片;肉馅 100 克放精盐、酱油、葱花、生姜末、麻油拌匀;鸡蛋 2 个、湿淀粉、面粉搅匀成糊。每 2 片藕片间夹上肉馅制成藕夹,在蛋糊中上浆,入热植物油锅炸至亮黄色时捞出食用。功能:健脾止泻,开胃消食,健脑益智。

厌食,脾虚腹泻,便溏:新鲜莲藕 1000 克去皮、节后入锅煮,煮至烂熟时捞起,捣如泥;糯米 500 克煮成烂米饭,捣黏成粑,拌入藕泥做丸子。锅中加油烧五成热,入丸子炸至呈金黄色时捞起沥油,然后锅中加白糖水煮沸,将丸子投入糖水中,小火煮片刻,糖水收干即可食。功能:健脾开胃,增进食欲。

肺结核,慢性胃炎、肠炎,神经衰弱:百合 50 克剥瓣后用清水浸,捞出沥水切碎;山药 50 克下锅煮熟,去皮制成泥;红枣 20 枚去核切碎。百合、山药、红枣一同入碗,加面粉、牛奶、蜂蜜调匀。切开粗壮肥藕 1 节的一端,将百合等填满藕孔,再用牙签把切开的藕节封牢,入砂锅煮熟,捞出去藕皮,切厚片。猪网油垫入碗底,码入藕片,入冰糖,再盖上猪网油,大火蒸片刻取出,去猪网油,扣入盘食用。功能:滋阴润肺,健脾养胃,宁心安神。

贫血,骨质疏松症,醉酒:鲜藕 500 克去皮,切细丝后入沸水稍烫过凉沥水;青梅干、糖水莲子、糖水菠萝分别切小丁;鸡蛋 3 个打入碗,去蛋黄留蛋清,入白糖、鲜汤搅散,清蒸 3 分钟,制成芙蓉底。锅上火,入鲜汤、白糖、牛奶 25 毫升、藕丝,汤沸撇沫,湿淀粉勾稀芡,然后入青梅、糖水莲子、糖水菠萝,起锅倒入装鸡蛋清的碗中食用。功能:补气养血,补充钙质,开胃醒酒。

神经衰弱,高血压,高脂血症:鲜藕 100 克切碎捣烂,与决明子 15 克同入锅,加水适量煎煮 45 分钟,用洁净纱布过滤,取滤汁回入锅,小火煮沸,当茶频饮。功能:宁心明目,降血脂,降血压。

轻度中暑,厌食,鼻出血:嫩藕 250 克去皮,切半圆形片,浸冷开水中;酸梅 25 克去核剁碎,放锅中,入清水、白糖,中火熬至汤汁稍稠时冷却。藕片捞起沥水,蘸酸梅汁食用。功能:清暑止渴,凉血行淤,促进食欲。

眼热赤痛,热病烦渴,热淋:粗壮肥莲藕 1 个(连节)去皮;绿豆 50 克水浸后取出,装入藕孔,加清水炖至熟透,调入精盐食用。功能:清热明目。方中绿豆为主,清热解毒,明目止痛;莲藕为辅,清热凉血,以助绿豆之力。

眩晕,免疫功能低下,头发早白或脱落:黑豆 100 克入饭锅干炒至豆衣裂开,用清水洗净晾干;乳鸽 1 只去毛、内脏,莲藕 500 克切块;红枣 4 枚去核。汤锅上火,加清水适量,沸后下黑豆、莲藕、乳鸽、红枣和陈皮 1 块,改中火继续炖 3 小时,入精盐调味食用。功能:滋补肝肾,乌须黑发。

暑热症,单纯性肥胖,饮酒过量:鲜嫩藕 400 克去皮,切 2 毫米厚的片,入沸水锅略焯,沥水入盆,加花椒粒、味精、精盐拌匀,再入麻油、生姜末、醋颠翻几下,腌渍 30 分钟食用。功能:清暑开胃,减肥醒酒。

脾胃虚弱,胃热口渴:鲜藕 400 克切寸块,入沸水略汆捞出,盐腌后沥干水,加葱油 10 毫升、姜丝 10 克、橘皮丝 10 克拌匀;小茴香 10 克研细末。黄米饭 400 克、藕块等搅匀后入小茴香末捣烂,用鲜荷叶包裹,重物压 1 宿食用。功能:生津开胃,健脾益气。

脾胃虚弱,食少,吐血,便血,虚弱失血:藕粉、糯米粉、白糖各 250 克入盆中,加开水揉成面团蒸熟。功能:补虚益胃,养血止血。体虚胃弱,血不循经,则见食少和失血。方中藕粉为主药,补虚开胃,养血止血;糯米粉、白糖为辅佐,糯米粉补益脾胃,白糖补虚润燥。痰热内蕴者不宜食用。

骨质疏松症,神经衰弱,失眠:猪脊骨 1 具剁碎,放沸水锅内略焯捞出;藕 250 克去节和表皮切片。猪脊骨入锅,加清水适量,大火煮沸撇沫,入精盐、黄酒、葱段、生姜片,转小火炖至肉离骨,捞出骨头拆去肉,捅出脊髓,然后将脊髓、藕片入汤炖至熟而入味,拣去葱、生姜,入味精食用。功能:益肾填髓,补充钙质,健脑强身。

慢性气管炎、胃炎,咽喉炎:鲜藕 400 克去皮、节,切细丝,入水中略漂洗,捞出沥水后加精盐略腌。炒锅上火,放植物油烧七成热,下藕丝炸至呈淡黄色捞出控油。炒锅内留少许油烧四成热,入番茄酱 10 克炒散,然后入水、白糖、醋,汤沸撇沫,湿淀粉勾芡,入藕丝颠翻均匀食用。功能:醒脾开胃,生津解渴。

慢性胃炎、气管炎,贫血:嫩藕 500 克削皮去节,切硬币厚的片,入盘中,撒白糖 100 克、桂花酱适量食用。功能:健脾开胃,养血止渴。

慢性胃炎、气管炎,高血压,高脂血症:鲜莲藕 500 克去皮,入开水锅煮熟,捞出凉凉;楂糕 150 克压成泥,加桂花酱 25 克、白糖拌匀,抹入藕孔切片食用。功能:健脾开胃,生津止渴,降血脂,降血压。

糙皮病,脚气病,慢性肠炎,腹泻,吸收不良综合征:嫩藕 250 克、胡萝卜
1 个分别切丝。面粉调成糊,藕丝、胡萝卜丝、葱段、精盐入面糊拌匀,做团
后放植物油锅中炸,待炸成金黄色,每个藕团伸出多足,形似螃蟹即可食用。
功能:补充维生素,健脾止泻。

【食用宜忌】

☆ 藕性寒,生吃清脆爽口,但易伤脾胃,故脾胃消化功能低下、大便溏
泻者不宜生食。忌铁器加工。

☆ 藕作为药治病时,中满痞胀及大便燥结者,忌服莲子;服用莲须时,
忌食地黄、葱、蒜,小便不利者勿服;上焦邪盛或体虚者,不可服用莲叶,且忌
茯苓、桐油。

洋 葱

洋葱又名葱头、玉葱、球葱、圆葱、胡葱、洋葱头。为百合科草本植物,是
一种很普通的廉价家常菜。

国人常惧怕其特有的辛辣香气,而在国外它却被誉为菜中皇后,营养价
值很高。

【性味归经】

味辛,性温。入脾、胃、心、肺经。

【食用方法】

生食或烹食。

【营养成分】

每 100 克洋葱中,含蛋白质 1.1 克,脂肪 0.2 克,糖类 6.1 克,粗纤维
0.9 克,灰分 0.5 克,钾 147 毫克,钠 4.4 毫克,钙 24 毫克,镁 15 毫克,磷 39
毫克,铁 0.8 毫克,锰 0.14 毫克,锌 0.23 毫克,铜 0.05 毫克,硒 0.92 微克,

胡萝卜素 0.02 毫克,维生素 B_1 0.03 毫克,维生素 B_2 0.09 毫克,维生素 C 8 毫克,烟酸 0.3 毫克,并含气味物质如葱蒜辣素、硫醇、二烯丙基二硫化物与二烯丙基硫醚、三硫化物和少量柠檬酸盐、苹果酸盐等;在其精油中,含可降低胆固醇的含硫化合物的混合物。

【保健功效】

降胆固醇,软化血管:油煎洋葱能抑制高脂肪饮食引起的血浆胆固醇升高,并使纤维蛋白溶解活性下降,故可用于治疗动脉硬化。

益胃利肠,增加分泌:对胃肠道能提高张力,增加分泌,可适用于治疗肠无力症及非痢疾性肠炎。

抗寒杀菌,抑制病毒:洋葱鳞茎和叶子所含辛香辣味油脂性挥发物硫化丙烯能抗寒、抵御流感病毒,有较强的杀菌作用,水剂可杀灭金黄色葡萄球菌、白喉杆菌、滴虫等。

抗糖尿病,收缩子宫:洋葱对四氯嘧啶及肾上腺素性高血糖有抗糖尿病作用,对离体子宫有收缩作用。

提神醒脑,降糖益脑:洋葱有一定提神作用,能帮助细胞更好地利用葡萄糖,同时降血糖,供给脑细胞热能,适宜于糖尿病、神志委顿患者。

平衡营养:洋葱富含维生素,可用于治疗多种维生素缺乏症。

激活活性,舒张血管,降脂降压:洋葱中含挥发油,而挥发油中又含可降胆固醇的含硫化合物的混合物,特别是洋葱含前列腺素样物质及能激活血溶纤维蛋白活性的成分,这些物质均为较强的血管舒张剂,能减少外周血管和心脏冠状动脉的阻力,有对抗人体内儿茶酚胺等升压物质的作用,还能促进钠盐排泄,使血压下降,对高脂血症、高血压等心血管疾病患者尤为有益。

疏胃宽肠,促进消化:洋葱营养丰富,且气味辛辣,能刺激胃、肠及消化腺分泌,增进食欲,促进消化,可用于治疗消化不良、食欲缺乏、食积内停等。

阻止变异,抗癌防癌:洋葱中含有效的天然抗癌物质栎皮黄素,能阻止体内的生物化学机制出现变异,控制癌细胞生长,有防癌抗癌作用。

利尿祛痰,开胃化湿,降脂降糖:洋葱与大蒜关系密切,有相近的辛辣味,民间作为利尿剂和祛痰剂,有开胃化湿,降脂降糖,助消化的功效。

【功能主治】

理气和胃,清热化痰,健脾消食,温中通阳,发散风寒,散淤解毒,提神健体。主治食积纳呆、腹胀腹泻、饮食减少、溃疡、创伤、妇女滴虫性阴道炎、外感风寒无汗、鼻塞、高脂血症、高血压等。

【药用验方】

高血压,高脂血症,动脉硬化:洋葱 200 克切丝,鸡蛋 3 个磕碗中调匀。豆油入铁锅烧热,下鸡蛋炒至结块盛出。锅中再放植物油入洋葱炒熟,然后入鸡蛋及精盐,加少许清水焖烧 5 分钟,撒入味精,烧沸后食用。功能:化痰祛淤,降血压,降血脂。

心血管病,糖尿病,癌症:洋葱 300 克去老皮切碎,与粳米 500 克共入砂锅煮粥,粥熟时酌调精盐等。功能:降血压,降脂,止泻止痢,提高机体免疫能力,防癌抗癌。

外感风寒,头痛鼻塞,食欲缺乏:洋葱 400 克去老皮,切薄片,入沸水略焯,捞起沥水装盘;用冷开水溶化精盐,浇洋葱上,加麻油、醋调匀食用。功能:疏解肌表,醒脾悦胃。

创伤,挫伤,烧灼伤:①洋葱头捣碎置碗中,将伤处置于洋葱之上,以洋葱气味熏伤口,可促进愈合。②新鲜洋葱去外皮,磨汁外搽。

冠心病,高脂血症:鸡脯肉 250 克横切薄片,入生姜丝、料酒、精盐、味精和湿淀粉拌匀;洋葱 150 克去皮切丝,炒锅入植物油烧六成热,投洋葱丝略煸炒,有香味溢出后入清水、精盐,再煮 1 分钟装盘。锅置大火上,入植物油烧六成热时入鸡肉丝,用勺拨散,洋葱入锅,与鸡肉丝稍翻炒,调味精食用。功能:滋阴补肾,活血降血脂。

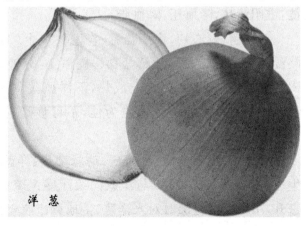

洋葱

胃虚,厌食症:洋葱

300克、精猪肉200克切细丝,肉丝内加少许淀粉拌匀。锅烧热入油,下肉丝爆炒断生后盛盘中;洋葱入油锅煸出香味,下肉丝略翻炒,酌调味精等,洋葱九成熟时可食。功能:温中健体,辛香开胃。

感冒:洋葱500克去老皮切片,干辣椒数根切1.8厘米长的节,用碗将精盐、白糖、醋、酱油、味精、湿淀粉对成味汁。炒锅上火,放植物油烧六成热,下辣椒节和花椒适量炸成棕色,入洋葱片炒1～2分钟,烹味汁,汁收浓熟食。功能:发散风寒。

高血压,高脂血症,动脉硬化:新鲜洋葱200克洗后晾干,切细丝,浸500毫升曲酒中,加盖密封,每日振摇1次,7日后用。苹果100克去皮、核,切小块,与鲜牛奶200毫升同搅成浆汁倒杯中,调入洋葱酒20毫升拌匀。每日早、晚分饮。功能:清热化痰,祛淤,降血压。

高血压,高脂血症,冠心病,慢性胃炎:洋葱200克切细丝。锅上火,加植物油用大火烧八成热,入洋葱丝翻炒,加酱油、醋、精盐、味精等拌炒均匀。功能:降血压,降脂,活心血,助消化。

高血压,高脂血症,糖尿病:洋葱150克、牛肉100克分别切细丝,牛肉丝用湿淀粉抓芡。炒锅加植物油,大火烧七成热,加葱末、姜丝煸炒出香味,入牛肉丝、料酒熘炒至九成熟,加洋葱丝再同炒片刻,调入精盐、味精、酱油炒匀。功能:益气增力,化痰降脂,降血压,降血糖。

高血压,高脂血症:净鲜河蚌肉400克切片,入沸水锅焯透,捞出沥水;洋葱200克切丝,入沸水锅略焯。炒锅上火,加植物油烧七成热,入葱、姜煸香,投蚌肉,加料酒、精盐炒入味,入洋葱丝烩炒,调入味精、五香粉炒匀。功能:滋阴清热,降血压,降血脂。

糖尿病,冠心病,高脂血症:洋葱头3个(约300克)去外皮、根头,温水略浸取出,切丝入碗,加精盐揉搓腌渍10分钟;香干3块剖片,切细丝。炒锅上火加植物油,中火烧七成热,下洋葱丝急火翻炒,同时加香干丝,调酱油、味精稍熘炒(炒时以嫩脆为佳,不可炒烂),淋麻油食用。功能:健胃宽胸,生津止渴,行气降血糖。

糖尿病,高脂血症,高血压,动脉硬化:洋葱200克去根、皮,切碎捣烂;生地黄50克切碎捣烂,与洋葱同绞汁盛大碗中。锅上火,入新鲜牛奶250毫升,小火煮至将沸时对入洋葱、生地黄汁液充分混匀,再煮至沸。每日早、晚分饮。功能:清热生津,滋阴止渴,降血糖。

【食用宜忌】

☆ 洋葱的香辣味对眼睛有刺激作用,多食易目糊和发病;洋葱辛温,热病患者及热病后不宜进食。

❖三、瓜茄类养生保健

冬 瓜

冬瓜又名白瓜、水芝、地芝、枕瓜,属一年生攀援草本,为葫芦科植物。其果实呈圆、扁圆、长圆筒形。

嫩瓜绿色或间有淡绿色花斑,密生刺毛,老熟时刺毛脱落,表面有一层白色蜡质粉末,肉质白色肥厚。我国各地均有栽培,夏末秋初果实成熟时采摘。去皮、子、瓜瓤,洗净食用,是夏秋两季的家常瓜蔬。

【性味归经】

味甘、淡,性凉。入肺、大肠、小肠、膀胱经。

【食用方法】

冬瓜味淡,可配以肉类及火腿、虾米、干贝等鲜香原料,一般应先刮去外皮,挖去瓤、子,再切成块、片或整形烹制,适宜于炒、蒸、煎、炸、烩等烹调方法,并可用作食品雕刻的原料。

【营养成分】

每 100 克冬瓜中,含蛋白质 0.4 克,脂肪 0.2 克,糖类 1.6 克,灰分 0.2 克,粗纤维 0.7 克,钾 78 毫克,钠 1.8 毫克,钙 19 毫克,镁 8 毫克,磷 12 毫克,铁 0.2 毫克,锰 0.03 毫克,锌 0.07 毫克,铜 0.07 毫克,硒 0.22 微克,胡萝卜素 80 微克,维生素 B$_1$ 0.01 毫克,维生素 B$_2$ 0.01 毫克,烟酸 0.3 毫克,维生素 C 18 毫克。

【保健功效】

利尿消肿,生津解暑,去痱止痒,清心除烦:冬瓜性凉味甘,瓜瓤略带甜味,部分地区将其生熟两吃,因其滋润多液,水分含量较多,能清热利尿消肿,解暑生津除烦,可治疗痱子,故最适合于夏日食用。

利尿健脾,减肥轻身,低糖消肿,和中益气:冬瓜含脂肪较少,热能不高,维生素 C 和钾盐含量较高,含糖量和含钠盐量亦极低,所含丙醇二酸能有效抑制糖类转化为脂肪,又利尿健脾,故常吃冬瓜可减肥轻身。此外,对需要补充食物的肾脏病、水肿病、糖尿病、冠心病、动脉硬化、高血压及肥胖患者亦有良效,能消肿而不伤正气。

利尿排毒:肾炎患者恢复期内服冬瓜皮煎剂,2 小时内排尿量会显著增加。

【功能主治】

利水消肿,润肺化痰,下气解毒,清热祛暑,生津止渴除烦。主治腹泻、胀满、水肿、淋病、小便不利、脚气、痰热喘咳或哮喘、暑热烦闷、消渴、热毒痈肿、痔瘘,还可解毒、醒酒。

【药用验方】

中暑:新鲜上好的冬瓜 1000 克去皮,除瓤、子,再将其切 4～5 厘米厚的长方块,放沸水中烫 5～10 分钟,至冬瓜肉质透明时捞出,在清水中冲,压除水分,置日光下晒至半干时,用白糖拌匀,浸渍半日后,再晒 3 日。功能:清热生津止渴。

水肿,肥胖:冬瓜 50 克去瓤,连皮切薄片,入锅加水 200 毫升,煮 10 分钟,去冬瓜取汤汁,代茶常饮。功能:利水消脂。

水肿,肾炎,小便不利,全身水肿:带皮冬瓜 500 克,加水 1500 毫升、盐少许,文火煮汤,1 剂/日,分 3 次服。或冬瓜 300 克,赤豆 30 克,加水煮汤,不加盐或少加盐,每天食 2 次。

　　发热性疾病病后口干舌燥、舌红少苔,糖尿病:冬瓜 500 克,麦冬、天冬各 15 克。麦冬、天冬均切片。冬瓜肉、皮、瓤、子分别盛入碗。冬瓜肉、瓤捣汁。冬瓜皮切细丝,与冬瓜子同入砂锅,加水适量,大火煮沸后加麦冬、天冬,改小火煮 40 分钟,取汁去滓后,回入砂锅,加水煮沸,入冬瓜汁,小火煮沸。每日早、晚分饮。功能:清热除烦,生津止渴,降血糖。

　　妇女妊娠水肿,肥胖:冬瓜 300 克去皮、瓤后切方块,菠菜 200 克切 4 厘米长段,羊肉 30 克、姜适量各切薄片,葱适量切段。炒锅放火上,加油烧热,投入葱花,放羊肉片煸炒,再入葱段、姜片、菠菜、冬瓜块略炒,加鲜汤,煮沸10 分钟后入精盐、酱油、味精,最后倒入湿淀粉芡汁调匀。功能:补虚消肿,减肥健体。

　　更年期综合征,性功能减退,肥胖:冬瓜 200 克,鹌鹑 400 克,鲜汤、花椒、葱、生姜、黄酒、精盐、味精、醋各适量。将宰杀好的鹌鹑剁去爪、嘴尖,脊骨处一剖为二,入开水锅烫去血污;冬瓜切小块;葱、生姜拍松。锅上火,入鹌鹑、鲜汤、盐、酒、花椒、葱、姜,大火烧开,再小火保持汤锅微沸,炖至五成熟时入冬瓜块,醋同煮至熟烂,去葱、生姜、花椒,再入味精调味。功能:补中益气,强筋壮骨,减肥轻身。

　　单纯性肥胖,糖尿病,高血压:冬瓜 400 克,鲜牛奶 50 毫升,鲜汤、精盐、

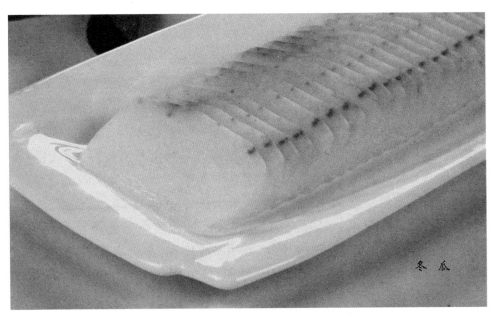

冬　瓜

植物油、味精、湿淀粉各适量。冬瓜去皮、瓤，切2厘米×7厘米×10厘米块，在冬瓜肉面划成1厘米见方的斜格子形，深1厘米，然后切7厘米×2厘米×2厘米长条。炒锅上火，放油烧至七成热，入冬瓜条炸片刻，冬瓜肉略微收缩、发软时即捞出沥油。炒锅留底油，入鲜汤，将炸过的冬瓜条放汤内，加盖焖烧2分钟，入精盐、味精，加牛奶，将湿淀粉徐徐淋入锅，边淋边搅，直至卤汁裹紧冬瓜条。功能：清热解毒，生津润肠。

肺中有痰，咳嗽气喘：蒜苗100克切2厘米长段，冬瓜300克去皮、瓤后切块。炒锅上火，加植物油50毫升烧至六成热，投入蒜苗略炒，再放冬瓜块，炒熟后加调料，淀粉勾芡，调入味精。功能：利肺化痰。

肾炎，小便不利，全身水肿：冬瓜皮、西瓜皮、白茅根各30克，玉蜀黍心25克，赤豆150克，水煎分服，3次/日。

肾炎，水肿，血尿：冬瓜500克，鲤鱼250克，加水适量清炖，饮汤吃冬瓜、鱼肉，2次/日。功能：清热凉血，利湿消肿。

夏季生痱子：①冬瓜切片捣烂涂抹。②冬瓜蘸滑石粉涂擦患处。

糖尿病：①冬瓜去皮，每次饭后吃100～150克，5～7次见效。②冬瓜肉不拘量，研取自然汁，好黄连适量（去须）研末，与冬瓜汁混合制成饼，阴干为末，再用汁浸和，如此7次，然后用冬瓜汁为丸如梧桐子大，每次服30～40丸，以冬瓜汁煎大麦仁汤下入。

疲劳综合征，性功能减退，遗精：冬瓜300克，水发海米50克，鲜汤、葱花、生姜丝、精盐、味精、麻油各适量。冬瓜去皮、瓤后切5厘米×2厘米的长方片。炒锅上火，加鲜汤，沸后入冬瓜、海米、精盐，烧约10分钟，待冬瓜煮熟，入葱花、生姜丝、味精，撇浮沫，淋麻油。功能：清热解毒，益肾壮阳。

高血压，肾炎水肿：冬瓜250克去皮、瓤后切片状，银耳30克泡发洗净。锅放火上，加油烧热，倒入冬瓜略煸炒，加汤、盐，烧至冬瓜将熟时，入银耳、味精、黄酒调匀。功能：清热生津，利尿消肿。

高血压，高脂血症，单纯性肥胖：冬瓜500克，赤小豆50克，红糖15克，藕粉30克。冬瓜去皮、子，连瓤切碎，绞成糜糊放碗中。赤小豆淘净入砂锅，加水中火煮至熟烂，入红糖拌匀，再加冬瓜糜糊，小火煮至沸，调入湿藕粉，边煨边拌成羹。每日早、晚分食。功能：健脾利水，降脂，降血压。

慢性前列腺炎，尿道炎，肾炎水肿：冬瓜750克去皮、瓤，切大块蒸熟，取出冷透,碾烂成蓉。冰糖 25 克入汤碗,加开水溶化,入冬瓜蓉,滴入香草香精 3 滴,冷后入冰箱冻 1 小时食用。功能:利水消痰,清热解毒。

慢性胃炎,吸收不良综合征,疰夏:发好的干贝 100 克,冬瓜 400 克,水发冬菇 50 克,火腿 30 克,青豆 10 克,鲜汤、精盐、味精、黄酒、麻油、湿淀粉各适量。冬瓜去皮、瓤,削成直径 2 厘米的小球,共 24 个,放清水内煮透,冷水过凉沥水;冬菇去蒂切两半;火腿切象眼片。炒锅入鲜汤、干贝、冬瓜球、冬菇、火腿、青豆、盐、酒,烧开后撇沫,煨一会儿,用湿淀粉勾芡,加味精,淋麻油搅匀盛盘内。功能:清热解暑,补中益气。

烦渴,性功能减退:冬瓜 400 克,鲜蘑菇 200 克,水发海米 50 克,鲜汤、植物油、精盐、味精、黄酒、葱姜汁、湿淀粉、麻油各适量。冬瓜去皮,切 3 厘米见方的块,再修削成球。鲜蘑菇去蒂,大的用手撕成长条,小的保持整形。炒锅上火,放油烧至六成热,入冬瓜球炸至断生,捞出控油。锅内留少许油,烧至五成热烹酒,入葱姜汁、鲜汤、盐、味精、鲜蘑菇、冬瓜球、海米,烧沸撇沫,至原料入味,用湿淀粉勾稀芡,淋麻油搅匀。功能:滋阴润燥,补脾益肾。

慢性胃炎,营养不良性水肿,肥胖:冬瓜 500 克,鲜蘑菇 100 克,植物油、精盐、味精、香菜段、湿淀粉各适量。冬瓜去皮切块,入烧热的油锅煸炒,再入蘑菇、盐和清水(或汤料),煮至冬瓜熟烂,加味精,湿淀粉勾芡,撒上香菜段。功能:补气益胃,健脾利湿,减肥美容。

【食用宜忌】

☆ 冬瓜性偏凉,凡属脾胃虚寒者、久病者或阳虚肢冷者忌食。

黄 瓜

黄瓜又名胡瓜、王瓜、刺瓜,属葫芦科一年生攀援状草本。基蔓生有刚毛,卷须不分权。叶五角状心脏形,两面有粗毛,浓绿或黄绿色。花冠黄色,椭圆状披针形。瓜果柱形,幼嫩者青绿色,表皮疏生短刺,刺基有瘤状突起,老则变黄。黄瓜原产于印度,西汉张骞出使西域引进国内培植,最初称之为胡瓜。不过羯族人赵国君王反对呼北方少数民族为胡民,因此杜宝的《拾遗录》云："隋大业四年避讳，改胡瓜为黄瓜。"

【性味归经】

味甘,性寒。入肺、胃、脾、大肠、小肠经。

【食用方法】

黄瓜肉嫩多汁,芳香脆甜,生吃、凉拌、炒食、腌渍、酱制均宜。

【营养成分】

每 100 克新鲜黄瓜中,含蛋白质 0.8 克,糖类 2.4 克,灰分 0.3 克,脂肪 0.2 克,粗纤维 0.5 克,钾 102 毫克,钠 4.9 毫克,钙 24 毫克,镁 15 毫克,铁 0.5 毫克,锰 0.06 毫克,锌 0.18 毫克,铜 0.05 毫克,磷 24 毫克,硒 0.38 微克,胡萝卜素 90 微克,维生素 B_1 0.02 毫克,维生素 B_2 0.03 毫克,烟酸 0.2 毫克,维生素 C 9 毫克,并含葡萄糖、半乳糖、甘露糖、木米糖、果糖、咖啡酸、绿原酸、多种游离氨基酸、苷类、挥发油、葫芦素、黄瓜酶等。种子含脂肪油、亚油酸、棕榈酸、硬脂酸。黄瓜头部苦味部分成分为葫芦素。

【保健功效】

减肥强体,降血脂,降胆固醇:黄瓜所含丙醇二酸可抑制糖类转变为脂肪,故多吃黄瓜可减肥、预防冠心病、扩张血管、减慢心率、降血压。黄瓜中纤维素能促进胃肠蠕动,促进人体肠道内腐败物质排泄,降低胆固醇,强身健体。

健脑安神:黄瓜含维生素 B_1,对改善大脑、神经系统功能有利,能安神定志,治疗失眠。

降血糖:黄瓜所含葡萄糖苷、果糖等不参与通常的糖代谢,故糖尿病患者以黄瓜代淀粉类食物充饥,血糖非但不会升高,反而会降低。

抗过氧化,抗衰老,美容:黄瓜含丰富维生素 E,可延年益寿、抗衰老、美容;黄瓜中黄瓜酶有很强的生物活性,能有效促进机体新陈代谢。用黄瓜捣汁涂擦皮肤,可润肤、舒展皱纹。

抗癌:黄瓜所含葫芦素 C 具有增强人体免疫功能的作用,且毒性较低,可达到抗癌目的;还可治慢性、迁延性肝炎,能延长原发性肝癌患者生存期。

防治乙醇中毒:黄瓜所含丙氨酸、精氨酸等对肝脏病患者(尤其酒精性肝硬化患者)有辅助治疗作用。

【功能主治】

消肿止渴,除热生津,利水解毒。主治热病烦渴、咽喉肿痛、目赤火眼、小便不利、湿热黄疸、烫伤等。

【药用验方】

小儿口疮:老黄瓜1条切开,去子、瓤,入冰片适量,收瓜皮外所生白霜入瓶,用时取敷患处。

小儿夏季发热,口渴,多饮:黄瓜250克,豆腐500克,煎汤代茶饮。

小儿疳积:①黄瓜、豆腐各100克,水煎食。②黄瓜皮50克,加水2碗煎至1碗,2~3次/日,连续服用。

小儿疳黄,盗汗,骨蒸潮热,腹大肌瘦:大黄瓜(黄色,去瓤)1条,大黄(湿纸裹煨至纸焦)、胡黄连、柴胡(去芦)、鳖甲(醋炙黄)、芦荟、青皮、黄柏各等份。除黄瓜外各药同为细末;黄瓜去头,填满诸药,盖口封好,慢火煨熟,面糊为丸如绿豆大。2~3丸/次,食后冷浆水或新水送下,大儿5~10丸/次。

支气管哮喘,咽喉炎,结膜干燥:生姜15克切薄片;葱适量切葱花;蒜15克切片;金针菜15克水涨发,去蒂头;鲜黄瓜400克去两端,剞成花刀,盐腌10分钟,滗干水分;鸡蛋1个打散;酱油、醋、糖、黄酒15毫升、味精调汁。锅上火,加油烧七成热,黄瓜蘸蛋液入锅炸至黄色时捞出。锅上火,入油少许,油热时下姜片、蒜片、葱花炸出香味,再下金针菜和调味汁,烧开后下炸黄瓜片,煮入味时用湿淀粉勾芡。功能:养阴清热,利咽明目。

水火伤灼肿痛:①摘黄瓜入瓶,封住挂檐下,用时取水刷伤处。②老黄瓜1条,去子、瓤,用纱布包后挤压过滤,取原汁装瓶,用时棉花蘸之涂患处,3~5次/日,黄瓜汁以当日配用为宜。功能:止痛消肿。

水肿:①四肢水肿者,老黄瓜皮30克,加水2碗煎至1碗,2~3次/日,连续服用。或黄瓜1条,劈成两半,不去子,以醋煮一半,水煎一半,至俱烂

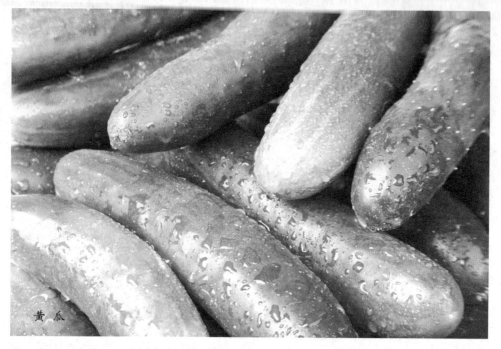

黄瓜

合并一处,空腹 1 次服完,须臾下水。②遍身黄肿者,黄瓜 50 克,地龙 50 克,共为细末,10 克/次,黄酒或茶清调服下。③老黄瓜不拘量,煎水服。

动脉硬化,高血压,肥胖:黄瓜 1 条,番茄 1 个,切片加适量精盐和糖、醋凉拌食用。

妇女更年期肾虚烦热:黄瓜 150 克,切菱形片状;紫菜 15 克,海米适量。锅入清汤,烧沸后投入黄瓜、海米、精盐、酱油,沸后撇沫,下紫菜,淋麻油,撒味精调匀。功能:清热益肾。

汗斑:黄瓜 100 克,硼砂 10 克。黄瓜剖开,去瓤切块,与硼砂一起用水煎沸,再文火煎 20 分钟,取汤汁外搽患处,3 次/日,3 日/疗程。

贫血,单纯性肥胖,性欲低下:小黄瓜 600 克,虾米 20 克,辣椒 2 个,白糖、酱油、醋、植物油、花椒、味精、精盐各适量。黄瓜去头、尾,切长 3～4 厘米的小段,削成一个个小卷(尽量薄,且不断开),弃黄瓜心不用。锅内将油烧热,爆香花椒,入虾米、辣椒略炒,再入黄瓜卷,趁未软前入调料拌匀。功能:开胃消食,补虚养颜。

中暑,颜面灰黑:黄瓜 50 克,粳米 100 克。黄瓜切片。粳米入锅加水,按常法煮粥,粥快熟时入瓜片稍煮。每日早、晚分食。功能:清热解毒,美容嫩肤。

美容:①皮肤干燥者,每日早晨洗脸前,先用乳浆 10～15 毫升与黄瓜汁 30～60 毫升混合擦脸和颈部,15～20 分钟后用清水洗去,洗 1 个月,可令皮肤变白,黑斑脱去。②晨起眼肿,切黄瓜数片,敷于眼睑和下眼袋处,10 多分钟后取下,再依前法敷黄瓜片,几分钟后取下,用清水洗净双眼及面部。

烦渴,口腻,脘痞:黄瓜 500 克,精盐、白糖、白醋各适量。黄瓜去子,切薄片,以盐腌 30 分钟。用冷开水洗净黄瓜,水控干后,加盐、糖、醋腌 1 小时。功能:清热开胃,生津止渴。

暑热症,慢性胃炎、前列腺炎、尿道炎,习惯性便秘:嫩黄瓜 2 条,胡萝卜 1 根,鸡蛋 2 个,白醋、麻油、白糖、味精、精盐各适量。黄瓜切 3 厘米长的细丝放盘内,撒盐拌腌 30 分钟,滗去渗出的水。鸡蛋入锅煮熟,捞出放凉水内漂凉,去蛋壳,蛋白和蛋黄都切碎成丁,撒瓜丝上。胡萝卜擦成泥,亦撒瓜丝上。糖、醋、麻油、味精各适量和少许盐对成调味汁,浇瓜丝上。功能:清热利尿,滋阴润燥。

慢性气管炎,慢性胃炎,单纯性肥胖:黄瓜 1 条,绞好的肉 200 克,胡萝卜 100 克,香菇 45 克,鲜汤、精盐、味精、淀粉、麻油各适量。黄瓜去皮,切长 4～5 厘米的段,中间挖空,撒入少许淀粉;香菇用水泡后切丝。胡萝卜切碎,入绞好的肉和调料,拌匀塞入黄瓜,做成酿黄瓜。将酿黄瓜入大汤碗,加香菇丝及鲜汤,蒸熟调味。功能:润肺健胃,减肥轻身。

积食,胃下垂,营养不良性水肿:黄瓜 250 克,香菜 150 克,小辣椒、麻油各 10 克,黄酱 100 克。黄瓜、辣椒均切如黄豆粒丁;香菜切 1 厘米长段。黄瓜、辣椒、香菜入盆,加黄酱、麻油拌匀。功能:消食下气。

【食用宜忌】

☆ 黄瓜性寒凉,胃寒者多食易腹痛泄泻;老年慢性支气管炎患者发作期忌食。

☆ 黄瓜诚然益处多,但脾胃虚寒或腹痛吐泻者则不宜多吃。黄瓜生长、采摘、运输、出售过程易受大肠杆菌、痢疾杆菌、蛔虫卵等病菌污染,故生吃或凉拌前,务必洗净用开水烫过。还应注意不与含维生素较多的菠菜、辣椒、油菜混炒或与水果同吃,因为黄瓜所含维生素 C 分解酶会使这些果蔬中的维生素 C 被分解而损失。高温又会使黄瓜里的维生素损耗过半,故最佳吃法为凉拌或生吃。若调入醋或蒜泥,既调味又消毒灭菌。

☆ 科学家从黄瓜根中提取出一种蛋白质 GLQ223,能够辨认和攻击被艾滋病病毒感染的人体免疫系统的两种细胞,既能杀死艾滋病病毒感染的细胞,又不损伤正常细胞。这不仅为防治艾滋病提供了药源,也为黄瓜研究开辟了广阔前景。

南　瓜

南瓜又名番瓜、倭瓜、饭瓜、北瓜、倭瓜,属葫芦科一年生藤本。茎中空五棱形,卷须分杈。叶五裂似心脏形,生有稍硬茸毛,边缘略呈波状弯曲,且有小齿,叶脉间有白斑。花黄色呈漏斗形。瓜果扁圆或长圆形,表皮暗绿或绿白相间,老熟后有白粉,黄褐或赭色,有波状网纹。原产于亚洲南部,我国分布面最广,耐贫瘠干旱,生命力强,既可在田园大面积种植,又可在房前屋后或地角田头零星栽培。其产量极高,一棵结瓜多达数十个,最大者上百斤。

【性味归经】

味甘,性温。入脾、胃经。

【食用方法】

南瓜可烹饪多种菜肴,或捣烂拌入面粉等辅料制成各式糕点,风味极美。若将南瓜削皮挖瓤,切块以油盐炒,同大米煮饭,食之香甜油润。瓜花清炒或煮汤,鲜嫩爽口。瓜子炒食,清脆香糯。

【营养成分】

每 100 克南瓜新鲜果肉中,含蛋白质 0.6 克,脂肪 0.1 克,糖类 3.5 克,粗纤维 0.8 克,灰分 0.4 克,钾 145 毫克,钠 0.8 毫克,钙 16 毫克,磷 24 毫克,镁 8 毫克,铁 0.4 毫克,锰 0.08 毫克,锌 0.14 毫克,铜 0.03 毫克,硒

0.46 微克,胡萝卜素 0.89 毫克,维生素 B_1 0.03 毫克,维生素 B_2 0.04 毫克,烟酸 0.4 毫克,维生素 C 8 毫克,并含甘露醇、葡萄糖、戊聚糖、蔗糖、果胶等成分。嫩南瓜维生素 C 及葡萄糖较为丰富。

【保健功效】

消除毒素:南瓜含维生素和果胶,果胶有很好的吸附性,能黏结和消除体内细菌毒素及其他有害物质(如重金属中的铅、汞和放射性元素)。

保胃护胃:南瓜中的果胶可保护胃肠道黏膜免受粗糙食品刺激,促进溃疡面愈合,适宜于胃病患者。

促进分泌,帮助消化:南瓜所含成分能促进胆汁分泌,加强胃肠蠕动,帮助食物消化。

活跃代谢,促进造血,降低血糖:南瓜在各类蔬菜中含钴量居首位,而钴能活跃人体的新陈代谢,促进造血功能,并参与人体内维生素 B_{12} 的合成,是人体胰岛细胞必需的微量元素,能增强胰岛素受体的敏感性,促进胰岛素的分泌,故可降低血糖,防治糖尿病。

防癌强肾,护肝健身:南瓜能消除致癌物质亚硝胺的突变作用,有防癌功效,并能帮助肝、肾功能减弱者增强肝、肾细胞的再生能力。

促进发育,驱虫杀虫:南瓜含丰富的锌,而锌参与人体内核酸、蛋白质合成,是肾上腺皮质激素的固有成分,为人体生长发育的重要物质。南瓜子可驱虫,并能杀灭血吸虫幼虫。

【功能主治】

补中益气平喘,杀虫解毒,消炎祛痛,降糖止渴。

主治气短倦怠、久病气虚、脾胃虚弱、营养不良、便溏、哮喘、肺痈、消渴、烫伤、下肢溃疡、虫疾等。

【药用验方】

水火烫伤:①生南瓜捣烂敷患处;或用老南瓜连子装瓶内,愈久愈佳,敷患处。②南瓜瓤贴伤口,纱布包扎。③新鲜南瓜瓤去子,浸于等量麻油内(麻油愈陈愈好),涂敷伤处。

肝肾功能不全：紫菜10克水泡,鸡蛋1个磕碗内搅匀,虾皮20克用黄酒浸,老南瓜100克去皮、瓤后切块。锅放火上,入猪油,烧热后入酱油炝锅,加适量清水,投入虾皮、南瓜块,煮约30分钟,再入紫菜,10分钟后把搅好的蛋液倒锅中,入作料调匀。功能:护肝补肾强体。

乳腺炎：南瓜(新鲜嫩者更佳)切2~3厘米×1~2厘米×0.7厘米的片3~4片,沸水中焯后立即捞起(防过熟),抖掉水珠,轻轻用1片瓜片敷于患处,待瓜变温时,如上法换1片,共敷5~10分钟,2次/日,病程短者1~2日,长者3~4日可获痊愈。若已破溃,则应在破溃处做常规换药。

夜盲症：南瓜250克去皮、瓤后切块,猪肝250克切片,同入锅,加水1000毫升,煮至瓜烂肉熟,入作料调匀。功能:健脾养肝明目。

肺痈：南瓜500克,牛肉250克,共煮熟后食用(不加油、盐),连服数次后,再服六味地黄汤5~6剂。忌肥腻。

面黑：南瓜1个去皮薄切,按1.5:1混合酒、水煮烂,制膏装瓶,晚上擦脸部,翌晨洗净,长期应用。

哮喘：①肺肾两虚者,南瓜1个(500~1000克),切开顶盖去瓤,入姜汁少许,冰糖、蜂蜜适量,盖好顶盖,隔水炖2小时,分服。②鲜南瓜500克(去皮),红枣15~20个(去核),红糖适量,加水煮熟食用。

脾胃虚弱：①泄泻、体倦者,南瓜500克去皮、瓤切块,蒸熟后取出沥水,加面粉500克及白糖、精盐等揉成面团。锅内放油,烧至七成热,把南瓜挤成小圆球状丸子,入锅炸至金黄色捞出;锅内留底油,加清水100毫升、糖、盐煮沸,湿淀粉勾芡,淋少许香醋,倒入丸子调匀。功能:补中益气,温中止泻。②营养不良者,大米500克,加水煮至七八成熟时滤起。南瓜1000~1500克去皮切块,用油、盐炒过后,将过滤的大米倒于南瓜上,慢火蒸熟。

糖尿病：①南瓜250克去皮、瓤后切小块,入锅加水500毫升,煮至瓜熟,入调料。饮汤食瓜,每日早、晚各吃1次。功能:降血糖,止消渴,缓解症状。②南瓜干燥后制成粉剂,50克/次,2次/日,开水调服,连服2~3个月。

【食用宜忌】

☆ 南瓜性偏壅滞,故不宜多食,否则易生湿发黄,令人腹胀。凡患气滞中满湿阻者忌服。

☆《随息居饮食谱》:"凡时病疳症,疝痢胀满,脚气痞闷,产后痧痘,皆忌之。"

☆ 诸瓜皆寒而南瓜独温,故对于脾胃虚寒之人,南瓜更为适宜,但因其太甜,食后容易壅气,故在煮熟起锅时加些葱花,可起到预防作用。胃热炽盛者少食。

☆ 冬季因南瓜不易保管,多先将其晒干研粉。

丝 瓜

丝瓜又名蛮瓜、绵瓜、天罗瓜、倒阳菜,属一年生攀援草本。茎有棱角,最长可达 10 米,卷须分杈。叶掌状分裂,幼时疏生刺毛,先端渐尖,边缘具细齿。花披针形,淡黄色或黄色。瓜果下垂,呈长圆柱形,幼时表皮绿中泛粉白色,有深绿色纵纹,老熟时皮变黄绿色,瓜肉形成网状纤维。种子黑扁呈长方卵形,边缘有翅。丝瓜原产于印度尼西亚,大约宋代时引种于我国南方,如今全国各地均有栽培。二月播种,喜高温潮湿,夏秋采摘为蔬,嫩丝瓜与鸡蛋、肉片、虾仁拼配,做汤或炒食,堪称美味佳肴,清香适口。

【性味归经】

味甘,性凉。入肝、肺、胃经。

【食用方法】

丝瓜鲜绿细嫩,热天用丝瓜煲汤做菜,既能清暑解热,又能补充汗液耗损。丝瓜还适宜于炒、熬、炖、煮、拌等烹调方法,可作为主料单用,亦可用作配料,皆具清香鲜美之味。

【营养成分】

每 100 克新鲜丝瓜中,含蛋白质 1 克,脂肪 0.2 克,糖类 2.6 克,粗纤维 0.6 克,灰分 0.3 克,钾 115 毫克,钠 2.6 毫克,钙 14 毫克,镁 11 毫克,磷 29 毫克,铁 0.4 毫克,锰 0.06 毫克,锌 0.21 毫克,铜 0.06 毫克,硒 0.86 微克,胡萝卜素 90 微克,维生素 B_1 0.02 毫克,维生素 B_2 0.04 毫克,烟酸 0.4 毫克,维生素 C 5 毫克,并含丝瓜苦味素、多量黏液、皂苷、木聚糖等。

【保健功效】

平衡营养:丝瓜中维生素 C 含量较高,可用于抗坏血病和预防各种维生素 C 缺乏症。

益智健脑:丝瓜中维生素 B_1 等的含量高,有利于小儿大脑发育及中老年人保持大脑健康。

抗炎抑癌,驱虫清肠,化痰排脓:丝瓜子中所含葫芦素有抗肝炎功能,并对鼻咽癌 KB 细胞或 Hela 细胞有抑制细胞毒活性,且可驱肠虫、化痰排脓。

降低脂质,延缓衰老:丝瓜叶可降低血清、心肌的过氧化脂质,故能抗衰老。其藤茎汁液可保持皮肤弹性,能美容去皱。

润喉止咳,化痰平喘:丝瓜藤煎剂能止咳、化痰、平喘。

预防病毒:丝瓜藤提取物既可预防乙脑病毒和滤泡性口腔炎病毒,又是核酸类的干扰素诱生剂。

抑制病菌:丝瓜酒浸剂对肺炎双球菌有较强的抑菌作用,对甲型链球菌和乙型链球菌有抑制作用。

强抗过敏:丝瓜组织培养液提取物(泻根醇酸)有很强的抗过敏作用。

舒经通络:丝瓜老熟后去皮所留之网状纤维,称丝瓜络,煅炭后有通络作用。

【功能主治】

凉血解毒,清热化痰,止咳平喘,通经活络,祛暑除烦。主治热病身热烦渴、肠风痔漏、痰喘咳嗽、血淋、崩带、疔疮痈肿、妇女乳汁不下。丝瓜子有利水除热之效。

【药用验方】

小儿百日咳:生丝瓜 1000 克,切丝绞汁,按 10∶1 比例兑入蜂蜜搅匀服用。功能:清热化痰止咳。

小儿痘疹:老丝瓜近蒂取 10 厘米,砂瓶内固济,桑柴火烧存性为末,如数配砂糖捣烂制成饼,时时吃,食尽为佳。

中暑,疰夏,慢性气管炎,支气管哮喘:丝瓜500克,白糖、精盐、麻油、味精、醋、葱花、生姜丝各适量。丝瓜刮去外皮,用清水冲洗,加盐、葱、姜入味后,捞出晾干或晒干。然后丝瓜切片,加白糖,中火蒸至糖化,加醋、味精、麻油等拌匀食用。功能:祛暑解毒,通络行血。

心慌心悸,心跳过速,神经衰弱:丝瓜藤往根上量33厘米处切断,把断头入玻璃瓶内,用胶布或布包好(固定),1晚可接1瓶藤汁,入100克冰糖或白糖,2次/日,1汤匙/次,空腹时服。功能:清凉安神。

水肿,腹水,水蛊腹胀:①老丝瓜(去皮)1条剪碎,与巴豆14粒同炒,豆黄去豆,瓜同陈仓米再炒熟,去瓜,研米为末,糊丸如梧桐子大,100丸/次,白汤送下。②丝瓜络100克,水煎服。

白血病热毒炽盛,气血两亏:鲜嫩丝瓜1～2条入沸水焯过,切片或丝,入麻油、精盐、味素等拌匀食用。

皮炎:①化脓性者,嫩丝瓜叶捣汁涂患处。②神经性者,鲜丝瓜叶研细擦患处,至局部发红甚至隐隐出血,1次/周,2次/疗程。

产后贫血,乳汁不下,免疫功能降低:丝瓜250克,香菇30克,猪蹄1只,豆腐100克,生姜丝、精盐、味精各适量。香菇水泡,丝瓜切片。猪蹄剁开入锅,加清水适量煮30分钟,再入香菇、姜、盐慢炖20分钟,下丝瓜和豆腐,炖至肉熟烂离火入味精。功能:养血通乳,滋润皮肤。

血气不行:①干丝瓜(烧存性)研为末,以酒服下。②丝瓜子焙干,水煎后加白糖少许,冲

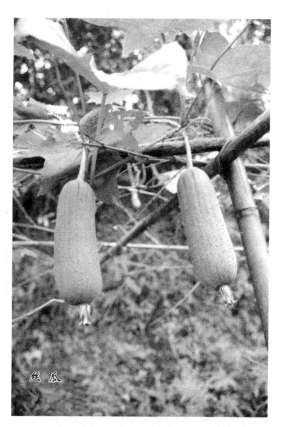

丝瓜

黄酒温服。

卵肿偏坠:丝瓜架上初结者,留下,待瓜结尽叶落取下,烧存性为末,炼蜜调膏,每晚以好酒服1匙,在左左睡,在右右睡。

肠风下血:①丝瓜1条烧存性,槐花减半,研为末,空心米饮服,10克/次。②丝瓜不拘量,烧灰存性,酒调6克,空腹服下。

蛔虫:空腹嚼食黑色(白色无效)丝瓜子仁,或丝瓜子捣烂入胶囊服用,1次/日。成人服瓜子仁40～50粒/次,儿童30粒/次,连服2日。

肺热咽痛,咳吐黄痰,喘息,胸痛:干丝瓜花10克,蜂蜜适量。丝瓜花入瓷杯,沸水冲泡,温浸10分钟,再入蜂蜜,趁热1次服完,3次/日。该方原用于治疗肺热咳嗽,喘急气促。丝瓜花甘、苦而寒,清肺热为长,兼清热解毒。临床适用于急性咽炎、鼻窦炎、支气管炎、肺炎等。亦可用干丝瓜花煎服。

急、慢性支气管炎,肺脓疡,支气管扩张(咳嗽、痰多、喘息):①丝瓜藤250～400克,水煎服,1剂/日,10日/疗程,连服2个疗程。②丝瓜藤汁(秋后,在离地3～5尺处剪断丝瓜藤,用瓷瓶或玻璃瓶盛滴出的汁液)饮服,3次/日,每次1酒杯或稍多。

胆结石:丝瓜络煅存性,研细末;金钱草30～60克,煎后加酒数滴。以上药汁送服丝瓜络末,9克/次,2次/日。

食积黄疸:丝瓜连子烧存性为末服,10克/次。因面得病,面汤下;因酒得病,温酒下。

烫伤:①丝瓜叶晒干捣末,麻油调匀,涂患处。②丝瓜叶焙干研粉,入辰粉5克,蜜调搽,生者捣敷。

慢性胃炎,高血压,高脂血症:拇指粗青嫩丝瓜1000克,罐头蘑菇100克,精盐、味精、湿淀粉、麻油、植物油各适量。丝瓜刮皮,切6厘米长段,再切兰花刀形;蘑菇切片。炒锅上火,入油烧至六成热,入丝瓜滑油,出锅沥油。热锅留余油少许,下蘑菇略煸炒,加清水烧沸,入丝瓜,加盐、味精烧至入味,捞出丝瓜段、蘑菇片装盘。锅里卤汁用淀粉勾薄芡,浇在蘑菇、丝瓜上。功能:补脾益气,清热凉血,降血压降脂。

痰喘咳嗽,热痢,黄疸:丝瓜250克去皮后切片。锅上火,放油少许烧至六成热,入丝瓜煸炒至熟时加精盐少许食。功能:清热利湿,化痰止咳。

痱子:鲜丝瓜叶适量,加食盐少许,捣成泥,以消毒纱布包好擦痱子,擦前用温水或生理盐水清洁患处,每日数次。若感染,丝瓜叶泥直接敷患处,干燥后更换,1～2次/日。

腰痛:丝瓜根烧存性为末,温酒送服,10克/次。

鼻窦炎(慢性),流鼻血:①丝瓜藤不拘量(近根处者),烧灰存性为末,15克/次,食后黄酒下。②丝瓜根切细,焙至半焦,研粉吹入鼻腔,2～3次/日,2～4日。③丝瓜根500克,黄栀子250克,共研细粉,每次服15克,3次/日。

糖尿病,动脉硬化,高脂血症:鲜嫩丝瓜250克,番茄100克,嫩毛豆50克,植物油、葱花、姜末、精盐、味精、湿淀粉、麻油各适量。丝瓜去皮,切3厘米长的条;番茄连皮切薄片;嫩毛豆保留毛豆衣,盛入碗。炒锅上火,加油中火烧六成热,入丝瓜稍翻炒,加清汤适量,投毛豆、番茄片,加葱、姜,大火烧沸,焖10分钟,加盐、味精推匀,湿淀粉勾芡,淋麻油。功能:清心除烦,凉血解毒,止渴降糖。

糖尿病,烦渴多饮,口干咽燥:嫩丝瓜150克,嫩豆腐200克,植物油、清汤、葱花、姜末、精盐、味精、湿淀粉、麻油各适量。丝瓜去皮,切滚刀块;豆腐切小方块,入沸水锅煮4～5分钟,捞出盛碗中。炒锅上火,加油烧至六成热,入丝瓜翻炒至软,加汤、葱、姜等拌动几下,中火烧开后立即倒入豆腐,再煮至沸,改小火,焖2分钟,然后大火烧几秒,加盐、味精拌匀,湿淀粉勾芡,淋麻油。功能:清热生津,补虚止渴,降血糖。

糖尿病,慢性前列腺炎、尿道炎:丝瓜450克,鲜牡蛎肉150克,植物油、料酒、清汤、葱花、姜末、精盐、味精、五香粉、湿淀粉各适量。丝瓜刮去薄层外皮,切片;牡蛎入沸水锅焯5分钟,捞出剖薄片。汤锅上火,加油烧至六成热,入牡蛎片煸炒,烹酒加汤,中火煮沸,入丝瓜片,加葱、姜再煮至沸时,入盐、味精、五香粉,湿淀粉勾芡,淋麻油拌匀食。功能:清热解毒,凉血和血,止渴降糖。

【食用宜忌】

☆ 丝瓜性寒滑,多服能滑肠致泻,脾虚便溏者不宜食;另不可生食。

☆ 粤丝瓜全植物有杀昆虫作用,果实含氢氰酸,对鱼毒性很大。

苦 瓜

苦瓜又名癞瓜、瘌葡萄、锦荔枝、红姑娘,属葫芦科一年生攀援草本。茎有柔毛,卷须不分权。叶淡绿色,掌状深裂。花冠黄色,裂片卵状椭圆形。瓜果纺锤或长圆筒形,表皮瘤状突起,成熟时橘黄色。种子椭圆扁平,有凹凸条纹。原产于印度尼西亚,宋元时期传入我国。如今全国各地均有分布,南方有较多栽培,为夏秋蔬菜之一。南方民间多以青皮煮肉或盐酱渍之充蔬,若与其他菜拼烹,如瘦肉片炒苦瓜,或炒鱼焖,食之开胃爽口,别有风味,有君子菜之称。

苦瓜熟透裂开,生吃包裹种子之外的鲜红瓜瓤,味如甘蜜。

【性味归经】

味苦,性寒。入心、肝、脾、胃经。

【食用方法】

既可生吃又可熟食,生吃需用糖拌,食之甜脆清香,用盐稍腌可去苦味。熟食多作其他菜的配料,用苦瓜焖鱼,鱼肉不沾苦味。此外,苦瓜还适合炒、煎、烧、蒸、酿等烹调方法,并可做汤。

【营养成分】

每 100 克苦瓜中,含蛋白质 0.8 克,脂肪 0.1 克,糖类 2.5 克,粗纤维 1.2 克,灰分 0.6 克,钾 256 毫克,钠 2.5 毫克,钙 18 毫克,磷 35 毫克,镁 18 毫克,铁 0.7 毫克,锰 0.16 毫克,锌 0.36 毫克,铜 0.06 毫克,硒 0.36 微克,胡萝卜素 100 微克,维生素 B_1 0.03 毫克,维生素 B_2 0.03 毫克,烟酸 0.4 毫克,维生素 C 56 毫克,并含苦味素、苦瓜苷、果胶。

【保健功效】

健脾开胃,祛暑清心,清热解毒,明目益肝:苦瓜所含苦味素、苦瓜苷可健脾开胃、祛暑清心、清热解毒、明目等。

利尿活血,消炎退热:苦瓜所含生物类物质奎宁能利尿活血、消炎退热、清心明目。用鲜苦瓜捣汁饮或煎汤服,清热作用更强。苦瓜可为身体蕴热者的辅助食疗品。

杀癌降糖:苦瓜所含苦杏仁苷,对癌细胞有较强的杀伤力;鲜苦瓜汁中的苦瓜苷和胰岛素样物质可刺激胰岛素释放,有良好的降血糖作用。

增强免疫,抑癌阻瘤:苦瓜中的蛋白质成分及大量维生素 C 能提高机体的免疫功能,使免疫细胞有杀灭癌细胞的作用;苦瓜汁所含奎宁样蛋白成分能加强巨噬细胞的吞噬能力,临床上对淋巴肉瘤和白血病有效;苦瓜种子中提取的胰蛋白酶抑制剂可抑制癌细胞所分泌出来的蛋白酶,阻止恶性肿瘤生长。

抑制病毒,防治艾滋病:美国研究者采用苦瓜液治疗艾滋病患者,发现大多数艾滋病患者的 T4 淋巴细胞数量明显上升;香港的科学家则证实,苦瓜中有 3 种有生理活性的蛋白质能抑制病毒抗原活性,且能有选择地杀死艾滋病毒感染的细胞。

【功能主治】

清暑涤热,明目解毒,利尿凉血。主治热病烦渴、中暑、痈肿、痢疾、目赤肿痛、丹毒、恶疮、少尿等。苦瓜子有益气壮阳之效。

【药用验方】

口臭:苦瓜适量,生切盐腌,加麻油少许,做凉菜食。

小儿痢疾:小苦瓜数条,捣汁,和蜜适量,每日服 1～2 次。

中暑,月经不调,性功能减退:新鲜苦瓜 2 条,瘦猪肉 200 克,水发香菇 30 克,虾米 20 克,葱、精盐、玉米粉、酱油各适量。苦瓜每隔 3 厘米切 1 段,去每段苦瓜中的瓤成筒状。将葱、香菇、虾米剁碎,同搅于猪肉里,加酱油、盐和少许清水,同向用力搅拌黏韧,再加玉米粉拌匀。将肉馅依次填入每段苦瓜,用力压紧,使肉馅压结实并与瓜面平。苦瓜装盘中,蒸 20 分钟食。功能:清热解毒,补肾壮阳。

中暑发热,口渴烦躁:鲜苦瓜 1 条,截断去瓤,纳入绿茶,再将切口接合,悬挂通风处阴干。用时取干苦瓜,连同茶叶切碎,混匀,6～9克/次,水煎或泡开水代茶饮。亦可用鲜苦瓜煮水喝。功能:清热解暑,利尿除烦。

牙痛:火硝12.5克,青黛25克,槟榔衣50克(煅黑),共为末。大苦瓜1条,蒂旁切落1片,纳上药,挂当风处,待皮上起白霜时收贮备用。每用适量擦患处。

目赤肿痛:①苦瓜250克,去瓤切片,用盐抓揉;瘦猪肉150克切薄片,加葱、酒、盐、淀粉拌匀。热油中放姜片爆香,入肉片翻炒至变色,倒入苦瓜,调味,佐餐食用。②肝火上炎者,鲜苦瓜500克切片,入锅加水250毫升,煮约10分钟,瓜熟后食瓜饮汁。功能:清热明目。

厌食,慢性胃炎,疰夏,溃疡性结肠炎:嫩苦瓜500克,花椒10粒,大葱10克,精盐、味精、麻油各适量。苦瓜去两端切两半,去瓜瓤,切六刀一断的连刀片,入沸水烫至断生,捞出沥水入盘,趁热撒盐拌匀,略腌后沥水。大葱切葱花,撒苦瓜上。炒锅上中火,入麻油烧热,下花椒炸出香味后弃用,至油七成热时速淋葱花上,加盖略焖,然后入盐、味精拌匀食。功能:健脾开胃。

舌炎,喉炎,口腔溃疡,鼻咽癌等癌症的防治:新鲜苦瓜、牡蛎肉各250克,料酒、精盐、湿淀粉、植物油、葱花、姜末、味精、麻油各适量。苦瓜去瓤、子,入沸水锅焯后捞出,冷水过凉切片。牡蛎斜剖成片,入碗加料酒、盐、湿淀粉抓匀。烧锅上火,加油烧至六成热,投葱、姜煸炒出香味,随入苦瓜片翻炒,并入牡蛎片及料酒熘匀,加鲜汤(或清汤)以大火煮沸,改小火,煨15分钟,牡蛎肉熟烂后加盐、味精,再煮至沸,勾芡淋麻油食。功能:清热解毒,软坚散结,提高免疫功能,防癌抗癌。

肥胖(轻度),糖尿病:新鲜苦瓜250克,豆豉、辣椒丝、豆酱、花生油、姜末、葱末、精盐、味精各适量。苦瓜去子、瓤,切薄片。花生油倒在锅中烧热,把苦瓜片、豆豉、辣椒丝、豆酱、姜末、葱末一道下油锅干煸,最后加盐、味精略煸食。功能:清热祛湿,益气美容。

扁平疣:苦瓜去子,放醋中泡1周,取出切碎,油锅爆炒1分钟服,3次/日,63克/次,连食15日。

结膜干燥,眩晕,慢性胃炎,高血压,糖尿病,冠心病:鲜苦瓜200克,瘦猪肉100克,精盐适量。苦瓜去瓤切块,瘦猪肉切片,一同入锅,加清水煨汤,肉熟后入盐调味食。功能:清暑涤热,明目解毒,补益心脾。

夏季中暑,疮疖肿痛: 苦瓜 250 克捣烂如泥,入白糖 30 克拌匀,2 小时后滗出水汁。每日早、晚分食。功能:清热祛暑,利湿通窍。

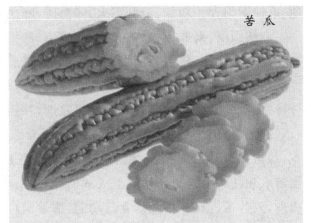

苦瓜

慢性肝炎、肠炎,脂肪肝,腹泻: 新鲜苦瓜 250 克,鲜马齿苋 200 克,白糖 30 克。苦瓜、马齿苋分别去杂晾干,苦瓜剖开后切片,马齿苋切碎,共捣烂如泥糊入碗,加白糖拌匀,2 小时后滗出液汁。每日早、晚分食。功能:清肝化湿。

烦热口渴: 苦瓜 200 克去瓤,竖切为寸长细条;鸡脯肉 100 克,切寸段鸡丝。沸水中入苦瓜,翻两下捞起沥干,摊盘内;鸡丝入锅略焯,装盘中,再加适量葱白、盐、味精、醋、麻油拌匀食。功能:生津止渴。

热毒泻痢: ①苦瓜花 12 朵,捣汁,和蜜适量。赤痢入红曲 5 克,白痢加六一散 15 克,开水冲服。②苦瓜根 60 克,红糖适量,加水炖,每日分 3～4 次服。

流行性腮腺炎: 苦瓜 100 克(去瓤切片),紫菜、食盐、味精、麻油各适量。锅内放鸡汤,入苦瓜烧开撇沫,苦瓜软烂后入紫菜、盐、味精、麻油食。

眩晕,高血压,糖尿病: 苦瓜 250 克,文蛤 500 克,精盐、黄酒、大蒜泥、生姜汁、麻油各适量。苦瓜去瓤,入沸水锅焯透,捞出浸凉水去苦味后切片。文蛤入锅煮至张口,捞出去壳、内脏,下油锅炸,加姜汁、酒、盐拌匀。苦瓜片铺锅底,蛤肉放其上,入姜汁、黄酒、盐、蒜泥、清水炖至蛤肉熟透入味,淋麻油食。功能:清心明目,降压降糖。

高血压,肝阳上亢: 苦瓜 150 克去皮、瓤后切细丝,先开水略烫,再凉开水过一遍,沥水,然后将芹菜 150 克与苦瓜同拌,入芝麻酱、蒜泥等调匀食。功能:凉肝降压。

高血压,高脂血症,肥胖: 新鲜苦瓜 250 克,葱花、姜末、精盐、味精、酱油、麻油各适量。苦瓜去子,沸水浸 3 分钟,切细丝,拌入葱、姜、盐、味精、酱油、麻油调匀食。功能:清肝泻火,降血压,降血脂。

心胸烦闷,高血压,骨质疏松:鲜苦瓜200克,嫩豆腐2块(约200克),葱花、姜末、精盐、味精各适量。苦瓜去子、瓤后切薄片,放沸水中略焯捞出。豆腐切1.5厘米见方的小块,入热油锅稍炸,加清汤、苦瓜片、葱、姜,煨10分钟,加盐、味精拌匀食。功能:涤热除烦,补钙降压。

暑热,结膜干燥,慢性胃炎,肠炎:苦瓜250克,肉丝50克,小鱼干75克,辣椒4个,蒜、味精、白糖、精盐、植物油各适量。瓜去子、瓤,切片入锅,加清水和盐略煮捞出。炒锅上火放油烧热,入小鱼干、辣椒、蒜同爆香,再加肉丝,入苦瓜、糖、味精翻炒食。功能:清暑泄热,润胃和肠。

湿热性耳聋,耳胀痛,舌红苔黄,小便短赤:生苦瓜1条,捣烂如泥,入白糖60克拌匀,2小时后将水汁挤出,一次性凉饮。功能:清热利湿,行气通窍。

痱子,疖病,糖尿病,老年糖尿病并发视网膜病变:苦瓜、粟米各100克,冰糖10克。粟米与切好的苦瓜片共煮粥,粥将好时入冰糖调化拌匀。每日早、晚分食。功能:清暑解热,降低血糖。

痱子:①苦瓜切片,遍擦热痱处。②新鲜苦瓜去子,切碎捣汁,用干净纱布滤滓,入瓶。严重者,每2小时涂1次;不严重者,每日涂3次。

慢性胃炎,吸收不良综合征,中暑,单纯性消瘦:新鲜苦瓜250克,麻油、番茄酱、醋、蒜蓉、香菜末各适量。苦瓜去瓤,只用外面一层,削成透明薄片置碗中,入麻油、番茄酱、醋、蒜拌匀,再撒香菜食。功能:开胃消食,清暑美容。

慢性胃炎,幽门螺杆菌感染:苦瓜、马齿苋各100克,豆腐300克,食用调和油、精盐、料酒、麻油、味精各适量。苦瓜去皮、瓤,切片;豆腐在沸水中略焯,去豆腥味,切小方块;马齿苋去根须、败叶,切碎段。锅上火,放少许油烧热,入苦瓜稍翻炒,加适量清水,入豆腐、马齿苋、盐、料酒,沸后调味精,淋麻油食。功能:清热利湿,健脾和胃。

膀胱炎:苦瓜子15克,蒲公英30克,水煎服,2次/日。

鼻出血:苦瓜150克,马蜂窝3克,水煎服。

【食用宜忌】

☆ 因苦瓜性寒,脾胃虚寒者慎用,否则令人吐泻腹痛。

番 茄

番茄又名番柿、西红柿,属茄科一年或多年生草本植物。茎易倒伏,羽状复叶,聚伞花序,花冠黄色,浆果扁圆或圆形,呈红、黄或粉红色,肉厚汁多,为夏秋佳蔬。生吃细嫩酸甜,熟食滋味鲜美。可烹饪番茄肉片汤、番茄炒蛋,制作糖渍番茄、番茄酱、番茄罐头等。若将番茄用水烫后剥皮去子,捣烂调入白糖存入冰箱,饮用时对入冰水,即成清凉酸甜的饮料。

【性味归经】

味甘、酸,性微寒。入脾、胃、肝、肾经。

【食用方法】

煎汤或煮食,亦可生食。

【营养成分】

每 100 克番茄中含,蛋白质 0.9 克,脂肪 0.2 克,糖类 2.5 克,粗纤维 0.5 克,灰分 0.5 克,钾 163 毫克,钠 5 毫克,钙 10 毫克,磷 2 毫克,镁 9 毫克,铁 0.4 毫克,锰 0.08 毫克,锌 0.13 毫克,铜 0.06 毫克,硒 0.15 微克,胡萝卜素 0.55 毫克,维生素 B_1 0.03 毫克,维生素 B_2 0.03 毫克,烟酸 0.6 毫克,维生素 C 19 毫克,并含胡芦巴碱、胆碱、番茄素、谷胱甘肽、苹果酸、柠檬酸和少量番茄碱等。

【保健功效】

解毒清补:番茄含大量的水分,其清热解毒、生津、利尿消暑功效可与西瓜媲美;其性微寒,又主入胃、肝、肾三经,有清补之功。

消食抑菌：番茄所含番茄素、柠檬酸和苹果酸能促进唾液和胃液分泌，帮助消化和利尿，对多种细菌有抑制作用，常食对肾病患者有益。

养脑护肝：番茄所含维生素 B_1 有利于大脑发育，缓解脑细胞疲劳；所含氯化汞对肝脏疾病有辅助治疗作用。

抗癌美容：番茄所含谷胱甘肽在体内含量上升时，癌症发病率则明显下降，因而有抗癌功能；亦可抑制酪氨酸酶的活性，使黏着于皮肤的色素减退和消失，雀斑减少，保持皮肤洁净，并能防止细胞老化，故有延缓衰老和美容作用。

利骨益肤：番茄含胡萝卜素，可保护皮肤弹性，促进骨骼钙化，亦可防治小儿佝偻病、夜盲症和眼干燥症。

平衡机体：番茄果胶可降低血清及肝中的胆固醇含量；番茄汁可降低血压，兴奋平滑肌。

其他功效：番茄碱抗真菌、抗炎，并能降低组织胺引起的毛细血管通透性升高等；番茄中的 B 族维生素可保护血管，防治动脉粥样硬化和高血压；自然条件下生长的番茄能降低胆固醇，调节血压，对于心绞痛患者还有扩张冠状动脉的作用，因而可以防治心血管病。

【功能主治】

生津止渴，健胃消食，凉血平肝，清热解毒。主治热病津伤口渴、食欲缺乏、肝阳上亢、胃热口苦、烦热、高血压、眼底出血等。

【药用验方】

小儿厌食：番茄数个用开水泡过，剥皮去子，用洁净纱布绞汁服，50～100毫升/次，2～3次/日，不放糖为宜。

厌食症，慢性胃炎，贫血：鲜蘑菇500克，番茄酱罐头半罐，精盐、黄酒、味精、白糖、麻油各适量。蘑菇入沸水锅焯后捞出，冲凉沥干水。炒锅上火，加入麻油和番茄酱炒至浓稠，蘑菇下锅，加入盐、黄酒、味精、白糖，汤汁较稠时加清水，大火烧沸后改小火煮，至番茄汁裹附蘑菇上即成。食用。功能：补气益胃。

年老体弱，脾虚胃弱：番茄250克切块，淀粉用鲜牛奶200毫升调汁，鸡蛋 3 个煎荷包蛋。鲜牛奶汁煮沸,加入番茄、荷包蛋煮片刻,然后加入精盐、白糖、花生油、胡椒粉调匀即成。食用。功能:健脾和胃,补中益气。

狐臭:洗澡后,取 1 个未熟透的番茄切开,用切口涂擦腋窝,1 次/日。

贫血,月经不调,更年期综合征:番茄 150 克,阿胶 10 克,粟米 100 克。把番茄放入温开水中浸片刻,冲洗后切碎,连皮剁糊,盛入碗。将粟米放入砂锅,加水以大火煮沸,改小火,煨 30 分钟,调入番茄糊,继续煨。阿胶另锅加水煮沸,完全溶化后,对入番茄粥拌匀,再煮至粟米酥烂,加精盐、味精。每日早、晚分食。功能:补虚养血,益气调经。

肤枯无华:①番茄中加少许蜂蜜,涂面部、手部。②番茄绞汁,加 1 匙甘油,混合后洗脸,2～3 次/日,10 分钟/次,然后用清水洗净,再涂护肤霜。功能:补血益气。

消化性溃疡:番茄汁、马铃薯汁各半杯,混合食用,每日早晨 1 次,连服 10 次。功能:和胃益气。

热病口渴:①番茄、西瓜分别取汁后混合,随量饮之。②番茄去皮后生食。功能:清热消渴。

预防中暑:新鲜番茄 500 克切片,放锅内加水煮 20 分钟,取汁加入冰糖 100 克搅匀,凉后代茶饮。功能:清热解暑。

高血压,单纯性肥胖:红熟番茄 100 克去蒂,连皮切薄片。冬瓜 50 克去薄皮,切 0.5 厘米厚的块,与番茄片同入砂锅,加水以中火煮汤当饮料。功能:清火解毒,利尿降压。

高血压,贫血:成熟番茄 300 克去蒂后连皮切小块。旱芹 300 克连根、茎、叶切 1 厘米

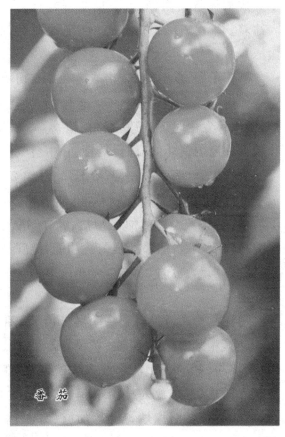

番茄

长段或切碎,与番茄块同绞汁,用洁净纱布过滤,收汁,放入砂锅,小火煮至沸,待冷离锅。每日早、晚分饮。功能:养血补血,平肝降压。

高血压,高脂血症,急慢性肝炎,动脉硬化:番茄、豆腐、鱼肉各 250 克,发菜 25 克,葱、姜末、精盐、味精、麻油各适量。番茄、豆腐切块;发菜沥干水,切小段;葱切葱花;鱼肉沥干水,剁烂调味,加入发菜及清水搅至起胶,加入葱花搅匀,做成鱼丸子。豆腐块入锅,加清水,大火煮沸后加入番茄,再煮至沸,加入鱼丸子煮熟,加姜、盐、味精,淋麻油。亦可用治糖尿病。功能:健脾消食,养阴润燥,生津止渴,去血脂降血压。

心烦口干,水肿,高血压:红熟大番茄 1000 克,白糖 250 克,红糖 250克,柠檬汁 200 毫升。把耐高温玻璃瓶置冷水中煮沸,再将瓶盖放入同煮,煮沸 5 分钟即熄火。番茄去蒂,入沸水浸片刻,连皮切小块,捣烂后置不锈钢锅中,大火煮沸,调入白糖、红糖,加入柠檬汁,改小火边煮边搅,直至熬成浓稠番茄酱,装入玻璃瓶密封,再入沸水杀菌 15 分钟。凉凉后,贮入冰箱。2 次/日,25 克/次,直接饮或冲淡饮。功能:生津止渴,除淤降血压。

脾胃不和,食欲缺乏:猪瘦肉 200 克切薄片,番茄 200 克切块状,豆角 50克去筋后切段。炒锅放油 50 毫升,上火烧至七成热,下肉片、葱、姜、蒜煸炒,至肉片发白时下番茄、豆角、精盐,略炒,然后加汤适量,稍焖,起锅时加味精少许搅匀。功能:健胃消食,补中益气。

脾胃虚寒,消化不良,脘腹胀满:豆腐 200 克切片,入沸水稍焯,沥水;番茄 200 克,沸水烫后去皮剁茸,下油锅煸炒,加少许盐、糖、味精略炒。油锅下清汤,毛豆米 50 克,加适量盐、糖、味精、胡椒粉,加入豆腐,烧沸入味,用湿淀粉勾芡,下番茄酱汁推匀。功能:健脾补胃,益气和中,生津止渴。

脾虚水肿:番茄 200 克,冬瓜 250 克,葱 5 克,按常规做汤菜吃。功能:补虚消肿。

慢性气管炎、胃炎:罐头荸荠 500 克,番茄酱 20 克,面粉 100 克,干淀粉 50 克,精盐、味精、酱油、黄酒、醋、白糖、植物油、湿淀粉各适量。将面粉、干淀粉、盐、味精、清水放入大碗调糊,荸荠挂糊。炒锅上火,加植物油烧至六成热,逐个放入挂糊荸荠,炸至金黄色时捞出沥油。原锅留底油烧热,放入番茄酱略煸炒,烹酒,加糖、酱油、盐、味精及醋,用湿淀粉勾芡,淋热油少许,放入炸好的荸荠快速翻炒,荸荠挂匀汁后即可。功能:清热化痰,健胃消食。

慢性胃炎,十二指肠溃疡,溃疡性结肠炎,习惯性便秘:番茄500克,鸡肉150克,猪肥膘肉、水发香菇各50克,鸡蛋1个,黄酒、精盐、味精、白糖、葱花、生姜末、面包粉、面粉、香菜末、植物油各适量。将蛋清、面粉中加少许盐、味精调糊;番茄纵切半球形;水发香菇切碎丁;鸡肉、猪肥膘肉一同剁蓉,与香菇丁同放碗内,加盐、酒、糖、味精、葱、姜及清水搅成馅,分装12个番茄半球内,平底部分蘸上鸡蛋面粉糊,再沾上面包粉。炒锅上火,放油烧至八成热,下番茄炸至底部呈金黄色捞出,码进圆盘,周围撒香菜末即可。功能:健脾开胃,清热消炎,滋阴润燥。

慢性胃炎,疲劳综合征,单纯性消瘦:番茄、豆腐各200克,毛豆米50克,精盐、味精、白糖、胡椒粉、湿淀粉、鲜汤、植物油各适量。豆腐切片,下沸水锅略焯,捞出沥水;番茄开水烫后去皮剁蓉,下油锅煸炒,加精盐、白糖、味精略炒,倒入碗中。油锅中加入鲜汤、毛豆米、精盐、白糖、味精、胡椒粉、豆腐烧沸入味,用湿淀粉勾芡,加入番茄推匀即可食用。功能:调补脾胃,益气和中。

糖尿病:番茄适量,新鲜猪胰1个,加水共煮汤,加油、盐调味吃。

【食用宜忌】

☆ 番茄性寒,便溏泄泻者不宜多食。

☆ 不吃青番茄,未熟的番茄中含有龙葵素,食之会有不适感,特别是口腔会感到苦涩,严重者出现口干、发麻、恶心、呕吐、腹泻等中毒症状。当番茄成熟变红后,龙葵素会因酸的成分增多而水解,变成无毒物质,此时吃起来才又酸又甜。

☆ 不空腹吃番茄,因为番茄中的一些化学物质易与胃酸作用生成不易溶解的硬块。空腹时胃酸多,易形成硬块堵塞胃内容物的排出,引起胃扩张,发生腹胀、腹痛等症状。

茄　子

茄子又名落苏、酪酥、茄瓜、矮瓜、昆仑瓜、吊菜子,是为数不多的紫色蔬菜之一,也是餐桌上常见的蔬菜。

在它的紫皮中含有丰富的维生素 E,这是其他蔬菜所不能比的。

【性味归经】

味甘,性凉。入脾、胃、大肠经。

【食用方法】

茄子是夏秋之季上市的大宗蔬菜之一。从颜色上看,有紫茄、青茄、黄茄、白茄等,其中以白茄、紫茄为上品。茄子在烹调中可荤可素,吃法很多,适宜于炒、烧、拌、熬、焖、炸、熘、蒸等烹调方法,也可干制、盐渍。茄子喜油,香而不腻,多与肉类同烧同炖,还可素拌茄泥等。

【营养成分】

每 100 克新鲜茄子中,含蛋白质 1.1 克,糖类 2.6 克,脂肪 0.2 克,粗纤维 1.1 克,灰分 0.4 克,钾 142 毫克,钠 5.4 毫克,钙 24 毫克,镁 13 毫克,磷 2 毫克,铁 0.5 毫克,锰 0.13 毫克,锌 0.23 毫克,铜 0.1 毫克,硒 0.48 微克,胡萝卜素 0.05 毫克,维生素 B_1 0.02 毫克,维生素 B_2 0.04 毫克,烟酸 0.6 毫克,维生素 C 5 毫克,并含葫巴碱、小苏碱、胆碱、龙葵碱(种子中含量最高)等。

【保健功效】

保护血管:茄子尤其是紫茄中芦丁的含量很高,有增强人体细胞间的黏着力,保持细胞和毛细血管壁的正常渗透性,增加微血管的韧性和弹性,防止毛细血管破裂及硬化,提高微血管对疾病的抵抗力,预防高血压的作用。

防癌抗癌:茄子所含龙葵碱对胃癌、肺癌、子宫颈癌等癌细胞增殖的抑制率达 80％,故癌症(尤其是胃癌)患者可多吃一些茄子。

诸症辅疗:茄子为心血管患者的食疗佳品,特别是对动脉硬化、高血压、冠心病和咯血、紫癜及坏血病患者,均有辅助治疗作用,常吃茄子,可防高血压所致的脑出血、糖尿病所致的视网膜出血,对急性出血性肾炎等亦有一定疗效。茄子还有抗衰老功能。

【功能主治】

清热解毒,活血止痛,消肿利尿,健脾和胃。主治肠风下血、血热便血、痔疮出血、跌扑肿痛、热毒疮痈、皮肤溃疡,及蜈蚣、蜂、蝎咬伤等。

【药用验方】

久痢不止:茄根(烧灰)、石榴皮等份为末,砂糖水服。

大风热痰:黄老茄子大者不计多少,以新瓶盛,埋土中,经 1 年尽化为水,取出入苦参末,制丸同梧桐子大。饭后及睡前各以酒送服 30 丸。

大便出血:经霜茄连蒂,煅成炭研末,3 克/次,温开水冲服,2 次/日。

无名肿毒:干茄蒂放火盆内燃烧,用纸做一个锥形盖子(盖住火盆),上开一孔,对准患处熏茄蒂烟,3～4 次/日,未成脓者可消,已成脓者可局限。

白带:白茄花 15 克,土茯苓 30 克,水煎服。

皮肤溃疡:茄子煨煅存性,研细末,入少量冰片混匀,撒布创面,纱布包扎。

慢性支气管炎:茄子根糖浆,2～3 次/日,50 毫升/次,10 日/疗程,连服 3 个疗程。茄子根糖浆制法:切饮片的茄根 2000 克,置罐内加水温浸 30 分钟,加热至沸,共煮 3 次,煮时间各 2.5,2.0 和 1.5 小时,3 次煮液过滤,合并浓缩至 500 毫升放冷;另取蔗糖 40 克,溶于适量蒸馏水中,煮沸趁热过滤,使成糖浆,冷却后加入浓缩液中,再加入苯甲酸钠 5 克,溶解后加水至 1000 毫升,搅匀过滤,分装即得。

肝炎:①黄疸型,紫茄数千克,同米煮饭,连食数日。②慢性病毒患者,紫皮茄子 250 克,连皮切片置盘中蒸熟,凉后加蒜泥、盐、味精等调味食。

肠风下血,久患不愈:①大茄种 3 个,1 个/次,湿纸包煨熟,安瓶内,以无灰酒 1.5 升沃之,蜡纸封闭 3 日,去茄暖饮。②茄叶熏干为末,米饮下。

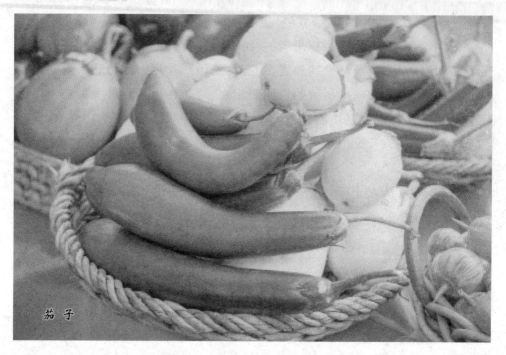

茄 子

③茄蒂烧存性,为末,15克/次,食前米饮调下。④经霜茄连蒂,烧存性研末,每日空腹温酒送服。或茄子煨熟,酒渍,暖酒空心分服。

乳癌溃烂:紫花茄鲜叶晒干或烘干,研细末,过筛装瓶消毒。药粉撒癌溃烂面,覆盖2层消毒纱布,1~2次/日。换药时可用淡茶水或生理盐水洗去疮面污物,再行上药。上药时须将药粉撒于腐肉最多的疮面,不可撒在新鲜肉芽或正常黏膜上,以免引起湿疹及皮炎。当恶臭已除,渗液停止,疮口腐肉已脱落或清除干净时,立即停药,以免创面扩大、发生疼痛及充血水肿;但该药对乳癌溃烂恶臭无根治作用,仍须配合其他治癌方法。

胃痛:茄蒂置密封器皿烧黑,研末,每次取1/3匙,清水调服。对鲜鱼、蘑菇中毒的胃痛疗效佳。

热毒疮痛,皮肤溃疡,无名肿毒,蜂蜇肿痛,烂脚:①鲜茄子捣泥或焙干研末外敷,亦可同醋一起捣敷。②茄子250克切大条,入碗蒸20分钟,茄子熟取出,趁热放精盐,淋麻油食。功能:清热消痈。

动脉硬化,冠心病,心绞痛,心源性水肿:茄子100克,乌梢蛇1条,黄酒50毫升,精盐、味精、湿淀粉各适量。蛇去皮、头后放入砂锅,加清水小火炖20分钟后捞出,从头至尾轻剥蛇肉撕丝,放回砂锅,继续小火炖60分钟。茄子切丝,与蛇肉丝同入锅,加入煮蛇的原汤、黄酒,小火炖 30 分钟,加入盐、味精,用湿淀粉勾芡即可。功能:凉血祛风,消肿止痛。

高血压,动脉硬化,慢性胃炎:紫茄 300 克,虾仁、猪肉、料酒、葱、姜、味精、鸡蛋、面粉、干淀粉、面包渣各适量。茄子去蒂后切长方片,开水略烫沥水,拍上干淀粉;虾仁、猪肉分别剁蓉,加料酒、葱汁、姜汁、味精、蛋清搅匀,放茄片上卷成卷,接口处用蛋黄、面粉、清水调的蛋黄糊黏合。茄卷入糊中拖一下,蘸上面包渣,入五成热油锅炸至金黄色食。功能:活血消肿,降血压。

高血压,冠心病,动脉硬化:紫茄 200 克,肉末 50 克,粳米 100 克。其他调料各适量,茄子切丝,放入沸水焯后沥水。炒锅上火,加植物油烧七成热,加葱花、姜末煸炒出香味,放入肉末、料酒熘炒至肉将熟时,加茄丝稍翻炒离火。粳米入砂锅,加水适量煨成稠粥,粥将成时拌入茄丝、肉末,放入精盐、味精再煮至沸。每日早、晚分食。功能:清热活血,利尿,降血压。

高血压,冠心病,动脉硬化:紫茄 250 克,植物油、葱花、姜末、精盐、白糖、蒜泥、味精、麻油各适量。茄去蒂后纵裂成 4 份放入碗,加植物油、葱、姜隔水蒸熟,放入盐、糖、蒜、味精,淋麻油拌匀食。功能:清热消肿,降血压。

冠心病,便秘,痔疮:茄子 350 克,麻油、芝麻酱、精盐、香菜、韭菜、蒜泥各适量。茄子去蒂、皮,切 0.3 厘米厚片,入碗蒸 25 分钟,略放凉沥去水,入麻油、盐、芝麻酱、香菜、韭菜、蒜泥,拌匀即成。功能:清热活血,止痛消肿。

痔瘘:老茄子 9 个,煎汤;小盆 1 个,盖上盖,开一窍,对肛门熏之,水稍温,再于盆内趁热洗,直到水冷。

脘闷酸胀,食欲缺乏:茄子 300 克,香菜、蒜片各 5 克,酱油、食油、盐各少许。茄子煸炒后,放入酱油、盐、蒜片,最后放香菜末。功能:通气消食。

跌打肿痛:①茄子切片,焙研为末,2~3 克/次,温酒调服。②极大老黄茄,切片如一指厚,新瓦焙研为末。睡前温酒调服 6 克,一夜消尽,无痕迹。

慢性风湿性关节炎:茄根 25 克,水煎服;或茄根 150 克,浸白酒 500 毫升,浸 1 周后服药酒,25 毫升/次,2 次/日。

【食用宜忌】

☆ 茄子性寒滑,食时往往配以温热的葱、姜、蒜、香菜等。体质虚冷、脾胃虚寒、慢性肠滑腹泻及肺寒者慎食。

❖四、食用菌类养生保健

香 菇

香菇又名冬菰、冬菇、香信、合蕈、台蕈、菊花菇。香菇营养丰富,味道鲜美,自古被誉称蘑菇皇后、益寿延年的上品。原为野生,现已广泛人工栽培。我国人工栽培香菇已有800多年历史,是世界上最早栽培香菇的国家。按品论质,分为花菇、厚菇、薄菇三种。每种又可分为大菇、中菇、小菇,一般以中菇质量最优,呈半球形状,菇边往里卷,呈霜白色或茶色,肉质丰厚,伞面花纹明显,呈菊花形,香气宜人。主产于浙江、福建、江西、安徽、广西、广东等地,其中以福建产量最多,安徽、江西质量最好。春、秋、冬季均可采收,洗净晒干或烘干备用。香菇是人们日常生活中的佳肴,备受男女老少青睐。

【性味归经】

味甘,性平。入胃、肝经。

【食用方法】

煲汤、炒食均可。

【营养成分】

每100克香菇干品中,含蛋白质20克,脂肪1.2克,糖类28.1克,粗纤维29.6克,灰分4.8克,钾464毫克,钠11.2毫克,钙83毫克,镁147毫克,磷258毫克,铁10.5毫克,锰5.47毫克,锌8.57毫克,铜1.03毫克,硒6.42微克,胡萝卜素0.02毫克,维生素B_1 0.19毫克,维生素B_2 1.26毫克,烟酸20.5毫克,维生素C 5毫克,还含麦固醇、香菇多糖、天冬素、嘌呤、三甲胺、甘露醇、海藻糖、降低血脂的香蕈肽等活性物质。其松茸醇为鲜品香气的主要成分。

【保健功效】

烹饪佳肴:香菇清香,其味鲜美,能增进食欲,是一种高蛋白、低脂肪、低热量的菌类食物。其蛋白质中含 17 种氨基酸,放入肉食或蔬菜中炒、焖、炖、煮,均可使菜味佳美。

增强免疫:香菇中钙、磷含量较高,可作为天然抗佝偻病和小儿软骨病的良好辅助治疗食物。香菇多糖可提高巨噬细胞的吞噬能力,促进 T 淋巴细胞的产生并提高其杀伤活性,从而提高机体的免疫功能;其水提取物对体内的过氧化氢(H_2O_2)有清除作用,从而有延缓衰老的作用。

防治放射:香菇中香味物质有防治放射病的功能。香菇含 40 多种酶,这些酶在人体生化反应中起着极其重要的催化作用;将其酶类制成制剂,用于纠正人体酶缺乏病有良效。

抵抗病毒:香菇菌丝体水提取物可抑制细胞的吸附疱疹病毒,从而防治单纯疱疹病毒、巨细胞病毒和 EB 病毒引起的各类疾病。

防癌治癌:香菇菌盖部分含双链结构的核糖核酸,进入人体后,会产生有抗癌作用的干扰素;香菇多糖的防癌、抗癌作用最强,能提高人体内抗癌免疫细胞活力,故各种癌症患者手术后每日食用适量香菇,可防止癌细胞转移,增强免疫功能。

降脂降压:香菇中的香蕈素、核糖核酸、嘌呤、胆碱、酪氨酸、氧化酶可抑制血清和肝脏中胆固醇的增加、降低血脂、阻止血管硬化、降低血压,辅助治疗高血脂、心肌梗死、动脉硬化、冠心病、肝硬化等。

【功能主治】

补脾益胃,化痰理气,清热止血,防癌抗癌。

主治胃痛、脾胃虚弱、食欲减退、身体虚弱、小便失禁、大便秘结、体胖气短、小儿麻疹透发不畅、血证、肿瘤疮疡等。

【药用验方】

癌症术后:鲜香菇 30 克(干品减半)煮食,1 次/日,日期不限,持续服用。功能:防癌转移。

中焦气滞,食欲缺乏,脘腹胀满:鲜冬笋 200 克去皮切丝,鲜香菇 50 克切丝。热锅加油,炒香菇、冬笋丝,加适量葱根、精盐,熟透可食。功能:升清降浊,开胃健食。

水肿:香菇干品 16 克,鹿衔草、金樱子根各 30 克,水煎服,2 次/日。功能:利尿消肿。

厌食症,慢性胃炎,单纯性消瘦,慢性肝炎:香菇 50 克用水泡发开,剁细末,与肉糜 500 克、精盐、料酒、葱花、姜末、味精、麻油混合拌匀为馅。茯苓 100 克切片,放入砂锅,加适量清水煮沸后,用小火煮 30 分钟,以净纱布滤取药液,再如前法将药滓煎 2 次,合并 3 次滤液。另取面粉 1000 克,用温热的茯苓煮液和面,面和好后擀成包子皮,加肉馅包成包子,以大火蒸熟食。功能:补气养胃,清热消炎。

尿血:香菇若干个,置器中烧黑研末,3 次/日,1 小匙/次,饭前用水送服。

夜尿:上等陈香菇、红枣、冰糖各 40 克,鸡蛋 2 个,共蒸熟,每日早餐食 1 次,连续食 1 周。

肺结核恢复期,阳痿,骨质疏松症:水发香菇、水发海参各 150 克及玉兰片 25 克切丁,熟鸡肉、火腿肉各 25 克也切丁,猪肉 150 克剁成蓉。以上各料共入盆,加酱油、麻油、精盐、味精、葱花、姜末搅拌成馅。取面粉 1000 克,内加面肥 250 克,加温水和成面团,发酵后搓成长条,切一个个剂子擀扁,包入馅,捏成包子,蒸 10 分钟。当点心食,量随意。功能:滋补肝肾,填精益髓。

癌症、术后身体虚弱、消化不良:鲜香菇、鲜芦笋各 50 克分

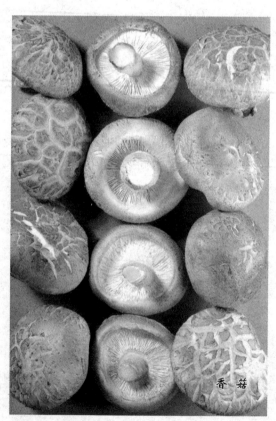

香菇

别择洗干净,香菇去蒂后切小片,芦笋切段,同入沸水锅略焯,捞出盛入碗;青鱼肉 100 克剖成薄片,入沸水锅焯透捞出。另用大碗,加葱花、姜末、蒜蓉、精盐、味精、麻油等拌匀,做调料。汤锅加清水适量,大火煮沸,加入青鱼片煨片刻,待鱼肉熟烂,捞出放入调料碗,加鲜汤拌匀。汤锅中下干扁面条 150 克煮熟,再加入香菇片、芦笋段稍煮,将面条、香菇、芦笋盛入碗翻匀,并把青鱼片盖在上面。做主食,量随意。功能:滋补健身,养胃抗癌。

贫血,月经不调:将香菇 30 克放入温开水中泡发,取出切碎末,连同过滤的浸汁液盛入碗;当归 15 克切片,放入纱布袋扎口。粟米 100 克放入砂锅,加水适量,大火煮沸后放入药袋,改小火,煨 40 分钟,取出药袋,挤尽汁液,加香菇细末及浸香菇的滤汁,继续用小火煨。阿胶 10 克下入另锅,加水煮沸,阿胶完全溶化后缓缓调入香菇粥,再煮至粟米酥烂。每日早、晚分食。功能:滋养肝肾,补血养血。

贫血,产后缺乳,习惯性便秘:香菇 10 克用水浸软去蒂;大花生米 10 颗用开水浸去皮入锅,加水适量,与香菇同煮熟软,温后对入蜂蜜。当饮料上、下午分饮。功能:养胃生津,益气和脾。

慢性胃炎,消化性溃疡,溃疡性结肠炎:香菇 30 克泡发去蒂,剖开;鹌鹑 2 只宰杀后,去毛及内脏;将白及 10 克,砂仁、蔻仁各 5 克装入纱布袋,扎紧袋口。将鹌鹑与药袋放入锅,加适量水,大火煮沸后改小火煨,取出药袋,放入香菇、葱、姜、味精、精盐、料酒,煨至肉酥烂食。功能:补脾益气,养胃和中,护膜愈溃。

轻度风湿性关节炎,高血压,高脂血症:大蒜 100 克切段,鲜香菇 200 克切片,一起放入油锅爆炒,将熟时调入精盐、料酒、味精,再稍翻炒即可熟食。功能:温阳散寒,祛脂降血压。

食管癌术后体质虚弱、神疲乏力:香菇 30 克去杂,用温水浸发去蒂,切丝或块(浸水勿弃)。鲨鱼肉 250 克快刀剖成鲨鱼肉片,均匀码放在蒸碗内,肉片上及四周铺放香菇丝或香菇块,再加葱花、姜末、料酒、鸡汤各适量,用大火蒸 40 分钟,待肉片熟烂取下,淋上由精盐、味精、大蒜泥调成的味汁,熟食。功能:益气养血,补虚抗癌。

骨质疏松症,慢性关节炎,腰腿痛:香菇 30 克用清水浸片刻。猪蹄 1 只剁开入锅,加水适量,用大火煮 20 分钟,再放入香菇、生姜丝、豆腐 100 克、精盐,转小火炖 30 分钟,肉熟时出锅,放入味精,淋麻油食。功能:壮骨养血,通络止痛。

脾虚湿肿,体弱倦怠:鲤鱼 1 条(约 750 克)去鳞及内脏。冬笋 100 克、火腿肉 50 克切薄片,水发香菇 50 克切丁,生姜 100 克、冬瓜皮 50 克切细丝。上料一起放入鱼腹,并加调料蒸熟食。功能:消肿利水,健脾益气。

慢性气管炎,肺结核,颈淋巴结核,慢性萎缩性胃炎:香菇 20 克用水泡发,去蒂控干,对半切开;冬笋 10 克去皮切片;青鱼(中段)400 克去鳞皮、骨刺,切块。炒锅上火,放油烧热,入葱花、姜末煸香,下青鱼块、香菇翻炒,入冬虫夏草 10 克、鲜汤、精盐、料酒,并入冬笋片煮熟透食。功能:益气健脾,益胃和中,清热消炎。

慢性胃炎,贫血,疲劳综合征:水发香菇 150 克去根蒂,挤干水分,切小丁;青菜叶 30 克切碎;瘦猪肉 150 克切丁;鸡蛋 4 个去蛋黄留蛋清。炒锅上火,放植物油烧热,下葱、姜煸香,入香菇、肉丁、青菜叶稍翻炒,随后入鲜汤、黄油、精盐、味精烧沸,下鸡蛋清搅匀,用湿淀粉勾稀芡,汤浓稠时装碗,淋上麻油。功能:滋阴养胃,气血双补。

慢性胃炎,肝炎,肝硬化:香菇 30 克用温水泡发,与猪肝 60 克分别切小丁。泡香菇的水沉淀后去杂质。植物油下炒锅烧热,入刀豆 30 克、猪肝、香菇煸炒,再加精盐、葱花、姜末拌炒,装碗中。籼米 100 克入砂锅并加水,煮成稀粥后拌入刀豆、猪肝、香菇等,再稍煮片刻。每日早、晚分食。功能:疏肝解郁,养胃和脾。

慢性胃炎、肠炎,厌食症,疲劳综合征:新鲜香菇 30 克切粒状;嫩牛肉 50 克去筋膜,切片;面筋 50 克用水浸,切小块。粳米 200 克与香菇粒一同入锅,加水适量,煮至粳米半熟时,入牛肉、面筋、精盐,用小火焖至饭熟。做主食,量随意。食时可调入葱花。功能:健脾养胃,补气健食。

【食用宜忌】

☆ 香菇为发物,脾胃寒湿气滞者慎食。痧痘后、产后、病后忌用野生香菇,其与毒蕈易混淆,误食后中毒,严重者可致死亡。

金针菇

　　金针菇又名金钱菇、朴菇、构菌、黄耳蕈,为担子菌亚门白磨科食用菌。其菌盖球形,边缘薄,黄褐色,表面黏滑,基部相连,呈簇生状。干品形似金针菜,故名金针菇。本品耐寒性强。我国栽培金针菇历史已久,元代《农书》记载颇详。如今福建、浙江、江苏等地,已有产品供销国内外市场。

【性味归经】

　　味甘、咸,性寒,无毒。入肝、脾、胃经。

【食用方法】

　　金针菇清香脆嫩,味美润滑,风味独特,自古以来一直作为高档名贵菜肴。若将洗净的金针菇放在开水里煮2分钟,捞起沥干置入盘中,调入细盐、味精,淋上香醋、麻油,撒上葱花,则黄、白、绿三色赏心悦目。品尝后,颇觉鲜、嫩、滑、脆四味绝佳,老幼皆宜,百吃不厌。此外,还可以与荤菜拼配成名肴,如列入我国菜谱的金菇三色鱼、金菇炒鳝鱼、金菇绣球、金菇溜鸡、金菇凤燕等。

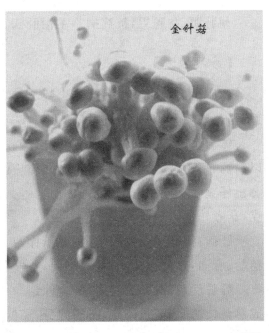

金针菇

【营养成分】

　　每100克鲜金针菇中,含蛋白质2.4克,脂肪0.4克,糖类3.3克,粗纤维2.7克,灰分1克,钾195毫克,钠4.3毫克,钙14毫克,镁17毫克,磷97毫克,铁1.4毫克,锰0.1毫克,锌

0.39 毫克,铜 0.14 毫克,硒 0.28 毫克,胡萝卜素 0.03 毫克,维生素 B_1 0.15 毫克,维生素 B_2 0.19 毫克,烟酸 4.1 毫克,维生素 C 2 毫克。每 100 克干金针菇中,含蛋白质 13 克,脂肪 5.78 克,糖类 52 克,粗纤维 3.34 克,灰分 7.58 克,矿物质 7.56 克。还含植物血凝素、香菇嘌呤、麦冬固醇、细胞溶解毒素、冬菇细胞毒素等。其蛋白质中含多种人体必需的氨基酸,尤以精氨酸含量最为丰富。

【保健功效】

促进代谢:金针菇能有效地增强机体的生物活性,促进体内新陈代谢,有利于食物中各种营养素的吸收和利用。

降脂消乏:可抵抗疲劳,加快疲劳消除;能抑制血脂升高,降低胆固醇,防治心脑血管疾病。

抗菌防癌:金针菇菌丝体、子实体提取物有抗菌消炎的作用;金针菇中提取的朴菇素能有效地抑制肿瘤的生长,有明显的抗癌作用;金针菇多糖对肉瘤、肝癌、肺癌均有明显的抗活作用。

【功能主治】

利肝胆,益肠胃,抗癌瘤。主治肝病、胃肠道炎症、溃疡、癌瘤等。

【药用验方】

体质虚弱:水烧开,投瘦猪肉片 250 克煮沸,再入金针菇 150 克,加精盐适量,菇熟可食。功能:补益肠胃。

体虚,气血不足,倦怠食少,腰膝酸软:①鲜金针菇、黄鳝肉各 150 克,配以料酒、精盐、酱油、葱姜、猪油制成熟食。功能:补虚损,益气血,强筋骨。②土仔鸡 1 只(约 250 克)去内脏,入砂锅加水炖九成熟,再入金针菇 100 克,菇煮熟食。功能:补益气血。

肝病:猪肝 300 克切片,用薯粉拌匀,与金针菇 100 克同入锅煮,调少许精盐、麻油,熟食。功能:补肝利胆,益气明目。

肝脏疾病,胃肠道溃疡:鲜金针菇 500 克,配以精盐、味精、酱油、麻油制成熟食。功能:增强体质,防病健身,降低胆固醇。

脾胃气虚,水肿,消渴,肾炎,肝病:鲜金针菇 100 克,冬笋 150 克,配以精盐、味精、白糖、酱油、淀粉、鸡汤,制成熟食。功能:补中益气,生津止渴,和肾润肝。

【食用宜忌】

☆ 金针菇性寒,平素脾胃虚寒、腹泻便溏之人不宜食。

黑 木 耳

黑木耳又名木耳、云耳、耳子、蕈耳、树鸡、木娥、木菌、桑耳、槐耳、松耳。色泽黑褐,质地柔软,味道鲜美,营养丰富,可素可荤,不但为中国菜肴大添风采,而且能养血驻颜,祛病延年。现代营养学家盛赞黑木耳为素中之荤,其营养价值可与动物性食物相媲美。

【性味归经】

味甘,性平。入脾、胃、大肠、肝、肾经。

【食用方法】

煮食、炒食、凉拌均可。

【营养成分】

每 100 克黑木耳中含蛋白质 11.1 克,脂肪 1.5 克,糖类 33.7 克,粗纤维 28.9 克,灰分 5.3 克,钾 757 毫克,钠 48.5 毫克,钙 247 毫克,镁 152 毫克,磷 292 毫克,铁 97.4 毫克,锰 8.86 毫克,锌 3.18 毫克,铜 0.32 毫克,硒 3.72 微克,胡萝卜素 0.1 毫克,维生素 B_1 0.17 毫克,维生素 B_2 0.44 毫克,烟酸 2.5 毫克。糖类中有甘露聚糖、甘露醇、葡萄糖、葡萄醛酸、木糖等物质。干木耳中所含磷脂为卵磷脂、脑磷脂、鞘磷脂等,并含固醇类(例如麦角固醇等)。

【保健功效】

增强免疫:黑木耳营养丰富,不仅是烹饪佳菜,还是滋补强身、防治疾病的良药,被誉为素中之荤。它含有大量糖类,例如甘露聚糖、木糖等;其中钙、铁含量较高,脂肪中还含卵磷脂和脑磷脂,故黑木耳可促进机体免疫功能,增强机体抗病能力,防止疾病侵袭,并可药用治疗贫血、便血、便秘等。

清胃涤肠:黑木耳含较多胶质,有较强的吸附力,可清胃涤肠,是矿山、冶金、纺织、理发等行业职工的保健食品。

防治血栓:黑木耳含对抗人体特别是脑部血栓形成的物质,故可防治脑血管病和冠心病。

防癌抗癌:黑木耳多糖蛋白及其提取物可提高巨噬细胞活性,增强吞噬细胞的功能,抗肝癌、食管癌、子宫癌等效果明显。

【功能主治】

和血养荣,凉血止血,补气止痢。主治血痢、血淋、肠风、崩漏、痔疮等。还可防治脑血管病和冠心病,并能清理消化道。

【药用验方】

习惯性便秘,痔疮出血:黑木耳 15 克泡发,柿饼 30 克略洗,同入锅,加清水适量,先大火煮沸,再小火炖 30 分钟至柿饼熟烂。当点心,上、下午分食。功能:滋阴凉血,润肠通便。

小儿盗汗:黑木耳、红糖各 15 克,冰糖适量,水煎服,1 剂/日,分 2~3 次服。

脑卒中兆征,动脉硬化,冠心病:白木耳(银耳)、黑木耳各 10 克用温水泡发,入碗加水、冰糖 5 克,蒸 1 小时至酥烂。当点心食,量随意。功能:滋阴益气,凉血宁络。

脑卒中恢复期半身不遂,便秘:黑木耳 120 克用温水泡发,与桃仁 120 克共捣烂如泥,入大碗,对入蜂蜜 120 毫升,拌匀蒸熟。3 次/日,1 茶匙(约 10 克)/次,温开水送饮。功能:凉血化淤,润肠通便。

心肾不足,心悸不宁,失眠多梦:黑木耳 250 克炒至略带焦味,黑芝麻

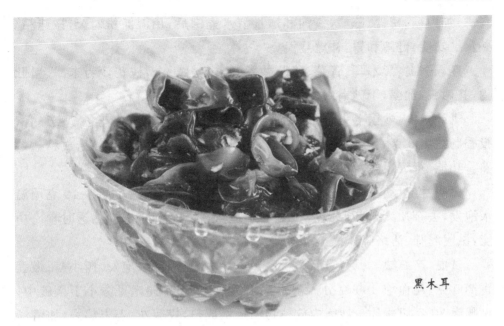

黑木耳

250 克炒香,与黑木耳放在一起混匀。用时每次取 10 克置碗中,沸水冲泡,取滤液半盏,加白糖适量代茶饮。

月经过多,小腹疼痛:①黑木耳 30 克,红糖 25 克,炖食。②黑木耳焙干研细末,以红糖水送服,5～10 克/次,2 次/日。

子宫出血:黑木耳、冰糖各 15 克,红枣 20 枚,瘦猪肉 100 克,加水炖熟食,1 剂/日,分 2 次服,连用 7 日。

产后虚弱,麻木抽筋:①黑木耳、红糖各 15 克,蜂蜜 30 毫升,煮熟分 3 次服用。②黑木耳 30 克,用陈醋浸,分 5～6 次服,3 次/日。

年老生疮,久不收口:黑木耳用瓦焙焦研细末。2 份黑木耳粉对 1 份白糖,加水调成膏摊纱布上,敷患处,早、晚各换 1 次。

血虚,贫血:黑木耳 15 克,红枣 20 枚,粳米 100 克,煮粥食用,连续进食一段时间。亦可用黑木耳炖红枣食。

闭经:①黑木耳(水泡去蒂,炒干为细末)、胡桃仁(去皮,捣如泥)各 10 克,黄酒煎服,约 1 小时后浑身汗出。②黑木耳、冰糖各 15 克,水煎服,15 克/日。

吸收不良综合征,慢性胃炎,胃下垂:黑木耳 25 克切小片,猪肚 250 克切薄片。姜末入热植物油锅炸香后,投黑木耳、猪肚片和青蒜 50 克翻炒,烹料酒,加白糖、精盐、陈醋、酱油和适量清水煮沸后,用湿淀粉勾芡,撒味精。熟食。功能:健脾和胃,补虚益气。

肠风下血:黑木耳、青菜、猪肚共煮。或猪肚 1 个,槐花炒为末,入猪肚内,扎两头,加醋,于砂锅内煮烂吃。

乳汁减少:炒锅上火,放植物油 50 毫升烧热,下姜末、葱花各 5 克爆香,投香肠片 100 克煸炒 1 分钟,入少许清水,倒入水发黑木耳 25 克,放精盐炒熟。功能:行气通气。

肾阴亏虚,动脉硬化,高血压,肺阴虚咳嗽:黑木耳、白木耳各 10 克用温水泡发,去杂质入碗,加冰糖 30 克和水适量,蒸 1 小时,木耳熟透时食。功能:滋阴润肺,活络降压。

贫血,产妇缺乳,更年期综合征:黑木耳 30 克用冷水泡发,撕小瓣;嫩豆腐 200 克、鸡血块 100 克分入沸水锅汆透取出,切 1 厘米见方小丁盛碗中;火腿肉 30 克切薄片。炒锅内放植物油烧八成热,投葱花、姜末煸香,加清汤适量煮沸,入火腿片、黑木耳瓣、豆腐丁、鸡血丁,烹料酒,改小火,煨 15 分钟,调精盐、味精、五香粉,湿淀粉勾薄芡食。功能:滋养肝肾,补血益气。

贫血,眩晕,肺结核,月经不调,更年期综合征:黑木耳 15 克、红枣 15 枚泡发后放碗内,入适量冰糖和清水,蒸 60 分钟至红枣熟烂。每日上、下午分饮。功能:滋阴活血,补气养血。

痔疮出血:黑木耳 9 克,糖少许,或加柿饼 30 克,同煮烂食。

便秘:黑木耳 6 克煮烂,加蜂蜜 2 匙,黑芝麻、核桃肉(去衣)不限量,微炒研末,加少许食糖,开水调服,6 克/次,2～3 次/日。

冠心病,高脂血症,肥胖,高血压:花鲢鱼 250 克去杂切块,用烧热的植物油煸炒鱼块,入紫菜 10 克、水发黑木耳 25 克和适量清水,将鱼炖熟后加黄酒、葱、姜、精盐调味,再略煮熟食。功能:温肾益精,补脾暖胃,祛脂宁心。

冠心病:锅烧热,下菜油烧六成热,入豆腐 60 克炒 10 分钟,再投黑木耳 15 克翻炒,最后入花椒、辣椒等炒熟食。

骨质疏松症,营养不良性水肿,慢性关节炎:水发黑木耳 50 克,海带 25 克分别切丝。瘦猪肉 50 克切丝,用湿淀粉拌匀,再与海带丝、黑木耳丝同下锅,加水适量煮沸,入湿淀粉、味精和精盐搅匀熟食。功能:补充钙质,消肿退炎。

高血压,暑热:黑木耳 20 克用冷水泡发去蒂,切碎末;绿豆 50 克入锅,加水煨至开花,加粳米 100 克继续煨 20 分钟,调入黑木耳碎末和红糖 30 克,再煮几沸。每日早、晚分食。功能:清热凉血,益气除烦,活血降压。

眼流冷泪:黑木耳 30 克(烧存性),木贼 30 克,共为末,每次服 6 克,以清米泔煎服。

早泄,遗精,滑精:淡菜 20 克、黑木耳 10 克分别入清水中浸发后去杂,黑木耳撕朵瓣。将乌骨鸡 1 只宰杀,去毛及内脏,入沸水锅焯透,捞出后在清水中过凉,入砂锅,加足量水(以浸没乌骨鸡为准),大火煮沸,入淡菜、黑木耳,烹料酒,改小火,煨 1.5 小时至乌骨鸡、黑木耳熟烂如酥,调入葱花、姜末、精盐、味精、五香粉,再煮沸食用。功能:益肾固精。

食欲缺乏,慢性胃炎,月经不调,慢性前列腺炎:小黄鱼 1 条(300 克)去鳞、鳃及内脏,下油锅略煸盛起;黑木耳 15 克、干黄花菜 30 克分别用水泡发,黄花菜切段。三者同入锅,加水适量,大火煮沸后改小火,煨至鱼肉熟烂,调入葱花、姜末、精盐、料酒、味精等食用。功能:益气强体,清热解毒,补虚开胃。

慢性胃炎,消化性溃疡,溃疡性结肠炎:黑木耳 20 克用冷水发开,撕碎块;荸荠 100 克用清水浸半小时去皮(保留荸荠苗芽),切薄片。两者同入锅,加水适量,大火煮沸后改中火再煮 15 分钟。每日早、晚分食。功能:清胃止呕,养胃护膜。

慢性胃炎,缺铁性贫血,弱视:黑木耳 15 克用冷水泡发去杂,切碎;猪肝 50 克用温开水浸 10 分钟,漂去血水捞出,去筋膜切碎。枸杞子 20 克、粳米 100 克入锅,加水适量,大火煮沸后改小火,煨 30 分钟,入碎黑木耳、碎猪肝、精盐、味精、姜末、葱花,拌匀,继续煨 30 分钟。每日早、晚分食。功能:补肝明目,补血健胃。

【食用宜忌】

☆ 脾胃虚寒,大便稀溏不实者不宜用。

银　耳

银耳又名雪耳、白耳、桑鹅、白木耳、白耳子、银耳菌、五鼎芝。它被人们誉为菌中之冠,既是名贵的营养滋补佳品,又是扶正强壮之补药。

历代皇家贵族将银耳看做是延年益寿之品、长生不老良药。

【性味归经】

味甘、淡,性平。入心、肺、胃、肾经。

【食用方法】

作为滋补健身营养佳品,银耳多用于做汤羹。如传统宫廷点心,用银耳、枸杞、冰糖、蛋清一起炖服,不但色相红白相间,而且香甜可口。以鸽蛋与银耳做成明月银耳汤,汤底透明如兰花,汤上浮蛋如圆月,吃起来松软细嫩,汤鲜味美。用银耳加人参粉煨成羹,不但风味独特,而且具有较好的补益强身作用。经常食用银耳羹,可使肌肤洁白柔嫩、头发乌黑发亮。

【营养成分】

每 100 克银耳中,含蛋白质 10 克,脂肪 1.4 克,糖类 33.9 克,粗纤维 28.4 克,灰分 6.7 克,钾 1.59 克,钠 82.1 毫克,钙 38 毫克,镁 54 毫克,磷 370 毫克,铁 4.4 毫克,锰 0.17 毫克,锌 3.03 毫克,铜 0.08 毫克,硒 2.95 微克,胡萝卜素 0.05 毫克,维生素 B_1 0.05 毫克,维生素 B_2 0.25 毫克,烟酸 5.3 毫克,维生素 E 1.26 毫克。其中,以脯氨酸为主的 17 种氨基酸,以及多缩戊糖、葡萄糖、葡萄糖醛酸、木糖、甘露糖醇、麦角固醇等物质对人体有重要作用。

【保健功效】

保护肝脏:银耳多糖类物质可明显促进肝脏蛋白质及核酸合成,提高肝脏的解毒能力,保护肝脏。

防癌抗癌:银耳对人体内放疗和化疗所引起的白细胞减少症等有一定治疗作用,使受害造血系统恢复功能,减少放射性死亡率,加强人体白细胞的巨噬细胞,兴奋骨髓造血功能,控制恶性肿瘤,增强机体抗肿瘤的免疫能力,间接抑制肿瘤生长;还能激发 B 细胞转化,激发 T 细胞功能,其活性类似选择素是不可多得的免疫增强剂,可增强人体免疫力,调动淋巴细胞等。

清热敛血:银耳有止血之功,尤其对内热而有出血倾向者更宜,例如吐血、咯血、便血、崩漏等,但作用缓慢,须持久服用方能见效。

养心美肤:银耳可治疗老年慢性支气管炎、慢性肺源性心脏病,久服还有美容嫩肤之效。

【功能主治】

养胃生津,滋阴润肺,止血。主治肺燥干咳、肺热咳嗽、痰中带血或无痰、肺胃阴虚所致虚热口渴、咽喉干燥、便秘、妇女月经不调、阴虚津亏等。

【药用验方】

口腔溃疡:银耳、黑木耳、山楂各 10 克,水煎熟,喝汤食银耳、黑木耳,1～2次/日。

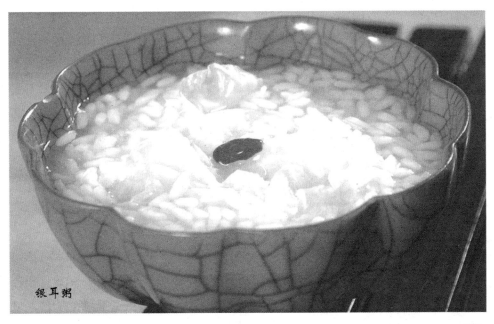

银耳粥

心烦失眠,干咳痰少,口干咽痛,食少乏力:干银耳 10 克发好入盆,加鸡清汤 150 毫升蒸 1 小时,再将银耳取出;鲜莲子 30 克去青皮和一层嫩白皮,去两头、心,用水焯过后,再用开水浸(鲜莲子要略带脆性,不要煮泡得太烂)。烧开鸡清汤 1500 毫升,加味精、料酒、精盐、糖适量,入莲子、银耳后熟食。功能:滋阴润肺,健脾安神,止咳开胃。

心悸气短:银耳 9.4 克,太子参 15.6 克,加冰糖,水煎服。

白细胞减少症:黄芪 20 克,银耳 15 克,水煎服,1 剂/日。

慢性支气管炎,肺气肿,哮喘:银耳 100 克水发切碎,黑芝麻 300 克研泥糊状,与银耳合一处,拌生姜汁、冰糖、蜂蜜,隔水炖 2 小时后食用。1 匙/次,3 次/日。功能:清热润肺,消肿止喘。

两眼昏花,面色憔悴等:鸡肝 100 克切薄片入碗,拌水豆粉、料酒、姜汁、食盐;银耳 15 克撕小片,用清水浸;茉莉花 24 朵去花蒂,入盘。锅上火,入清汤、料酒、姜汁、食盐和味精,随即下银耳、鸡肝、枸杞子 15 克,烧沸撇沫,待鸡肝初熟入碗,再将茉莉花撒碗内即可食用。功能:补肝益肾,明目养颜。

肺结核,咳嗽:银耳、竹笋各 6 克用冷水发胀取出,加水 1 小碗及冰糖、猪油各适量调和,最后加淫羊藿 3 克(稍碎截),置碗中共蒸。服时去淫羊藿滓,竹笋、银耳连汤内服。功能:润肺止咳。

肺结核,呛咳无痰,咯血,面红口干,大便秘结:银耳 10 克用清水浸 2 小时去杂质,入碗,倒入沸水,加盖闷泡 30 分钟使发涨,去蒂部木梢,分成片状,与冰糖 30 克同入锅,加清水 1000 毫升,武火煮沸后改文火煮至银耳熟烂。功能:滋阴润肺,湿燥止血。

冠心病:银耳、黑木耳各 10 克,红枣 15 枚,以温水泡发后入小碗,加水和少量冰糖,隔水蒸 1 小时后连汤食,2 次/日。

前列腺肥大所致的尿频,淋漓不尽,尿后胀痛:鸡清汤 1500 毫升入无油腻的锅,加精盐、料酒、胡椒烧开,入银耳 12 克(泡发)以大火蒸发软入味后,取出调入味精可食。功能:补虚益气,益肾缩尿。

虚劳咳嗽,痰中带血:①伴阴虚口渴者,干银耳 6 克,糯米 100 克,冰糖 10 克,加水煮粥食。若夏季低热易汗,宜于冬季炖服。②银耳 5～10 克浸半日,用粳米 100 克、红枣 3～5 枚煮粥,沸后入银耳、冰糖适量,晚餐食。功能:润肺止咳。

【食用宜忌】

☆ 银耳有滋阴清热的作用,故风寒感冒、咳嗽,湿热生痰和外感口干、阳虚患者均不宜用。

☆ 银耳中含的一种腺苷的衍生物有阻止血小板凝集的效能,故对于有咯血的支气管扩张、胃及十二指肠溃疡并出血及血小板减少症等病史者应慎食。

☆ 食用银耳时,选择黄白色、朵大、光泽肉厚者为佳。其作用缓慢,久服才有效。变质银耳不可食用,以防中毒。

❖ 五、海产菜类养生保健

海 带

海带又名纶布、海草、昆布、海带草、海带菜、江白菜、海昆布、海马蔺、西其菜、黑昆布、鹅掌菜,它素有长寿菜、海上之蔬、含碘冠军的美誉。从其营养价值上看,它的确是一种保健长寿菜。

【性味归经】

味咸,性寒,无毒。入脾、胃、肺、肝经。

【食用方法】

炖煮煲汤或切丝凉拌。

【营养成分】

每 100 克鲜海带中,含蛋白质 1.2 克,脂肪 0.1 克,糖类 1.6 克,粗纤维 0.5 克,灰分 2.2 克,钾 246 毫克,钠 8.6 毫克,钙 46 毫克,镁 25 毫克,磷 22

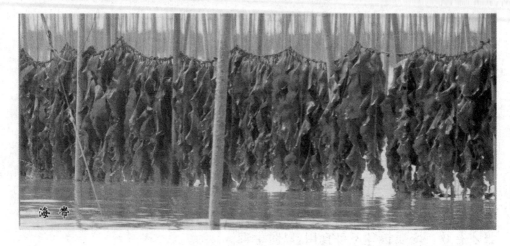

海带

毫克,铁 0.9 毫克,锰 0.07 毫克,锌 0.16 毫克,硒 9.54 微克,胡萝卜素 0.56 毫克,维生素 B_1 0.02 毫克,维生素 B_2 0.15 毫克,烟酸 1.3 毫克,碘 340 毫克,并含氯化钾、大叶藻素、藻胶酸、昆布素、甘露醇等。

【保健功效】

促生激素:海带含碘量为所有食品之冠,可促进甲状腺激素生成,预防甲状腺肿大,暂时抑制甲状腺功能亢进的新陈代谢率而减轻症状(但不能持久)。

杀菌抗癌:海带通过改变大便菌群活性而选择性地减少或杀灭可产生致癌物质的某些结肠内的细菌。

降压降脂:海带提取物中的 U 型岩藻多糖能诱导癌细胞自杀而起到抗癌作用。海带中褐藻氨酸可降血压;昆布素能清除血脂,显著降低血中胆固醇含量;淀粉硫酸酯为多糖类物质,亦可降血脂;所含的较多的碱性成分,有助于体内酸碱平衡。故海带能减少脂肪在体内的储存,降低血脂和血压,可用于防治动脉粥样硬化、高血压等心血管疾病等。

防病止血:海带中的褐藻酸钠盐可预防白血病和骨痛病,对动脉出血有止血作用。

利水消肿:海带中甘露醇的利水消肿作用十分显著,对急性肾衰竭、胸水肿、肿胀、急性青光眼皆有治疗作用。

润肠通便:海带性寒而滑,有润肠、清肠通便作用,热性便秘者食之有辅助通便功效。

【功能主治】

清热行水,软坚化痰,散结消瘿,祛湿止痒,醒脾开胃,止血降血压。主治瘰疬、瘿瘤、噎膈、睾丸肿痛、皮肤湿毒瘙痒、水肿、湿气、带下带浊、高血压等。

【药用验方】

中暑头晕,头痛烦渴:将切片状的浸发海带 60 克、去皮蚕豆瓣 50 克一起下锅,用麻油炒一下,然后加 200 毫升清水,加盖烧煮,蚕豆将熟时入切长方块的冬瓜 250 克和盐,冬瓜烧熟即可食。功能:消暑利水。

肠风下血:海带 120 克,白糖等份,海带拌糖生食。

便秘:先将海带 100 克、鲤鱼 500 克煮六成熟,再入青芋、萝卜、乌梅各适量煮熟,加适量精盐即可食。功能:理气润肠通便。

神经痛,风湿痛:海带、线叶藻、鹿角菜共水煎,用煎液敷患处。

缺铁性贫血:海带 100 克切碎,入锅加水先煮熟,将切好的芥蓝菜 100 克投入再煮熟后,加适量食盐调味即可食。可长期食用。

高血压,眼结膜炎:海带 20 克切丝,草决明 10 克去杂,加清水 2 碗煎至 1 碗服用。功能:清肝明目,降低血压。

暑热食欲缺乏:海带 250 克切丝,水煮,捞起沥水,入麻油、精盐、酱油、味精各少许拌匀可食。功能:清凉开胃。

慢性支气管炎:海带根 63 克,水煎浓缩,入研成细末的瓜蒌皮、五味子各 6 克制丸剂。14 克/日,分 2～3 次服,10 日/疗程,连服 2 个疗程。

睾丸肿痛:海带、海藻各 12 克,小茴香 6 克,水煎服。

瘿瘤,甲状腺肿大:①干海带研粉,3 克/次,3 次/日,水冲服。②海带、海蒿子等量,制小丸,每日服 3 克,40 日/疗程。③海带、海藻、昆布、海马各 50 克(均用酒洗),海红蛤、石燕各 50 克(均煅),海螵蛸 50 克,为末,清茶下,兼服化气丸。④海带、海藻、昆布、紫菜、龙须菜各 15 克,煎汤代茶饮。⑤海带、海藻各 25 克,夏枯草 5 克,黄药子、柴胡各 15 克,牡蛎 100 克,煎服。⑥海带 15 克,夏枯草 6 克,水煎服。⑦海带 60 克,煮食常服,或加红砂糖腌食。⑧海带、海藻、昆布、海螵蛸各 100 克(均用滚开水泡去盐),青木香 25 克,海蛤粉 15 克,共研细粉末,每次服 15 克,不拘酒水,3 次/日。

【食用宜忌】

☆ 海带性凉而滑润,脾胃虚寒者不宜多食。

紫 菜

紫菜又名紫英、子菜、索菜、乌菜、坛紫菜、甘紫菜、条斑紫菜。是生长在浅海岩礁上的一种红藻类植物,颜色有红紫、绿紫及黑紫的区别,但干燥后却均呈紫色。

这种紫色的海生植物虽属藻类,但可做菜吃,所以取名紫菜。

【性味归经】

味甘、咸,性寒。入肺、脾、膀胱经。

【食用方法】

煎汤饮食或制成干品嚼食。

【营养成分】

每 100 克紫菜中,含蛋白质 25.7 克,脂肪 1.1 克,糖类 21.5 克,粗纤维 20.6 克,灰分 13.4 克,钾 1.8 克,钠 710.5 毫克,钙 264 毫克,镁 105 毫克,磷 350 毫克,铁 54.9 毫克,锰 4.32 毫克,锌 2.47 毫克,铜 1.68 毫克,硒 7.22 微克,碘 1.8 毫克,胡萝卜素 1.37 毫克,维生素 B_1 0.27

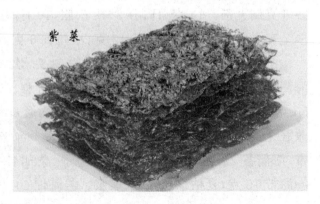

紫菜

毫克,维生素 B_2 1.02 毫克,烟酸 7.3 毫克,维生素 C 2 毫克。

【保健功效】

治缺碘病:紫菜为生长于海中的一种可当做蔬菜食用的藻类植物,用其做汤则滑爽绵软,味道鲜美,口感舒适。紫菜多用于防治单纯性甲状腺肿大,可配海带等同用;因属含碘量较高的食物,故其药用功能和海带相似,可用治缺碘引起的甲状腺功能不足和甲状腺肿大,故此类疾病患者可常食之。

清热抗癌:紫菜的有效成分有助于脑肿瘤、乳腺癌、甲状腺癌、恶性淋巴瘤等肿瘤的防治。紫菜亦可清湿热,利小便。

其他功效:紫菜多糖能明显增强细胞免疫和体液免疫功能,促进淋巴细胞转化,提高机体的免疫力,对抗放射线的辐射损伤和环磷酰胺所致的白细胞下降和实验性肝损伤。还可抗衰老,降低血浆胆固醇总含量,降血脂。

【功能主治】

化痰止咳,软坚散结,利水消肿,清热利咽,养心除烦。主治痰热互结所致的瘿瘤、瘰疬、咽喉肿痛、咳嗽、烦躁失眠、脚气、水肿、淋病、小便不利、泻痢等。

【药用验方】

水肿,湿性脚气,小便不利:①紫菜、车前子各 15 克,水煎服。②紫菜煎汤内服,或配薏米、冬瓜等同用。

阴虚火旺,心烦咽燥:先煮馄饨 30 个,九成熟时入紫菜 30 克、虾仁 10 克,再加适量精盐、葱花、姜丝等食。功能:养心除烦,软坚利咽。

烦渴纳差,脘腹痞满,嗳气:榨菜 100 克切丝,紫菜 50 克用清水泡开。锅内加肉汤 500 毫升烧开,入榨菜丝、紫菜,加适量精盐,汤沸片刻加适量胡椒粉食。功能:清心开胃。

高血压:①紫菜、车前草各 15 克,水煎服。②紫菜、决明子各 15 克,水煎服。③紫菜和海带各适量,烧汤常吃。

慢性支气管炎,咳嗽:紫菜、远志各 15 克,牡蛎 30 克,水煎服。

瘿瘤,甲状腺肿大,淋巴结核:①甲状腺肿大,颈淋巴结核,大便秘结者,紫菜 25 克剪碎,瘦猪肉 100 克切丝,共加清水适量煮汤,调入油、精盐、味精即可食用。功能:化痰软坚,滋阴润燥。②甲状腺肿大者,单用紫菜,30 克/日,煎汤内服。③甲状腺肿大者,紫菜、鹅掌菜各 15 克,夏枯草、黄芩各 9 克,水煎服。④石瘿,颈部结块坚硬如石者,紫菜、红花、橘皮各 10 克,加水共煮 15 分钟,调味即可食用。⑤肉瘿者,白萝卜 250 克(切丝),鲜橘皮 1 片(切丝),加水同煮 20 分钟,然后入紫菜 15 克(切碎)煎煮片刻,调入精盐、味精、醋,即可食用。功能:软坚散结。

【食用宜忌】

☆ 胃寒阳虚者不宜多食,尤其是身体脾虚者,多食可腹胀。

海　藻

海藻又名海草、落首、乌菜、海带花、大叶藻、海蒿子、羊栖菜、大蒿子、海根菜、小叶海藻、大叶海藻。

【性味归经】

味苦、咸,性寒,无毒。入肺、脾、胃、肝、肾经。

【食用方法】

煲汤饮食。

【营养成分】

每 100 克海藻中,含蛋白质 4.2 克,脂肪 0.8 克,糖类 53.9 克,钙 7.27 克,铁 92 毫克,还含藻胶酸、藻多糖、甘露醇等。

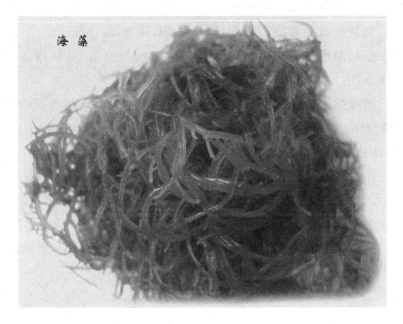

【保健功效】

治缺碘病：海藻所含碘可纠正因缺碘而引起的甲状腺功能不足；亦可暂时抑制甲亢的新陈代谢率而减轻症状，但不能持久，仅作为手术前的准备。

抑制病毒：海藻提取液蛋白多糖类可对抗艾滋病病毒、致癌 RNA 病毒等多种病毒。

防白血病：海藻中的藻胶酸可与放射性元素锶结合成不溶物而排出体外，使锶不致在体内引起白血病等。

降压降脂：海藻能降血压、降血脂，还可增强机体免疫功能，抗血凝。

【功能主治】

消痰软坚，利水。主治瘿瘤、瘰疬、脚气、水肿、睾丸肿大等。

【药用验方】

甲状腺肿瘤见气滞，腹胀，咳嗽痰稠：萝卜 250 克切块，海带 50 克、海藻 20 克切碎，加水共煮，并入鸡汤或肉汤及其他辅料，煮至萝卜熟透而入味后可食。功能：消积化痰，软坚散结。

单纯性甲状腺肿,慢性颈淋巴结炎:昆布、海藻各 50 克,黄豆 300 克,加水共煮熟,加精盐或糖食用。功能:清热散结,软坚,降血压。

淋巴结核,淋巴结肿大:瘦猪肉 150 克切丝,与海藻、夏枯草各 30 克共煮汤,调味食用。功能:清热解毒,软坚散结。

痤疮,咳嗽痰多,瘰疬:海藻、海带、甜杏仁各 10 克,水煎煮,取汁与薏米 30 克煮粥食用。功能:宣肺化痰,健脾利水。

颔下瘰疬:海藻 500 克,酒 2 升,渍数日,稍稍饮之。

【食用宜忌】

☆ 海藻反甘草;脾胃虚寒、血气亏虚、畏冷者慎食。

野菜养生篇

天 门 冬

天门冬又名天冬草、天冬,为百合科天门冬属多年生攀援状草本植物。具块根,呈纺锤状。小枝成叶状,扁条形,5～8枚丛生。叶退化为鳞片。

花常2朵腋生,雌雄异株,白色或淡红色。花期夏季,浆果红色。

分布于我国华东、华南、西南及河北、山西、陕西、甘肃等地。朝鲜、日本、越南、印度尼西亚、老挝也有。生长于山坡、丘陵、山谷和草地上。不耐寒,较耐阴,忌烈日。

【野菜性味】

味甘,性寒。

【营养成分】

天门冬含天门冬素、β-谷固醇、甾体皂苷、黏液质、糠醛衍生物等成分,全株淀粉含量为33%,蔗糖含量为4%。

【采用方法】

食用:天门冬嫩叶可做菜。秋季挖取肥大块根食用,多煎煮取汁或切碎做汤、粥,或炖肉,亦可酿酒。

药用:于秋、冬季采挖除去根头及须根,入沸水中蒸后再去外皮,烘干切段生用。

【保健功效】

天门冬能升高白细胞,增强巨噬细胞吞噬功能,具有养阴润燥、滋补肺肾之功效,常食可提高抗病能力,使身体强壮。天门冬含有天冬酰胺、黏液质等成分。研究表明,天冬酰胺有去除色素沉着的作用。此外,天门冬对炭疽杆菌、α-溶血性链球菌、β-溶血性链球菌、白喉杆菌、假白喉杆菌、肺炎双球菌、金黄色葡萄球菌、柠檬色葡萄球菌、枯草杆菌等均有抗菌作用。

【功能主治】

具有润肺滋肾、清热化痰之功效。主治肺肾阴虚有热所致的痨热咳嗽、躁咳痰黏、咯血、出血等症。并治津伤消渴、潮热遗精、肺痿、肺痈、肠躁便秘之症。

【药用验方】

咳嗽失血:天门冬捣汁,加蜂蜜熬煮成汤,早、晚各服1次。

小肠偏坠:天门冬9克,何首乌15克,水煎,早、晚各服1次。

肺躁津伤型失音:百合10克,天门冬10～15克,桔梗6克,粳米100克,冰糖适量。将百合、天门冬、桔梗水煎,取浓汁,加粳米煮粥。沸后加冰糖,再煮成粥。每日服1～2次,连服5日,间断数日后可再服。

马 兰

马兰又名马兰菊、红马兰、田边菊、马兰青、螃蜞头草、鸡儿肠、泥鳅串、鱼鳅草、竹节草等,为菊科马兰属多年生草本植物。

株高30～70厘米。茎直立。茎中部叶互生,倒披针形或倒卵状长圆形,长3～10厘米,无柄,边缘有粗锯齿或浅裂,基部叶大,上部叶小,全缘。头状花序,直径2.5厘米,花序单生或枝顶形成伞房状,总苞苞片2～3层,倒披针形,边缘膜质有睫毛。舌状花一层,淡紫色,管状花黄色。结瘦果扁平,倒卵形,边缘有翅,舌状花所结瘦果三棱形,冠毛短硬,并具2～3个较长的芒。

　　马兰几乎分布于全国各地,江苏、浙江、安徽等地为主要产区。马兰野生于林缘、草丛、溪边、田间路旁。适应性很强,耐寒、耐热,又耐贫瘠。

【野菜性味】

味辛,性凉。

【营养成分】

　　每100克马兰中含蛋白质2.4克,脂肪0.4克,膳食纤维1.6克,糖类3克,钙67毫克,磷38毫克,铁2.4毫克。此外,还含有维生素A 0.34毫克,维生素 B_1 0.06毫克,维生素 B_2 0.13毫克,烟酸0.8毫克,维生素C 26毫克。马兰所含的挥发油中的主要成分为己酸龙脑酯、甲酸龙脑酯等。

【采用方法】

　　食用:3～4月份采摘的嫩茎叶作蔬菜称之为马兰头,因其略带涩味,食用时用开水烫后,再用清水漂洗,去除苦味,凉拌或炒食,亦可晒干菜。

　　药用:夏、秋采收,鲜用或晒干。

【保健功效】

　　马兰具有清热解毒、利胆退黄、凉血降压、生津润燥、补气养血、补脾和胃等保健功效。

【功能主治】

　　马兰头味甘,性平、微寒,无毒,具清热止血、抗菌消炎等作用。全草及根,味辛,性凉,无毒,具有清热解毒、散淤止血、消积、抗菌消炎、凉血、利湿

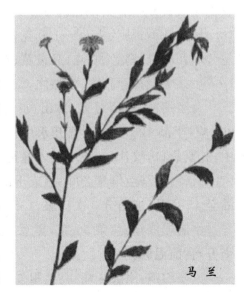

马兰

之功效。主治感冒发热、咳嗽、急性咽炎、扁桃体炎、流行性腮腺炎、传染性肝炎、胃及十二指肠溃疡、小儿疳积、肠炎、痢疾、吐血、出血、崩漏、月经不调、乳腺炎、疟疾、黄疸、水肿、淋浊、痔疮、痈肿、丹毒、蛇咬伤、创伤出血等症。

【药用验方】

急性咽喉炎,扁桃体炎,急性眼结膜炎:鲜马兰全草 60～120 克,水煎服。

急性睾丸炎:马兰鲜根 60～180 克,荔枝核 10 枚,水煎服。

外耳道炎:马兰鲜叶捣汁滴耳。

腮腺炎:马兰根、野胡葱头各等量,捣烂外敷。

胃、十二指肠溃疡:马兰全草干品 30 克,加水 300 毫升,煎至 100 毫升,日服 1 次,20 天为一疗程。

外伤出血:鲜马兰全草适量,捣烂敷患处。

预防流感:马兰、金银花、甘草各适量,水煎代茶饮。

小儿热痢:马兰 6 克,仙鹤草 9 克,马鞭草 9 克,木通 6 克,铁灯草 6 克,水煎服。

高血压,眼底出血,青光眼,眼球胀痛:马兰根 30 克,生地黄 15 克,如便秘加生大黄 6～10 克,水煎,每日 3 次分服。

风热咳嗽:马兰头 50～100 克,水煎服,每日 2 次,连服 2 周。

小儿肠炎:马兰 30 克,马齿苋、车前草各 15 克,水煎服。

小儿雪口疮:马兰头汁擦之。

月经提前,月经过多,鼻出血:鲜马兰头 100 克(干品 50 克),鲜白茅根 250 克(干品 125 克),入温开水中浸片刻捞出,切碎末,入洁净双层纱布袋中,扎紧袋口,绞汁,汁液中对入蜂蜜 20 毫升拌匀。每日早、晚分饮。

气管炎:马兰鲜草 200 克(或干品 100 克),加水 200 毫升,煎煮过滤,浓缩至 45 毫升,加糖分 3 次口服,1 剂/日,6 日/疗程。

水肿尿涩:马兰菜 50 克,黑豆、小麦各 10 克,酒、水各 50 毫升煎成 50 毫升,食前温服。

火眼肿痛,风火牙痛:马兰根 60 克,水煎服。

牙龈出血,鼻出血,血精,精囊炎,前列腺炎:鲜马兰头、鲜茅根各 120 克和藕节 200 克分别切碎,同入砂锅加水浸透,用中火煎煮 30 分钟,过滤去渣,取滤汁回入砂锅,再加水发莲子(去心)12 克、红枣 15 枚(去核)及适量清水,煨 1 小时,调入白糖 15 克溶化后食。每日早、晚分饮。

风毒攻肌肉,皮肤水肿:300 克马兰切碎,以水 1000 毫升,煮取 500 毫升,淋洗肿处。

外伤出血:鲜马兰适量,捣烂外敷。

乳痈:马兰鲜叶捣敷患处。

咽喉肿痛:马兰全草 30～60 克,水煎频服。

急性支气管炎:马兰根 60～120 克,豆腐 1～2 块,加盐,水煎服。

流行性腮腺炎:马兰根 60 克(鲜品 90 克),水煎分 3 次服,1 剂/日。

热淋,黄疸型或无黄疸型肝炎:马兰全草 90 克,水煎服。

眩晕,高血压,性功能障碍:淡菜 15 克入温开水中浸 30 分钟涨发。砂锅加清水后置火上,入淡菜,大火煮沸,入枸杞子 15 克,烹料酒,改小火,煨 30 分钟,枸杞子煮至膨胀时,入鲜马兰头 250 克拌匀,继续用小火煮沸,调入精盐、味精,淋麻油可食。

腮腺癌:马兰头根(白)、野胡葱头各适量,捣烂外敷。

慢性肝炎,糖尿病,疰夏:苦瓜 250 克剖开后,去瓤及子,切薄片(愈薄愈好),入碗中,加少许精盐抓匀,腌渍片刻。鲜马兰头 250 克入沸水锅略烫捞出,码齐后均匀入盘,并将苦瓜片腌渍水滗去,均匀放在马兰头上,另将香醋、精盐、味精、白糖等调匀的汁液淋苦瓜上拌匀食。

慢性胃炎、前列腺炎,尿道炎,早泄,结膜炎:新鲜马兰头、新鲜蒲公英、新鲜车前草各 500 克,连根将全草入温开水中浸 10 分钟捞出,切碎段捣烂,用洁净双层纱布包裹,绞汁,盛入容器。每日早、晚分饮。

鼻出血,齿出血,出血性紫斑,咯血,出血不止:①马兰头 60～90 克(干品 30 克)水煎服;或马兰头切细出水,加盐、糖、麻油拌食。②马兰鲜叶 1 把(约 50 克),用第 2 次淘米水捣取汁,调等量蜂蜜温服。

野 菊

野菊又名野菊花、野山菊、野黄菊、路边菊、苦薏、岩香菊等,为菊科菊属多年生草本植物。

株高 70 厘米左右。茎直立,多分枝,并有茸毛。叶互生,卵圆状,羽状深裂,前端尖,叶边缘有锯齿状缺刻,叶绿色,有茸毛。头状花序,顶生,数个排列成伞房花序状,外围为舌状花,淡黄色,1 层至 2 层,中央为管状花,深黄色,花期 9～10 月份。

我国大部分地区均有分布。适应性强,对土质、温湿度要求不严,在山坡、原野、路旁、田埂、草丛等处均可生长。野菊喜凉,较耐寒,生长适温 18～21℃,最高 32℃,最低 10℃,地下根茎耐低温极限一般为－10℃。喜充足的阳光,但也稍耐阴。较耐旱,最忌积涝。喜地势高燥、土层深厚、富含腐殖质、排水良好的沙壤土。在微酸性到中性的土中均能生长,而以 pH 值为 6.2～6.7 较好。

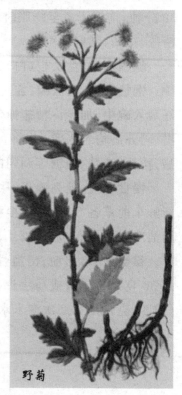

野菊

【野菜性味】

味苦、辛,性微寒。

【营养成分】

每 100 克野菊嫩茎叶中含蛋白质 3.2 克,脂肪 0.5 克,糖类 6.0 克,粗纤维 3.4 克,灰分 2.7 克,钙 178 毫克,磷 41 毫克。此外,还富含微量元素锌、硒。

【采用方法】

食用:野菊嫩苗和花均可食用。做菜时,先水煮,再捞出用清水洗,以去除或减少野菊的苦味。煮过的茎叶凉拌、素炒、肉炒、煮汤均宜。

药用:野菊的花、根、叶俱可入药。其花最佳采摘期在秋季,晒干、烘干均可。

【保健功效】

野菊花含刺槐素－7－鼠李糖葡萄糖苷、野菊花内酯、矢车菊苷等。对金黄色葡萄球菌、白喉杆菌、大肠杆菌、痢疾杆菌、结核杆菌及流感病毒均有抑制作用。能使周围血管扩张而有降压作用,可治高血压。其煎剂湿敷对局部炎症有明显效果。可用硫浸膏涂擦患处治子宫颈糜烂,并可用于治疗淋巴管炎、皮肤溃疡、火伤及无名肿毒等。

【功能主治】

野菊花、根、叶均能清热解毒,主治疗疮疖肿,亦可防治流行性脑脊髓膜炎、流行性感冒、高血压、肝炎、痢疾等。

【药用验方】

各种疗疮:鲜野菊花30克,水煎服,并用上药捣烂敷患处。或野菊花30克,疗疮草(紫花地丁)30克,炙甘草10克,水煎服。每日2次。

颈淋巴结结核:野菊花根适量,捣烂酒煎服,并搽涂患处。

痔疮:野菊花30克,茜草15克,石决明30克,水煎服,每日2次。

预防流行性感冒:野菊花茎叶、鱼腥草、金银藤各30克,加水500毫升,煎至200毫升,每次服20～40毫升,每日3次。

胃肠炎、肠鸣泄泻腹痛:干野菊花12～15克,水煎服,每日2～3次。

扩散型肺结核:野菊花45克,地胆草30克,兰香草60克,水煎服,每日1剂。

急性淋巴结炎:野菊花60克,银花30克,连翘12克,赤芍9克,用开水煎后饮。

白喉:野菊花60克,银花30克,连翘15克,水煎服。

扁桃体炎:野菊花30克,紫花地丁30克,银花15克,水煎服。

干咳症:野菊花30克,白茅根300克,白糖30克,用水煎2次,早晚各服1次。儿童酌减。

附件炎,子宫颈炎:野菊花 30 克,当归 9 克,牛膝 3 克,水煎服。

肠炎:野菊花 15 克,马齿苋 30 克,或配白头翁 15 克,用开水煎服。

肾炎:野菊花、活血丹、车前草各 3 克,水煎服。

目赤肿痛:野菊花 15 克,草决明 9 克,蝉蜕 3 克,水煎服。

野 蔷 薇

野蔷薇又名多花蔷薇、刺花,为蔷薇科蔷薇属落叶性攀援灌木。

枝长,平卧,蔓生。茎细长,直立或上升。羽状复叶,小叶 5～9 片,花序附近小叶 3 片,复叶总长 10 厘米,小叶倒卵形、长圆形或卵形,长 1.5～5.0 厘米,边缘有尖锐单锯齿,有柔毛,托叶篦齿状,贴生于叶柄,边缘有时有腺毛。花多数簇生,为圆锥形伞状花序,白色,芳香,花瓣 5 枚,心脏形或广倒卵形。瘦果生于环状或壶状花托里面,花期 5～6 月份。

分布于我国江苏、山东、河南等省,生于路旁、田边或丘陵地的灌木丛中。喜阳光,耐半阴,较抗寒。喜肥耐瘠,不耐水湿,忌渍水。要求疏松、深厚、肥沃的土壤。

【营养成分】

每 100 克野蔷薇嫩茎叶中含蛋白质 5 克,粗纤维 2.7 克,胡萝卜素 2.65 毫克,烟酸 1.5 毫克,维生素 C 105 毫克。

【采用方法】

食用:野蔷薇嫩茎叶经沸水焯后可凉拌、炒食;其花亦是一种鲜美食蔬,可炸食,可做酱、酿酒。

【保健功效】

野蔷薇含有丰富的维生素 C,有助于提高人体免疫功能,增强防病抗病能力,润肤美容,延缓衰老。

野苋菜

野苋菜又名苋菜、绿苋,为苋科苋属一年生草本植物。野苋菜株高50厘米左右。

茎直立,有分枝,淡绿色或绿色。叶互生,卵形或卵状长圆形,先端微缺,全缘成微波状,表面绿色,背面较淡。花簇生,甚小,花穗腋生,茎顶花序圆锥形,花期7～8月份。胞果扁圆形,极皱缩,不开裂。果熟期8～9月份。

我国各地均有分布。生于野荒地、杂草地、路边、宅旁。喜温暖气候,耐热性强,不耐霜冻。10℃以下种子萌发困难,20℃以下生长缓慢,生长适温为23～27℃。较耐旱,不耐涝,对土壤要求不严,但以偏碱性土壤为最好。

【野菜性味】

味甘、淡,性寒。

【营养成分】

野苋菜每100克嫩茎叶含蛋白质5.5克,脂肪0.6克,糖类8克,粗纤维1.6克,灰分4.4克,钙610毫克,磷93毫克,铁3.9毫克,钾411毫克,胡萝卜素7.15毫克,维生素B_1 0.05毫克,烟酸2.1毫克,维生素B_2 0.36毫克,维生素C 153毫克。每克干品含钾40.9毫克,钙25.1毫克,镁13.16毫克,磷2.5毫克,钠0.7毫克,铁433微克,锰210微克,锌60微克,铜11微克。

【采用方法】

食用:幼苗及嫩茎叶可食。4～5月份采其嫩茎叶及高7～10厘米的幼苗,在沸水中焯一下,换清水浸泡片刻后,炒食、制馅、凉拌、做汤或晒干。

药用:内服煎汤,外敷研末。

【保健功效】

常食可增强抗病能力,健身祛病,润肤美容。

【功能主治】

野苋菜具有清热利湿、凉血止血、解毒消肿之功效。内服治疗痢疾、肠炎、咽喉肿痛、白带、胆结石、胃溃疡出血、便血、瘰疬、甲状腺肿、蛇咬伤等。外用治痈疽疔毒、目赤、乳痈、痔疮、皮肤湿疹等。

【药用验方】

咽喉肿痛:野苋菜 50 克,水煮代茶饮。

皮肤湿疹:野苋菜 50 克,水煎洗。

胃溃疡出血,十二指肠溃疡出血:野苋菜 30 克,煎水服,每日早晚各 1 次。

牙龈糜烂出血:将野苋菜烧成灰,搽敷患处。

胆结石:鲜野苋菜 250 克(洗净),猪小肠一段,水煎服,每日 1 次,连续服用。

痔疮肿痛:野苋菜 200～300 克,煎汤熏洗。

痢疾,肠炎:①鲜野苋菜根 30～60 克,水煎服。②鲜野苋菜 50 克(洗净),红糖 25 克,加水适量煎煮,饭前服,每日 2～3 次。③野苋菜、旱莲草、凤尾草各 30 克,水煎服。

肝热目赤:野苋菜种子 30 克,水煎服。

甲状腺肿大:鲜野苋菜根茎 100 克(洗净),猪肉 100 克,冰糖 25 克,水煎于饭后温服,每日 2 次,连续服用 10～15 天为一疗程。

乳痈:鲜野苋菜根 30～60 克,鸭蛋 1 个,水煎服,另用鲜野苋菜叶和凉饭捣烂外敷。

湿疹:野苋菜适量,水煎加盐少许,洗患处。

车 前 草

车前草又名车前菜、当道、牛遗、牛舌草、车轮菜、蛤蚂草、猪耳草、车轱辘菜等,为车前科车前属多年生草本植物。

根状茎粗短,有须根。叶基生或莲座状,叶片椭圆形、宽椭圆形或具疏短柔毛,有5~7条弧形脉;叶柄长2~10厘米,基部扩大成鞘。花序数个,自叶丛中生出,直立或斜上,高20~30厘米,被短柔毛;穗状花序,密生小花;苞片三角形,背面突起;花冠筒状,膜质,淡绿色,先端四裂,裂片外卷。花期7~8月份。蒴果椭圆形,有毛,盖裂。果期9~10月份。

原产于亚洲东部,现我国各地均有分布,以江西、安徽、江苏的产量较多。生于田野、路旁、花圃、池塘、河边、山谷等处。

【野菜性味】

味甘,性寒。

【营养成分】

车前草每100克嫩叶芽含有膳食纤维3.3克,糖类1克,蛋白质4克,脂肪1克,钙309毫克,磷175毫克,铁25.3毫克,胡萝卜素5.85毫克,维生素 B_2 0.09毫克,维生素C 23毫克。此外,还含有胆碱、钾盐、柠檬酸、草酸等成分。

【采用方法】

食用:每年4~5月份采摘嫩茎叶或幼苗,先用开水烫软,再用清水泡几小时后捞出,凉拌、炒食、做馅、做汤或与面蒸食。

药用:车前草叶、子俱入药。车前子为其所结种子,秋季采收。

【保健功效】

现代药理研究表明,车前草及车前子不仅有显著的利尿作用,而且具有明显的祛痰、抗菌、降压效果,还有抗肿瘤作用。车前草及车前子中的车前苷能使呼吸加深,可治疗肺热咳嗽、痰多等病症。车前草、车前子中所含的腺嘌呤的磷酸盐有刺激白细胞增生的作用,可用于防治各种原因引起的白细胞减少症。其所含琉璃酸对金黄色葡萄球菌、卡他球菌及绿脓杆菌、变形杆菌、痢疾杆菌有抑制作用,同时还有抑制胃液分泌和抗溃疡作用。

【功能主治】

车前草具有利水通淋、清热明目、清肺化痰、凉血止血的功效,适用于小便不利、暑热泄泻、目红肿痛、血热出血等症。

【药用验方】

慢性肾盂肾炎:车前草 30 克,柴胡、黄芩、金银花、蒲公英、滑石各 15 克,生地黄、续断各 12 克,枳实、当归各 9 克,生甘草 3 克,水煎服。

慢性肝炎:鲜车前叶 30 克,鲜芹菜 100 克,萝卜 100 克,共洗净切碎捣汁,加蜂蜜炖服,每日 1 剂。

慢性气管炎:车前草 30 克,加适量水煎成 100 毫升,每日服 30 毫升,3～4 天为一疗程。

慢性支气管炎:车前草、杏仁、桑白皮各 15 克,水煎服。

感冒:车前草、陈皮各 20 克,水煎热服。

尿血,尿道炎:车前草、地骨皮、旱莲草各 15 克,水煎服。

小便不通:鲜车前草洗净捣烂,取汁 1 小杯,加蜂蜜适量调服。

高血压:车前草、鱼腥草各 50 克,水煎服。

痢疾,肠炎:①车前草、马齿苋、铁苋菜、水蓼草各等份,洗净捣烂取汁,每次 20～30 毫升,或水煎服。每日 2～3 次。②鲜车前草 60 克,鸡蛋 1 个,炒熟食用。

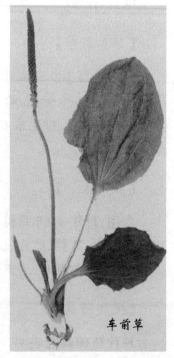
车前草

风热型青光眼:车前草 10 克,红枣 10 枚,细辛 1.5 克,羚羊角粉 0.5 克。前二味先煎,然后下入细辛再煎,去渣取汁,送服羚羊角粉。每日 1 剂,连服 5~6 日。

胆囊炎:①车前草 30 克,竹叶 3 克,鲤鱼 1 条,水煮,喝汤吃鱼,每日 1 次。②车前子 10 克,白芥子 30 克(炒黄),鸡内金 30 克,共研末,每服 2~3 克,每日 2~3 次。

烫伤:车前草、红薯叶各适量,洗净焙干研为细末,入米酒和匀,涂搽于患处,每日数次,连续 7~10 日。

小 根 蒜

小根蒜又名山蒜、野葱、泽蒜、苦蒜,为百合科葱属多年生草本植物。

小根蒜地下鳞茎白色,外皮灰黑色。叶细长呈管状,微有棱,具叶鞘,叶 3~5 枚,叶片长 15~30 厘米。夏季抽生花茎,顶生伞形花序,半球形或球形,密生紫黑色小球芽,又杂生少数的花,花小,淡紫色。

广泛分布于我国的华北、华东、华中及西南地区。喜阴湿的环境,在原野、山坡、树林下、丘陵、山谷和草丛中生长较好。

【营养成分】

每 100 克小根蒜可食部分含蛋白质 3.4 克,脂肪 0.4 克,糖类 25 克,钙 100 毫克,磷 53 毫克,铁 4.6 毫克,胡萝卜素 0.09 毫克,维生素 B_1 0.08 毫克,维生素 B_2 0.14 毫克,烟酸 1.0 毫克,维生素 C 36 毫克。

【采用方法】

食用:小根蒜于春、秋、冬季均可采收,除根外均可食用。其用法同葱、蒜,可做菜肴的调味品,或直接做菜食用。

药用:北方多于春季,南方多在夏秋间采收,连根挖起,除去茎叶及须根洗净,用沸水煮透,晒干或烘干。

【保健功效】

滋阴润燥,补充营养。

【功能主治】

小根蒜中药处方用名薤白、薤白头,即小根蒜或薤的地下鳞茎。具有理气、宽胸、通阳、散结之功效,治胸痹心痛彻背、脘痞不舒、干呕、泻痢后重、疮疖等症。

【药用验方】

蛇毒虫咬,湿疹:小根蒜 50 克,捣成汁外用,涂于患处,可解患毒。

妇女血淤,温中下气:常服小根蒜,或制作菜肴时用其做调料服用。

心绞痛:薤白 9 克,瓜蒌 18 克,丹参 18 克,片姜黄 6 克,桂枝 6 克,五灵脂 9 克,桃仁 12 克,红花 16 克,远志 6 克,沉香末 3 克(分 2 次冲),水煎,分 2 次服。

肠胃气滞,泻痢后重:薤白 9 克,柴胡 9 克,白芍 12 克,枳实 6 克,甘草 3 克,水煎服。

赤白痢下:薤白 1 把,切碎,煮粥食用。

咽喉肿痛:薤根醋捣,敷肿处。

鼻渊:薤白 9 克,木瓜花 9 克,猪鼻管 120 克,水煎服。

麦　冬

麦冬又名沿阶草、书带草、麦门冬,为百合科沿阶草属多年生草本植物。麦冬株高 15～40 厘米。须根较粗,顶端或中部膨大成纺锤状肉质小块根。地下匍匐茎细长。叶线形,基生成丛,先端尖,革质,深绿色,平行脉明显。花茎自叶丛中抽出,直立,总状花序顶生,花常俯垂,白色或淡紫色。浆果蓝黑色。花期 5～8 月份,果期 8～9 月份。

原产我国,分布于广东、广西、福建、浙江、江苏、江西、湖南、湖北、四川、云南、贵州、安徽、河南、陕西南部等地区。生于海拔 2000 米以下的山坡阴湿处、林下或溪旁。

【野菜性味】

味甘、微苦,性微寒。

【营养成分】

每 100 克麦冬块根含蛋白质 3.3 克,脂肪 0.5 克,糖类 10 克,钙 130 毫克,磷 15 毫克,铁 1.2 毫克,烟酸 1.5 毫克,维生素 C 34 毫克。

【采用方法】

食用:麦冬的食用部位是块根,食用方法很多,可配以肉菜类烧食,亦可做汤、粥、饮料等。

药用:夏季采挖,除去须根,晒干。

【保健功效】

滋养肾肺,常食可增强人体正气和抗病能力,延年益寿。另外,麦冬粉对伤寒杆菌、大肠杆菌、枯草杆菌、白色葡萄球菌有较强的抗菌作用。

【功能主治】

具有养阴生津、润肺清火之功效。用于肺燥干咳、津伤口渴、心烦失眠、内热消渴、咽喉肿痛、便秘等症。

【药用验方】

肺胃阴伤,咽燥口渴,苔光舌红或肺痿咳吐涎沫:①麦冬 15 克,半夏 4.5 克,党参 9 克,甘草 3 克,粳米 15 克,红枣 4 枚,水煎服。②用麦冬 500 克,天门冬 500 克,水熬取液,浓缩成清膏,加白蜜 250 毫升收膏,每次用开水冲服 1～2 匙,每日 3 次,饭前服。

津伤口渴或干咳痰少:麦冬 9 克,沙参 9 克,生地黄 15 克,玉竹 12 克,冰糖 15 克(烊化),水煎服。

阴虚胃痛：红枣 10 枚，陈皮 6 克，麦冬 15 克，甘草 3 克，水煎服，每日 1 剂，连服 8～9 日。

阴虚火旺而干咳少痰、痰中带血且色鲜红：百合 20 克，鲜茅根 30 克，麦冬 10 克，粳米 100 克，冰糖适量。先煎麦冬、茅根，取汁与百合、粳米共煮粥，用冰糖调味，食用，每日 2 次。

番薯叶

番薯叶为番薯(红薯、地瓜、红苕、白薯)的叶子，有全缘、带齿和深浅不同的缺刻。叶形有心脏形、掌状形、戟形、三角形等。叶脉网状，有绿、紫、浅紫等色。

【野菜性味】

味甘、涩，性微凉。

【营养成分】

每 100 克番薯嫩叶含蛋白质 4.8 克，脂肪 0.7 克，糖类 8 克，纤维素 1.7

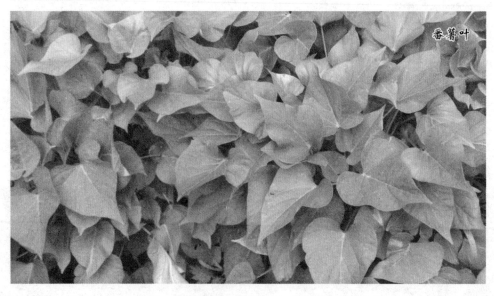

番薯叶

克,钙 170 毫克,磷 47 毫克,铁 3.9 毫克,胡萝卜素 6.74 毫克,维生素 B_1 0.13 毫克,维生素 B_2 0.28 毫克,烟酸 1.4 毫克,维生素 C 43 毫克。

【采用方法】

食用:番薯叶的食用方法很多,既能鲜食又能干制。深秋出番薯前后,将叶子摊在阳光下,晒干收起,用时温水泡开,捞出控水后进行烹制。

【保健功效】

番薯叶中含有丰富的纤维素,能促进肠蠕动,有通便作用,帮助排出代谢毒物,预防肠癌,延缓衰老。番薯叶中胡萝卜素含量较高,对预防肺癌、胃癌、肠癌、喉癌、皮肤癌均有一定作用。

野 豌 豆

野豌豆又名大巢菜、野苕子,为豆科一二年生草本植物。

株高 20～50 厘米。羽状复叶,先端有卷须,小叶 8～16 枚,椭圆形或倒卵形,托叶戟形。花 1～2 朵,生于叶腋,花萼钟状,花冠蝶形,紫色或红色。荚果长条形,种子棕色,圆球形。花期 4 月份。

遍布于我国各地,生于路旁、灌木林地、麦田及山脚草地。

【野菜性味】

味甘,性平。

【营养成分】

每 100 克野豌豆可食部分含蛋白质 3.8 克,脂肪 0.5 克,糖类 9.0 克,粗纤维 5.5 克,钙 271.0 毫克,磷 20.0 毫克。

【采用方法】

食用:每年早春可采其嫩茎叶做汤或炒食。5～7 月份可制成干菜备用,种子可炒熟食用。

药用:煎汤饮用。

【保健功效】

滋阴健中,补益气血,清神强志。

【功能主治】

具有清热利湿、活血祛淤之功效,主治消渴、黄疸、水肿。

【药用验方】

消渴,水肿,小便不利:野豌豆苗30克,煎汤饮,每日3次。

肾病水肿:野豌豆苗30克,当归15克,白术9克,泽泻9克,茯苓6克,水煎服,每日3次。

藿 香

藿香又名野藿香、土藿香、山薄荷,为唇形科藿香属多年生草本植物。

藿香株高60～150厘米,有芳香气味。茎直立,四棱,上部被极短的细毛。单叶对生,具长柄,叶卵形或三角状卵形,边缘具钝锯齿。轮伞花序呈穗状,顶生或腋生,花小,花冠唇形,淡紫红色。小坚果卵状矩圆形,具三棱,褐色。花期6～7月份,果期7～8月份。

我国黑龙江、吉林、辽宁、河北、河南、江苏、浙江、广东、福建、云南等地均有分布。生于山坡或路旁。

【野菜性味】

味辛,性微温。

【营养成分】

藿香每100克嫩茎叶含蛋白质8.6克,脂肪1.7克,糖类10克,钙580

毫克,磷 104 毫克,铁 28.5 毫克,胡萝卜素 6.38 毫克,维生素 B_1 0.1 毫克,维生素 B_2 0.38 毫克,烟酸 1.2 毫克,维生素 C 23 毫克。

【采用方法】

食用:嫩叶可食。开水烫后可凉拌或油炸,也可做成饮料和粥。

药用:夏秋两季采收全草,晒干。切段入药,或鲜用,亦有单用其梗或叶者。可取叶 4.5~15 克煎汤或入丸、散剂,也可水煎含漱,还可烧存性研末调敷。

【保健功效】

藿香所含挥发油能促进胃液分泌,增强消化力,对胃肠有解痉止痛作用,对小肠蠕动有双向调节作用,可辟秽化湿、和中开胃、止呕、止痢。藿香可扩张微血管而略有发汗作用,可解除表邪,治疗外感表证;可抑制常见致病真菌及金黄色葡萄球菌、甲型溶血性链球菌、肺炎双球菌、绿脓杆菌、大肠杆菌、痢疾杆菌。藿香所含的甲基胡椒酚和茴香脑可升高白细胞、抗菌、解痉。对肿瘤患者及长期接触放射线或因药物所致的低白细胞患者有升高白细胞,提高免疫力的作用。

【功能主治】

和中开胃,快气止呕,辟秽化湿,解暑。主治感冒暑湿、寒热头痛、胸脘痞闷、呕吐泄泻、疟疾、痢疾、口臭等。

【药用验方】

急性胃肠炎:藿香叶 10 克,生姜汁 10 克,水煎加红糖调服。

妊娠呕酸:藿香 6 克,香附 6 克,竹茹 6 克,水煎加食盐少许服。

伤暑吐泻:藿香 10 克,滑石 15 克,丁香 3 克,生姜 6 克,水煎服。

疟疾:①藿香 15 克,高良姜 15 克,共研粗末,分 4 次水煎服。②高良姜、藿香各 25 克,研为末,均分为 4 次服(每次以水 1 碗煎至 1 盏,温服,未定再服)。

创伤出血:藿香、煅龙骨各适量,研为细末,撒敷伤口包扎。

口臭:鲜藿香花或叶少许,取汁含漱,有芳香化浊作用。

刀伤流血:土藿香、龙骨少许为末,外敷。

小儿牙疳溃烂出脓血,口臭,嘴肿:土藿香入枯矾少许为末,搽牙根上。

香口去臭:藿香煎汤,时时含漱。

暑月吐泻:滑石(炒)100 克,藿香 12.5 克,丁香 2.5 克,研为末,5～10 克/次,渐米泔调服。

暑湿脘痞,纳呆食少,热病初愈:藿香嫩叶 300 克入开水锅中稍焯沥水。水发海蜇皮 150 克切细丝,入开水中稍烫,速过凉沥水,放藿香叶上,拌以精盐、味精、酱油、辣椒油、麻油食用。

脾胃虚弱,呕吐,胸脘痞闷,食欲不佳:锅内加水适量,入姜片 5 克、红枣 5 枚煮沸 20 分钟,再加藿香嫩叶 25 克煮 10 分钟,调入白糖搅匀食用。

感冒暑湿,寒热头痛,胸脘痞闷,呕吐泄泻,痢疾:藿香嫩叶 250 克入沸水锅略焯沥水,加精盐、味精、酱油、麻油拌匀食用。

小黄花菜

小黄花菜又名黄花菜、金针菜,为百合科黄花菜属多年生草本植物。

小黄花菜具纺锤形的肉质根状茎和绳索状须根,叶基生,线形,长 20～60 厘米,宽 3～14 毫米。花序自叶丛间抽生,细长,几乎不分枝,顶端具 1～2 朵花,少数为 3 朵花,花无柄或近无柄,淡黄色,细漏斗状钟形,花瓣 6 片,盛开时花向外反曲,花具香气。蒴果椭圆形或矩圆形,具三棱,成熟时 3 瓣裂,种子黑色。花期 6～8 月份,果期 7～9 月份。

分布于我国的东北、河北、山东、山西、陕西和甘肃东部等地,喜生于山坡草地、杂草甸、林缘、林下和灌木丛中。

【野菜性味】

味甘,性凉。

【营养成分】

每 100 克小黄花菜嫩幼苗中含蛋白质 2.63 克,脂肪 0.89 克,纤维 3.59 克,胡萝卜素 0.3 毫克,维生素 B_2 0.77 毫克,维生素 C 340 毫克。每 100 克鲜花中含胡萝卜素 1.95 毫克,维生素 B_2 0.118 毫克,维生素 C 131 毫克。每 100 克干花中含钾 24.20 毫克,钙 6.60 毫克,镁 22.7 毫克,磷 5.88 毫克,钠 45 毫克,铁 9.6 毫克,锰 8.7 毫克,锌 5.2 毫克,铜 1.1 毫克。

【采用方法】

食用:3～5 月份幼苗出土 4～5 片叶时可采其嫩苗炒食或做汤,6～8 月份盛花期可分批采其大花蕾或刚开的花。小黄花菜的花蕾为著名的干菜金针菜、黄花菜,其花中含有秋水仙碱(有毒),一般新鲜时不宜多食。吃时用沸水焯的时间要长些,再用凉水浸泡,使其所含的秋水仙碱溶于水中以免中毒。秋水仙碱经干制或盐渍均可去除。

药用:全草可入药,煎汤或研末内服。

【保健功效】

健脑抗衰,补虚解忧。

【功能主治】

小黄花菜含有谷固醇、秋水仙碱,花粉中含有海藻糖酶,可治风湿性关节痛、腰痛、咯血、吐血、通身水肿等;其根还有利水、凉血、宽膈之效。

【药用验方】

风湿性关节痛:小黄花菜根 50 克,加水煎后去渣,冲入适量黄酒温服。

咯血,吐血:小黄花菜根 25 克,藕节 50 克,加水煎服,每日 2 次。

腰痛:小黄花菜 50 克,加适量水煎汁,加红糖调味,于早饭前 1 小时服,连服 3～4 天。

通身水肿:小黄花菜根叶晒干,研为末,每次服 10 克,用米汤送服。

紫 苏

紫苏又名赤苏、鸡冠紫苏,为唇形科紫苏属一年生草本植物。

株高 0.5～1.0 米。茎直立,有分枝,茎节间较密,绿色或带紫色,密被长柔毛。单叶,卵形或卵圆形,绿色或紫色。顶端锐尖,基部圆形或广楔形,叶缘有粗锯齿,叶面常呈泡泡皱缩状。总状花序顶生或腋生,花萼钟状,花白色至紫红色。上唇微缺,下唇 3 裂。小坚果近球形,灰褐色,内含种子 1粒。种皮极薄。花期 8～9 月份,果期 9～10 月份。

紫苏几乎分布于全国各地,主要分布在江苏、浙江、贵州、河北、山西、北京、安徽、吉林、黑龙江等地;常呈半野生状态自然生长,生于田间、路旁、沟边及住宅附近。

【野菜性味】

味辛,性温。

【营养成分】

每 100 克紫苏含蛋白质 0.2 克,脂肪 11.9 克,糖类 16.4 克,粗纤维56.6 克,灰分 4.7 克,维生素 B_1 0.12 毫克,维生素 B_2 0.23 毫克,钾 65 毫克,钠 362.8 毫克,钙 78 毫克,磷 68 毫克,铁 2.6 毫克,锰 1.87 毫克,锌2.84 毫克,铜 1.84 毫克,硒 0.82 微克。皱皮紫苏全草主要含挥发油、精氨酸;叶含异蛋白、苏烯酮。

【采用方法】

食用:每年春季可采集嫩茎叶,用开水焯后炒食、凉拌或做汤。李时珍在《本草纲目》中载:"紫苏嫩时采叶,和蔬茹之或盐及梅卤作菹食甚香,夏月作熟汤饮之。"

药用:夏季采叶与茎晒干或阴干,秋季采子入药。茎叶可取 6～12 克煎汤内服,也可捣敷或水煎洗患处。子,可取 4～9 克捣汁或入丸、散剂。

【保健功效】

紫苏叶有镇静作用,紫苏子油能促进学习记忆功能。紫苏有发汗解热作用;能抗菌,抑制葡萄球菌、大肠杆菌、痢疾杆菌;促进胃液分泌,增进胃肠运动;可减少支气管分泌物,缓解支气管痉挛,镇咳;并可促进肠蠕动,升高血糖;所含盐能滋养、保护皮肤。

【功能主治】

紫苏全草含有挥发油,内含紫苏醛、精氨酸、腺嘌呤、紫苏酮、左旋柠檬烯、α—蒎烯、榄香素、紫苏红色素等,有很强的杀菌作用。紫苏叶味辛,性温,有行气宽中之作用,可治疗胸闷、恶心、呕吐、腹胀等病。紫苏的叶和梗还有安胎的作用。茎叶主治感冒风寒、咳嗽气喘、胸腹胀满、胎动不安、鱼虾中毒。子治咳逆痰喘、气滞便秘。

【药用验方】

食蟹中毒:紫苏叶 60 克,生姜 3 大片,煎汤频饮。

水肿:紫苏梗 24 克,大蒜 9 克,老姜皮 15 克,冬瓜皮 15 克,水煎服。

妊娠呕吐:紫苏茎叶 15 克,黄连 3 克,水煎服。

急性胃肠炎:紫苏叶 10 克,藿香 10 克,陈皮 6 克,生姜 3 片,水煎服。

风寒咳嗽:粳米 500 克煮粥,入新鲜紫苏叶 10～15 克、生姜 10～15 克(切片)稍煮,早、晚食用,连服 3～5 日。

伤风发热:紫苏叶、防风、川芎各 7.5 克,陈皮 5 克,甘草 3 克,加生姜 2 片,煎服。

寻常疣:将疣及周围皮肤消毒(疣体突出者,可贴皮剪去)洗净,取紫苏叶摩擦局部,10～15 分钟/次,敷料包扎,1 次/日,连用 2～6 次。

饮食失度而成积,胸腹间如有所梗:紫苏、杏仁各等份,水煎浓服。

苦　菜

苦菜又名苦荬菜、拒马菜，为菊科苦苣属一年生或二年生草本植物。

苦菜株高25～70厘米。茎直立，中空，具乳汁，外有棱条并有分枝，无毛或上部有腺毛。叶互生，羽状深裂，无毛，边缘有刺状尖齿，下部叶柄有翅，抱茎，中上部叶无柄。茎叶折断有乳汁渗出。头状花序，在茎顶又排成伞房状，头状花序总苞呈暗绿色钟状，舌状花黄色。瘦果长椭圆状，褐色或红褐色，有白色冠毛。花期4～8月份，果期6～9月份。

我国大部分地区都有野生，生于荒地、山坡、沙滩、路边、田野、草丛、沟边等处。

【野菜性味】

味苦，性寒。

【营养成分】

每100克苦菜嫩幼苗中含蛋白质2.8克，脂肪0.6克，膳食纤维5.4克，糖类4.6克，钙66毫克，磷41毫克，铁9.4毫克。此外，还含有维生素A 0.54毫克，维生素B_1 0.09毫克，维生素B_2 0.11毫克，烟酸0.6毫克，维生素C 19毫克，以及蒲公英固醇、甘露醇、蜡醇、胆碱、酒石酸等多种成分。

【采用方法】

食用：每年春秋季采嫩幼苗及嫩茎叶，幼株20厘米左右时最为鲜嫩。焯水后可拌、炝、腌、炒、烧、蒸、做汤等。凉拌或做馅食用，味道鲜美可口。苦菜虽有苦味，但苦度适中，苦里回甘。适当地吃一些苦味食品，不仅能改善食品味道，而且能醒脑提神、清心解烦、增加食欲。

药用：苦菜全草、根、花、子均可入药。

【保健功效】

苦菜含有甘露醇、生物碱、苷类、苦味素,所含铁元素是形成血红素的主要成分,铜元素是促进血红素形成和血球成熟的重要因素,两者协同,可预防治疗缺铁性贫血。所含锌能促进幼儿生长发育,促进男子精子活力,有助于伤口愈合。

现代药理研究发现,苦菜有促进肝细胞再生、改善肝功能的作用,还有抗肿瘤的作用。苦菜中含有丰富的胡萝卜素、维生素 C、钾盐、钙盐等,所以对预防和治疗贫血病,维持人体正常的生理活动,促进生长发育和消暑保健有较好的作用。苦菜中含有蒲公英固醇、胆碱等成分,对金黄色葡萄球菌耐药菌株、溶血性链球菌有较强的杀菌作用,对肺炎双球菌、脑膜炎球菌、白喉杆菌、绿脓杆菌、痢疾杆菌等也有一定的杀伤作用,故对黄疸性肝炎、咽喉炎、细菌性痢疾、感冒发热及慢性气管炎、扁桃体炎等均有一定的疗效。苦菜水煎剂对急性淋巴型白血病、急慢性粒细胞白血病患者的血细胞脱氧酶有明显的抑制作用,所以苦菜汁配伍中药可用于治疗宫颈癌、直肠癌、肛门癌等癌症。

【功能主治】

苦菜具有清热解毒、破淤活血、消肿止痢的功效,适用于阑尾炎、痢疾、血淋、痔瘘、疔肿、蛇咬、肠炎、子宫颈炎、乳腺炎、咽炎、扁桃体炎等症。

【药用验方】

口腔炎:鲜苦菜数棵,洗净放口内细嚼,含 10～20 分钟,每日 2 次。

咽喉肿痛:干苦菜 30 克,山豆根 12 克,加水煎煮,吃菜喝汤,连服数日。

急性黄疸型肝炎:鲜苦菜 100 克加水煎煮,吃菜喝汤,连服 20 日。

急性结膜炎,角膜溃疡:鲜苦菜根茎折断,溢出之白乳汁,点于眼角内。

慢性气管炎:苦菜 500 克煎汤,加入红枣 20 枚,再煮至枣皮展开后取出,汤液熬膏。每次 1 匙,红枣 1 枚,早晚各 1 次。

黄疸:苦菜花子 6 克研细,水煎服,每日 2 次。

乳腺炎:鲜苦菜捣烂外敷,或水煎服。

瘰子:苦菜捣汁常点患处,可自落。

野 韭 菜

野韭菜又名山韭菜、宽叶韭,为百合科葱属多年生草本植物。

须根生长粗壮。有根状茎。叶基生,条形至宽条形,具明显中脉。夏季花苔自叶间抽出,为顶生伞形花序。花被6片,白色,披针形。花丝基部合生并与花被片贴生。子房倒卵状球形。花期7～8月份。

分布于我国华中、华南及西南各地,生长于湿润的山坡地、地边、路旁。

【野菜性味】

味甘、辛,性温。

【营养成分】

每 100 克嫩茎叶中含蛋白质 3.7 克,脂肪 0.9 克,糖类 3 克,膳食纤维 1.1 克,胡萝卜素 1.41 毫克,维生素 B_1 0.03 毫克,维生素 B_2 0.11 毫克,烟酸 0.11 毫克,维生素 C 11 毫克,钙 129 毫克,磷 47 毫克,铁 5.4 毫克。此外,还含有丰富的硫化物、蒜素和苷类等成分。

【采用方法】

食用:野韭菜的花、茎、叶全年可食,可用于拌、炒、做汤、熬粥、制馅等。秋季还可掘其须根食用。用野韭菜花腌制的酱菜,味道清香宜人,开胃醒脾。

药用:煎煮或研末冲服,炒食即可。

【保健功效】

现代药理研究表明,野韭菜对机体有一定的营

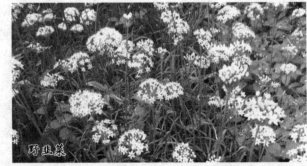

野韭菜

养价值。

其丰富的膳食纤维能促进肠蠕动,通便;还能与肠道内的胆固醇结合,将胆固醇排出体外,因而有降低胆固醇的作用。野韭菜中所含的挥发性精油及硫化物,既是野韭菜香气的来源,又具有降低血脂、扩张血管的作用,对高脂血症及冠心病有一定的疗效。野韭菜中的硫化物、苷类等物质,还是一类性兴奋剂,具有兴奋性器官的作用,可治疗肾虚遗精、滑精、阳痿、早泄等症。研究人员还证实,野韭菜对葡萄球菌、痢疾杆菌、伤寒杆菌、大肠杆菌、绿脓杆菌等有抑制作用,可用以治疗肠炎、下痢等症。

【功能主治】

有温中、行气、散血、解毒、提神、健胃之功效,主治阳痿、遗精、胸痹、噎膈、反胃、吐血、出血、尿血、痢疾、消渴、痔漏、脱肛、跌打损伤等症。

【药用验方】

扭伤腰痛:生韭菜或韭菜根 30 克切细,用黄酒 100 毫升煮沸后趁热饮服,每日 1～2 剂。

腰膝冷痛,遗精梦泄:野韭菜白 250 克,胡桃肉 60 克,麻油炒熟,日食之,服 1 个月。

小便频数,脱发:野韭菜晒干为末,日服 2 次,每次 6 克,服用半年见效。

老人脾胃虚弱:野韭菜 50 克,鲫鱼 100 克,分次煮服,早、晚各 1 次。

香 椿

香椿又名椿叶、山椿、白椿、猪椿、红椿、香椿芽、香椿头、椿木叶、春尖叶、虎目树、大眼桐,为楝科植物。全国各地均有栽培,春季采收。该植物的果(香椿子)、树皮(椿白皮)、树汁(春尖油)可供药用,但不能食用。

【野菜性味】

味甘、苦,性平。

【营养成分】

每100克可食部分中含有蛋白质1.7克,脂肪0.4克,膳食纤维1.8克,糖类9.1克,磷147毫克,铁3.9毫克以及维生素A0.7毫克,维生素$B_1$0.3毫克,维生素$B_2$0.12毫克,烟酸0.9毫克,维生素C40毫克。此外,还含有香椿素等挥发性芳香族有机物,可称野菜中之佼佼者。

【采用方法】

食用:农历三月乃香椿上市之时。用香椿嫩芽制作菜肴,质地脆嫩,食后无渣,香味浓郁,鲜嫩可口。春季香椿萌发嫩芽时采摘,其嫩枝长度一般以不超过12厘米为宜,过长基部已经老化。香椿芽可炒食、凉拌、做汤,亦可腌制后食用。将香椿芽和蒜一起捣成稀糊状,加精盐、醋、酱油、麻油和凉开水,做成香椿蒜汁,用来拌面条,更是别有风味。

药用:香椿的果实(香椿子)、树皮(椿白皮)、树汁(春尖油)入药。

【保健功效】

香椿具有健胃理气、祛风利湿、杀虫固精的功效。现代保健学研究表明,香椿煎汁对金黄色葡萄球菌、痢疾杆菌、伤寒杆菌等都有明显的抑制作用和杀灭作用。

【功能主治】

清热化湿,健胃理气,润肤明目,解毒杀虫。主治疮疡、肺热咳嗽、肠炎、痢疾、目赤、疔疽、漆疮、疥疮、白秃、脱发等。

【药用验方】

心烦口渴,胃脘痞满,目赤,口舌生疮:豆腐500克切块,放锅中加清水煮沸沥水,切小丁。嫩香椿50克稍焯,切碎末入碗,加精盐、味精、麻油拌匀后浇豆腐上拌匀食。

尿黄,便结,咳嗽痰多,脘腹胀满,大便干结:嫩香椿250克去老梗,下沸水锅焯透沥水切碎,入精盐,淋麻油拌匀食。

肺热咳嗽,胃热嘈杂,脾胃湿热内蕴所致的赤白痢疾,小便短赤涩痛:鲜净竹笋 200 克切块,嫩香椿头 500 克切细末,用精盐稍腌片刻,去水分。炒锅烧热放油,投竹笋略炒,再放香椿末、精盐、鲜汤,用旺火收汁,调入味精,湿淀粉勾芡,淋麻油。

山莴苣

山莴苣又名启明菜、苦芥菜、苦苣等,菊科莴苣属一二年生草本植物。

主根圆锥状或纺锤形,梢分枝,密生须根。茎高 1.5 米,直立,上部多分枝。叶披针形、条状披针形至条形,下向羽状分裂,也有细长而不分裂的,裂片边缘缺刻状或成锯齿状针刺。茎下部叶开花期枯萎,茎最上部叶变小,光滑无毛,折断有白色乳汁。头状花序,排列成圆锥状,全部为舌状花,淡黄色,日中开花,傍晚闭合。瘦果黑色,冠毛白色。花果期 7～11 月份。

除西北地区外,我国各地均有分布。多生于山坡、灌丛、草地、路边等处。

【野菜性味】

味苦,性寒。

【营养成分】

山莴苣每 100 克嫩叶含蛋白质 2.2 克,脂肪 0.4 克,糖类 5 克,粗纤维 0.8 克,钙 150 毫克,磷 59 毫克,铁 5.2 毫克,胡萝卜素 3.98 毫克,维生素 B_1 0.10 毫克,维生素 B_2 0.27 毫克,烟酸 1.0 毫克,维生素 C 28 毫克。

【采用方法】

食用:于春夏季节采集嫩苗、嫩叶,开水烫后换冷水浸出苦味,凉拌或做汤。

药用:其茎、叶、根均能入药。根呈块状,卵圆形,肉质,称白龙头,春夏挖出晒干,再煎汤或绞汁饮,也可捣泥外敷。

【保健功效】

滋阴润燥,补肝明目。

【功能主治】

山莴苣含 β—香树脂醇、蒲公英固醇、计蔓尼醇、豆固醇、β—谷固醇等,具有清热解毒、活血祛淤、去黄疸、调经脉、利五脏之功效,主治阑尾炎、扁桃体炎、子宫颈炎、产后淤血作痛、崩漏、痔疮下血、蛇咬、黄疸、疮疖肿毒等症。

【药用验方】

扁桃腺炎:山莴苣 30 克,水煎服,分 2 次服用。

黄疸:鲜山莴苣适量,捣烂绞汁,加白糖生饮,每次 40～60 毫升;亦可取干品 100～150 克,水煎服。

疔疮,痈肿,蛇咬伤:鲜莴苣捣烂敷患处,并口服煎剂或做菜食用。

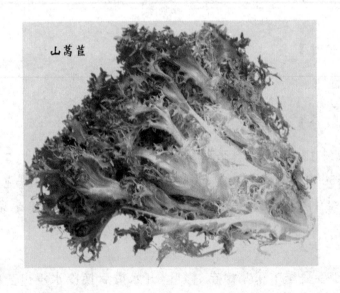

山莴苣

水果和甘果养生篇

芒　果

芒果,又名望果、檬果、庵罗果、蜜望子、沙果梨,果实椭圆滑润,有圆形、肾形、心形;皮色初时有浅绿色、黄色、深红色之分,成熟后却呈柠檬黄色。它味道甘醇,形色美艳,令人赏心悦目,充满温馨和亲切之感。

芒果产于热带地区,现分布于亚洲、南美洲、北美洲、非洲、大洋洲的100多个国家。我国是芒果主要生产国之一,所产芒果主要分布于台湾、广东、广西、海南,以及福建、云南、四川等地。

【性味归经】

性凉,味甘酸。归肺、脾、胃经。

【食用方法】

鲜果生食,或做成蜜饯、果干、罐头及饮料。

【营养成分】

每100克芒果可食用部分含蛋白质0.6克,脂肪0.3克,糖类13.1克,钙11毫克,磷14毫克,铁0.8毫克,胡萝卜素5.7毫克,维生素$B_1$0.06毫克,维生素$B_2$0.06毫克,烟酸1.6毫克,维生素C76.8毫克,钾304毫克。另外,芒果还含有芒果酮酸、没食子酸、芒果苷、芒果醇酸、异芒果醇酸、阿波酮酸、阿波醇酸、槲皮素等酚类化合物。

【保健功效】

化痰止咳：芒果含芒果苷成分，具有祛痰止咳作用。

抗菌杀毒：据研究，青芒果、芒果树叶及皮的提取物对葡萄球菌、大肠杆菌、绿脓杆菌等细菌均有抑制作用。此外，它对流感病毒也有抑制效果。

降脂养心：由于芒果肉和芒果叶中均含有大量的维生素 C 成分，并且加热不容易破坏，因此，常食芒果可为机体补充大量的天然维生素 C 成分，有利于降低血清胆固醇和三酰甘油，防治心血管病。

防癌抗癌：据研究，芒果肉中含芒果酮酸、异芒果醇酸等三萜酸和多酚类化合物，具有一定的防癌和抗癌作用。

养眼护眼：芒果富含糖类及多种维生素，尤其是维生素 A 含量居水果之冠，因此，吃芒果有利于保护视力。

【功能主治】

生津止渴，镇咳祛痰，开胃利尿，止晕止呕。可治疗烦热口渴、肺热咳嗽、消化不良、淤血、经闭、少尿、眩晕症、梅尼埃病、高血压、头晕、牙龈出血、气喘、癌症、性功能减退、恶心欲吐等症。

【药用验方】

晕船呕吐：鲜熟芒果 1～2 个，生食，或加水煎汁饮。功能：解渴止晕。

牙龈出血：鲜芒果 2 个，取果皮及果肉吃，1 次/日。功能：凉血、止血。

慢性咽喉炎：将芒果 2 个去皮切块，加水适量煎煮，取汁，代茶频饮，1 次/日。功能：生津润燥，清热止咳。

皮肤水肿：芒果皮 15 克，核仁 30 克，水煎服，1 次/日。功能：利尿消肿。

脾胃虚弱：芒果肉 250 克切片；锅加油炒鱿鱼 100 克、虾肉 25 克至八成熟；原锅入葱、姜爆炒，放入鱿鱼、虾片和芒果片同炒，加入黄酒、精盐、白糖和少许清水，加盖稍焖，用鸡蛋 1 个和湿淀粉调薄芡翻炒，调味，佐餐食之。功能：健脾益胃。

消化不良：鲜芒果 3 个去皮、核榨汁，每次口服 20 毫升，2 次/日。功能：益胃，消食，止呕。

气逆呕吐:芒果片 30 克,生姜 5 片,加水适量煎汁。代茶饮,或芒果 1 个生食。功能:降逆止呕。

烦热口渴:将芒果、芦根、天花粉各 30 克,知母 15 克,加水适量煎汁,代茶饮。功能:清热解暑。

声音嘶哑:芒果 2 个去皮、核切片放入锅内,加水煮沸 15 分钟,入白糖适量搅匀,代茶频饮。功能:生津,止渴,开音。

腹痛:取芒果叶 15 克,枳实 10 克,郁金 10 克,川楝子 9 克,水煎服,2 剂/日。

【食用宜忌】

☆ 选购芒果时,长形的较甜,圆形的较香,果皮油润的味道最为鲜美。

☆ 芒果性带湿毒,皮肤病或肿瘤患者忌食;芒果含糖分高,糖尿病患者忌食;肾炎患者应该少食。

☆ 不宜与大蒜、胡椒、辣椒等辛辣食物同食,饱餐后不宜食用,皮肤过敏体质者亦应慎食。

梨

梨,又称雪梨、鸭梨、白梨、黄梨、快果、果宗、玉乳、蜜父等,树开白花,果实多汁,既可食用,又可入药。梨的品种很多,我国原产名优品种有鸭梨、雪花梨、砀山酥梨、苹果梨、南果梨、库尔勒香梨等,国外引进的优良品种有巴梨、茄梨、红茄梨、伏茄梨、幸水梨等。

【性味归经】

性凉,味甘、微酸。入肺、胃经。

【食用方法】

果肉脆嫩多汁、香甜可口,生食最佳,也常采用煮、蒸、烤、冻、冰糖炖等方法来吃,这可削减梨之冷利,对人体更为有益。此外,还可加工制成罐头、梨汁、梨干、梨酒、梨醋等。

【营养成分】

每100克梨可食用部分含蛋白质0.1克,脂肪0.1克,糖类9.0克,粗纤维1.3克,灰分0.2克,钙5.0毫克,磷6毫克,铁0.2毫克,维生素A 0.01毫克,维生素B_1 0.02毫克,维生素B_2 0.01毫克,烟酸0.2毫克,胡萝卜素0.01毫克,维生素C 4毫克,钾135毫克,钠0.7毫克,镁10.2毫克。另外,梨还含苹果酸、柠檬酸等成分。

【保健功效】

祛痰止咳:梨中含有配糖体、单宁酸等成分,具有祛痰止咳的作用,尤其对肺结核咳嗽有效。此外,它还有润喉清爽功能。

清热降压:据研究,梨可软化血管壁,降低血压。中医认为,梨乃凉性果,尤其对于肝阳上亢或肝火上炎型高血压患者能清热镇静,改善头晕目眩,有助于降低血压。

养肝护肝:梨中含有大量的糖类(以果糖为主)和多种维生素等成分,易被人体吸收,促进食欲,并且能利尿退黄,有利于保护肝脏,促进黄疸消退和肝功能恢复。

降压强心:梨中维生素尤其维生素B_1、维生素B_2、泛酸,以及叶酸等成分含量丰富,能保护心脏,减轻疲劳,增强心肌活力,降低血压。

防治癌症:据研究,梨能防止动脉粥样硬化,抑制致癌物质亚硝胺的形成,防治癌症。

助谢通便:梨中含果胶丰富,有助于胃肠的消化,促

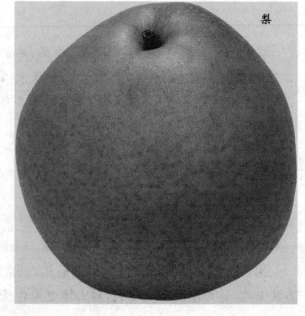

梨

进大便的排泄。

【功能主治】

清热解酒,润肺生津,止咳化痰。可治疗热病伤津烦渴,肺热咳嗽,急、慢性支气管炎,肺结核,糖尿病,高血压,习惯性便秘,传染性肝炎,酒精中毒等病症。

【药用验方】

感冒咳嗽,急性气管炎:生梨 1 个,切碎,加冰糖适量,炖水服。功能:清肺止咳。

周身水肿:沙梨皮 50 克,五加皮 13 克,陈皮 10 克,桑白皮 15 克,茯苓皮 20 克,水煎服。功能:利尿消肿。

慢性咽炎:雪梨干 30 克,罗汉果半个,乌梅 13 克,水煎 20 分钟后,候温饮汁。功能:利咽润喉。

支气管炎:梨 2 个,生萝卜 250 克,鲜藕 250 克,洗净切碎绞汁,与 250 毫升蜂蜜调匀,分 3 次饮服。功能:顺气润肺,化痰止咳。

肺阴亏虚,大便干结:雪梨 1 个去皮、核后切成菱形块,百合、麦冬各 10 克,胖大海 5 枚,加水 400 毫升,大火烧开,加冰糖适量,小火再煮 15 分钟。分 1～2 次食梨、胖大海,喝汤。功能:滋阴润肺,润肠通便。

慢性气管炎:雪梨 3 个去皮核洗净,萝卜 250 克洗净切碎,莲藕 250 克洗净切片,共捣碎绞汁,加入蜂蜜适量调匀。1 剂/日,分 2～3 次饮服。功能:生津润燥,化痰止咳。

妊娠呕吐,反胃:雪梨 1 个去皮及核,酿入丁香 15 粒并上盖,装于碗中,隔水蒸熟。1 个/日,连食 3～4 日。功能:养胃止呕。

口舌生疮,口腔糜烂:雪梨 250 克去皮、核后切片,白萝卜 200 克切片,加水 500 毫升,大火烧开加冰糖 20 克,煮至酥烂。分 2 次食梨、萝卜,喝汤。功能:清热降火。

风热咳嗽:雪梨 150 克去皮、核后切片,白萝卜 150 克切片,胡椒 7 粒捣碎,加蜂蜜 200 毫升和水 200 毫升,隔水蒸熟。热服。功能:疏风散热,润肺止咳。

支气管炎,风热咳嗽:雪梨 1 个去皮、核后切片,葱白连须齐茎切段,加水 500 毫升煮至 300 毫升,去葱白,加白糖适量煮沸。分 2 次食梨喝汤。功能:疏风清热,止咳化痰。

皮肤枯燥,肺热干咳:雪梨 2 个去皮、核切块,橘皮 15 克切碎,红枣 5 枚去核,银耳 20 克水发去蒂,加水 400 毫升,煮半小时;鸡蛋 1 个将蛋液加入碗中,加入白糖调匀,再将药汁连渣倒入鸡蛋碗中,冲服。功能:清热润燥,化痰止咳。

小儿哮喘痰多:梨 1 个洗净除去皮、核,半夏 6 克填入梨中放于大瓷碗,加冰糖 25 克和水 200 毫升,盖好盖隔水炖熟,去半夏。1 剂/日,分 1～2 次食梨喝汤,连服 6～8 日。功能:润肺湿燥,化痰止咳。

肺热咳嗽,肾虚腰痛:黑豆 60 克洗净用清水泡胀沥干,雪梨 2 个去皮切盖,挖出梨核,将黑豆和冰糖适量分别酿入梨空腔盖上盖,隔水蒸至酥烂。1 剂/日,分 2 次食完。功能:化痰止咳,益气补肾。

脑卒中偏瘫,语言不利:雪梨 2 个,去皮榨汁,1～2 次/日。功能:散郁热,通肺气。

咽峡炎,慢性气管炎:将雪梨 3 个去核切成薄片,加凉开水浸泡半日。1 剂/日,分 2 次食。功能:清热止渴,润肺降火。

慢性胃炎,习惯性便秘:将甘蔗 30 克、雪梨 400 克去皮榨汁,牛奶 300 毫升煮沸待凉。白参 30 克煎汁,再与牛奶、甘蔗汁、梨汁搅匀,调入蜂蜜适量。1 剂/日,分早、晚 2 次饮。功能:补气养阴,和胃润燥。

醉酒,消化不良:鲜梨 3 个洗净去皮、核切细绞汁,加入食醋 5 毫升,顿服。功能:解酒消食。

急性黄疸型肝炎:鲜梨 2 个洗净去皮、核切块,浸入适量食醋中。1 剂/日,分 3 次食梨。功能:清肝退黄。

慢性胃炎,慢性气管炎,咽峡炎:雪梨 2 个去皮、核切片,川贝母、桔梗、白菊花各 5 克,以上四味加水煎汁,调入冰糖 25 克。1 剂/日,分 2 次饮。功能:止咳化痰。

肺结核,慢性气管炎:薏米 100 克洗净沥干,鸭梨 500 克去皮、核切小块,冰糖 30 克,以上三味加水 1000 毫升,烧开后熬煮至熟。1 剂/日,分 2 次服。功能:清心润肺,生津解渴,止咳化痰。

慢性气管炎,慢性胃炎:雪梨1个去皮,用竹尖在雪梨上均匀地戳10个孔,将花椒10粒塞入洞孔;面粉适量加水揉成面团,擀成皮包住梨,放入烘箱烘熟,取出稍凉剥去面皮,去花椒放入盘内;锅上火,放入清水和冰糖适量,熬成糖汁,浇在梨上即可。每日早、晚分食。功能:化痰止咳,温胃止吐。

糖尿病:梨2个,青萝卜250克,绿豆200克。将梨去皮、核,切片,青萝卜去皮切片,绿豆淘净,一同入锅,加适量水共煮至豆烂。1剂/日,分1～2次服食。功能:清热生津。

百日咳:生梨150克,核桃仁(保留皮)、冰糖各30克。将生梨洗净,切碎,再将核桃仁切碎捣烂,二味一同加适量水煮成汁,加冰糖调味即成。每次服1匙,3次/日,连服数日。

慢性支气管炎:雪梨1个,北杏10克,白砂糖30～40克,加入清水2500毫升,放入碗中隔水煮1小时,食梨饮汤。3次/日。本方也可治秋冬燥咳、干咳、口干咽痛、肠燥便秘等症。

食管癌:雪梨汁50毫升,人乳25毫升,甘蔗汁、竹沥、芦根汁各25毫升,童尿30毫升,混匀频频饮服。

【食用宜忌】

☆ 饭后吃梨能促进胃酸分泌,帮助消化,增进食欲。

☆ 梨的热量和脂肪低,适于喜甜又想减肥者食用。

☆ 多吃伤脾胃,脾胃虚寒、慢性腹泻者不宜食用;外伤、产后、小儿出痘后尤忌。

苹　果

苹果,又名柰、频婆、平波、天然子、超凡子等,原产于西伯利亚西南部及土耳其,在欧洲经长期种植后,于19世纪末传入我国山东,称为西洋苹果。不过,早在从西方引进苹果的1000多年前,我国的文献资料中就有柰,又名频婆,此后又有林檎,或名来禽、文林郎果,这些都是与西洋苹果同类不同名的记载。

苹果是著名的营养水果,素有水果之王的美誉。西方传统膳食观念认为,一天一个苹果不用看医师;许多美国人还把苹果作为减肥瘦身的必备品,每周节食一天,这一天只吃苹果,号称苹果日。

【性味归经】

性凉,味甘。归脾、肺、胃、心经。

【食用方法】

苹果可以生吃、捣汁或熬膏,外用可捣汁涂患处;苹果还可以加工成罐头、果干、果脯及苹果酱、苹果酒等。

【营养成分】

每 100 克苹果可食用部分含蛋白质 0.4 克,脂肪 0.5 克,糖类 13.0 克,粗纤维 1.2 克,钙 11 毫克,磷 9 毫克,铁 0.3 毫克,维生素 A 0.08 毫克,维生素 B_1 0.01 毫克,维生素 B_2 0.01 毫克,烟酸 0.1 毫克,钾 110 毫克,钠 1.4 毫克,镁 8.1 毫克,氯 0.8 毫克;含有苹果酸、柠檬酸、酒石酸、单宁酸、芳香醇、果胶、胡萝卜素、有机酸等。

【保健功效】

消除疲劳:因苹果含钾丰富,可影响机体的钾及钠代谢,因此,具有消除和预防疲劳的作用。

降低血压:苹果中的钾还可与体内过量的钠离子交换而促使其排出体外,使血管壁的张力降低,血压下降。

促进消化:苹果可中和胃酸,促进胆汁分泌,增强胆汁酸的功能,对消化不良、腹部胀满有一定的助消化作用,尤其对因脾胃虚弱引起的消化不良有较好作用。

增智助长:苹果还含有较多的锌元素。研究发现,儿童摄入锌不足,会严重影响智力和记忆力。多食苹果可以保证锌的摄入,有益于智力和记忆力的增长开发。另外,苹果中的胡萝卜素被人体吸收后可转化成维生素 A,能促进人体的生长发育。

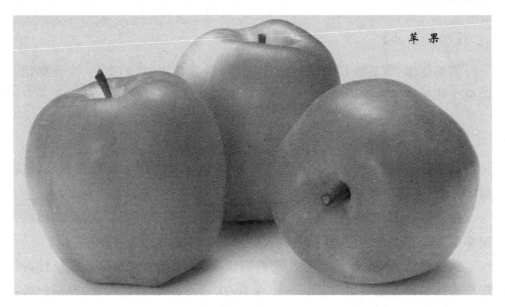

苹 果

止泻通便：苹果中含有单宁酸、有机酸、果胶和纤维素等物质，前二者有收敛作用，后二者能吸收细菌和毒素，故苹果有止泻之功效。然而，苹果中的粗纤维又可使大便松软，有机酸成分能刺激肠道平滑肌的蠕动，均可促进排便。因此，苹果对轻度腹泻有止泻效果，对大便秘结者又有治疗作用。

降胆固醇，养心降压：据研究，苹果含有维生素 C 成分，能促进胆固醇的转化，降低血液中胆固醇和三酰甘油的含量。国外的流行病学调查发现，每天吃两个以上苹果的人其血压水平相对较低。

防癌治癌：苹果中含有一种分裂原物质，可刺激淋巴细胞分裂，提高淋巴细胞数量，诱生 R 型干扰素，这对防治癌症有一定作用。另外，苹果中含有大量的纤维素物质，可降低肠道内的胆固醇含量，使排便量增多，从而减少直肠癌的发生。

益气补血：孕妇易出现缺铁性贫血，而铁质必须在酸性条件下或在维生素 C 存在的情况下才能被吸收，故苹果是孕妇很好的补血食品。

养颜美容：苹果中含有镁，可使皮肤红润有光泽；再加上丰富的胡萝卜素及多种维生素和铁质，常食苹果可营养皮肤，并可遏制黄褐斑、蝴蝶斑的生成。

养护心脏：苹果中的果胶可降低胆固醇，每天吃一两个苹果不易得心脏病。苹果中的果胶大部分都在皮上，因此吃苹果最好不削皮。

【功能主治】

润肺生津,解暑除烦,开胃醒酒,可治疗暑热烦渴、口腔糜烂、大便秘结、面色无华等病症。

【药用验方】

高血压,便秘:苹果 1000 克洗净绞汁,50～100 毫升/次,2～3 次/日,饮服。功能:润肠通便,降脂降压。

白内障:苹果皮 15 克,杏 3 个,苍术 15 克,水煎服,1～2 次/日。功能:解毒明目。

大便秘结,面枯无华:柠檬 1 个捣烂绞汁;苹果 500 克加冷开水绞汁,再加柠檬汁和蜂蜜适量混匀。30～50 毫升/次,2～3 次/日。功能:养颜护肤,润肠通便。

贫血,痔疮出血,习惯性便秘:苹果、莴苣各 200 克,胡萝卜 60 克,洗净去皮同榨汁,加入柠檬汁 15 毫升调匀。1 剂/日,分早、晚饮服。功能:养血润发,生津润肠。

贫血,子宫复旧不全,皮肤干燥症,神经衰弱:苹果 2 个去皮、核切小块,胡萝卜 1 根切片,均榨汁,鸡蛋 1 个去黄取清,和牛奶 100 毫升煮沸凉凉,汁、鸡蛋清、牛奶再与蜂蜜 30 毫升拌匀。1 剂/日,分早、晚饮服。功能:滋阴润燥,养血补血,健脑安神。

高脂血症,高血压,冠心病:苹果 1 个洗净去核切碎,用搅拌机搅 1 分钟成汁,再与酸牛奶 200 毫升、蜂蜜 20 毫升混匀。1 剂/日,分早、晚饮服。功能:补虚益气,活血降血脂。

贫血,眩晕,失眠,健忘,疲劳综合征:鸡蛋黄 1 个打散与牛奶 200 毫升混匀煮沸,将苹果 1 个、橘子 1 个、胡萝卜 1 根洗净去皮、核榨汁,取汁加入蛋黄、牛奶中搅匀。每日分早、晚 2 次饮服。功能:补脑益智,壮神强心。

心悸,健忘,贫血,慢性胃炎,慢性肠炎:苹果 250 克去皮、核切碎捣烂,红枣 15 枚,同榨汁液 2 次。糯米 100 克加水适量煮粥至稠,调入苹果红枣汁和红糖 20 克稍煮。1 剂/日,分 2 次服食。功能:养心益脾,健脑益智。

月经不调,憔悴健忘:苹果 500 克洗净去皮、核切成片,晒干或烘干,最后研成细粉。10克/次,2次/日,温开水冲饮。功能:补脾止泻,健脑益智,养颜美容。

嗝食呕吐,急、慢性胃肠炎:苹果2个,蜂蜜20毫升。先将苹果洗净备用,再把蜂蜜蒸20分钟,苹果蘸蜜同吃,1次吃完。

慢性肝硬化,肝腹水:梨皮、苹果皮各15克,鲜藕100克。将梨皮、苹果皮洗净,再将鲜藕洗净,切片,一同放入锅内,加适量水煎,饮汁。2～3次/日。

腹泻:苹果360克,槟榔250克,白矾130克,将3味碾为细末,然后装瓶备用。2次/日,每次服4.5～6克,隔6小时服1次,温开水送服。

痢疾:苹果皮20克,陈皮10克,生姜6克。先将生姜洗净切片,再将苹果皮洗净,3味一同入锅,加适量水煎煮即成。饮汁,2～3次/日。

【食用宜忌】

☆ 食用苹果过量有损心、肾,患有心肌梗死、肾炎、糖尿病的人,以及痛经者忌食。

☆ 饭后立即吃苹果,不但不会助消化,反而会造成胀气和便秘。因此,吃苹果宜在饭后2小时或饭前1小时。

☆ 平时有胃寒觉堵者忌食生冷苹果。

橘 子

橘子,又名黄橘、红橘、大红蜜橘、大红袍、朱砂橘、福橘。它外表灿烂鲜艳,果肉酸甜可口,广受人们的喜爱。橘子营养丰富,几乎全身是宝。它的外皮阴干之后,就是常用的中药——陈皮;橘核有行气、散结的作用;橘瓣表面的白色筋络叫橘络,可通络、行气、化痰。此外,在我国南方一些地区称橘为大橘,谐音大吉,以图吉祥。

【性味归经】

性凉,味甘、酸。入肺、胃经。

【食用方法】

橘子鲜果除生食外,还可制成果汁、果酱、果酒等;将鲜橘子用蜜糖渍制而成的橘饼不仅好吃,而且还有宽中下气、化痰止咳的功效。

【营养成分】

每 100 克橘子可食用部分含蛋白质 0.9 克,脂肪 0.3 克,糖类 12.8 克,粗纤维 0.4 克,灰分 0.4 克,钙 56 毫克,磷 20 毫克,铁 2.0 毫克,维生素 B_1 0.08 毫克,维生素 B_2 0.03 毫克,烟酸 0.3 毫克,胡萝卜素 0.55 毫克,维生素 C 34 毫克,钾 199 毫克,钠 1.4 毫克,镁 13.9 毫克;还含柠檬酸、苹果酸、叶酸等。

【保健功效】

调节代谢:橘子含有丰富的葡萄糖、果糖、蔗糖、苹果酸、柠檬酸和多种维生素,对调节人体的新陈代谢相当有益。

益血护脉:据研究,橘子含有大量的维生素 C、维生素 P、橙皮苷、6－二乙胺甲基陈皮苷、磷酰橙皮苷和黄酮苷等成分,对扩张周围血管、降低血压、改善冠脉血液循环、降低血清胆固醇和防止毛细血管破裂出血等均有显著的功效。此外,维生素 C 对防止动脉粥样硬化和促使沉积的粥样斑块溶解还有明显作用,人体每日如果摄入 44.9 毫克的维生素 C,其患脑卒中死亡的危险性将下降 50%。

健胃厚肠:橘子含橘皮苷等多种物质,既能抑制肠道平滑肌过分蠕动,起止痛、止呕、止泻作用,又能兴奋减弱了功能的肠道平滑肌,从而促进消化、减轻腹胀等。

祛痰止咳:橘子含挥发油、柠檬烯,能促进呼吸道黏膜分泌,缓解支气管痉挛,从而达到排痰、止咳和平喘效果。

醒酒止渴:橘子含有大量的水分、多种维生素和丰富的糖类物质,有利尿、止渴和解酒之功。

防癌抗衰:橘子由于含有抗癌的类黄酮和限制胆固醇的松烯,可预防癌症、早衰、冠状动脉硬化等。

【功能主治】

润肺止嗽，化痰镇咳，理气开胃，降逆止痢。可治疗胸膈结气、呕逆、消渴、肺热咳嗽、食欲缺乏、赤白痢等。

【药用验方】

消化不良：取橘子 2 个剥去皮，生食，2 个/日。功能：和胃消食。

急性肝炎：橘子 1 个连皮洗净捣烂如泥，荸荠 10 个去皮切片，二味用沸水 500 毫升冲泡，代茶饮服。功能：利胆护肝。

肺热咳嗽，口干舌燥，食欲缺乏，慢性气管炎，饮酒过多：橘子 1000 克去皮剥去白衣绞汁去渣。50 毫升/次，2 次/日。功能：生津止渴，消食开胃，清肺化痰。

泄泻呕吐：橘子 1 个去皮、核，马铃薯 100 克，生姜 10 克，同装于纱布袋中捣烂绞汁。20 毫升/次，2 次/日，饭前饮。功能：止泄降逆。

咳嗽痰多，食欲缺乏：蜜橘 200 克剥皮分瓣去核。橘皮切成丝，加白糖及适量水煮沸，去橘皮丝，将糖汁浇在橘瓣上。1 剂/日，分 1～2 次服。功能：止咳化痰，消食开胃。

月经不调，面枯，脱发，更年期综合征：海带 20 克洗净切丝浸入 100 毫升凉开水中，橘子 1 个去皮榨汁，取汁与麻油、海带搅匀。1 剂/日，早、晚分食。功能：美发护发，生肌益脾。

暑热症，小儿厌食症：橘汁 250 毫升与冰淇淋 75 克冷冻搅匀。1 剂/日，按上下午食。功能：消暑解热。

慢性气管炎，慢性胃炎：山楂糕 250 克切碎块。锅上火，加水将山楂糕煮 10 分钟后，放入白糖 50 克、橘子 250 克（去皮、核），煮沸后用淀粉适量勾芡。1 剂/日，分 2 次服。功能：理气开胃，生津润肺。

感冒：鲜橘皮 30 克（干品 15 克），姜片 3 片，白糖适量。将前 2 味洗净，然后放入锅内，加适量水煎后，加白糖调匀即成。趁热喝，每次 1 剂，3 次/日，连服 2 周。

慢性支气管炎：茶叶 3 克，干橘皮 3 克，2 味用开水冲泡 10 分钟即成。每日午饭后服饮 3 次。

气管炎：橘子 100 克，蜂蜜少许。将橘子连皮入锅，煎汤，对入蜂蜜即成。每次吃橘肉饮汁，每次 1 剂，2 次／日，连服 10 天为 1 个疗程。

风寒咳嗽：玉米须、橘皮各适量，并加适量水共煎汤。2～3 次／日。

冠心病：佛手、橘皮各 10 克。将佛手与橘皮洗净，以沸水冲泡。代茶饮。

心脏病：橘子 80 克，枳实、生姜各 15 克，丹参 10 克。将橘子洗净，连皮切块，再加后 3 味加水煎汤。1 剂／日，分早晚 2 次饭前服完。

乳汁不畅：鲜橘叶、青橘皮及鹿角霜各 15 克，黄酒少许。将前 3 味入锅，加适量水煎后去渣，对入黄酒温饮。每日早晚各 1 剂，连服 1 周。

乳腺炎：鲜橘核 30 克，黄酒少许。将鲜橘核入锅炒燥，加水 3 碗，煎至 1 碗，用黄酒调匀即可。2 次分服。

乳房结核：青橘叶、青橘皮、橘核各 15 克，黄酒适量。将前 3 味洗净，然后以黄酒加水煎汤。1 剂／日，分 2 次温服。

急性喉炎：梨 2 个，橘子皮 20 克。橘子皮水煎，将梨洗净，榨汁，然后与橘皮汁混合同饮。2～3 次／日。

下焦结热，小便不利：直接食橘 1～2 个，或取汁对入茶水服。1～2 次／日。

【食用宜忌】

☆ 橘子不宜多食，成人日食不超过 3 个，儿童则不宜超过 2 个。

☆ 橘子味酸，容易聚痰，故风寒咳嗽及有痰饮者不宜食用。

☆ 肠胃功能欠佳者，吃太多橘子容易发生胃病。

☆ 橘子忌与萝卜、动物肝脏等同食。

☆ 在服用维生素 K、磺胺类药物、安体舒通、氨苯喋啶和补钾药物时，均应忌食橘子。

葡　萄

葡萄，又名蒲陶、山葫芦、草龙珠、菩提子等，果实汁多味美。原产于西域,是 2000 多年前张骞出使西域时,发现并带回我国的。全世界如今有葡萄品种 8000 余种。我国有 1000 多个品种,新疆的吐鲁番葡萄分去半壁江山,高达 600 多种,其中最著名的是以制葡萄干为主的无核白,以鲜食为主的马奶子、红葡萄,以及药用的索索葡萄,据《大明会典》记载,索索葡萄的价值比骆驼皮和水獭皮还高。欧洲优良的葡萄品种有玫瑰香、牛奶、意大利红宝石、龙眼、无核白鸡心、红地球、秋黑、巨峰等。

葡萄的含糖量 8%～10%,并含有多种无机盐、维生素,以及对生理调节功能有益的物质。此外,它的含钾量也相当高。

【性味归经】

性平,味甘。归肺、脾、肾、肝、胃经。

【食用方法】

可鲜食,也可煎汤、捣汁或浸酒服食;葡萄还可提炼果汁、晒制干品,以及酿酒等。

【营养成分】

每 100 克葡萄可食用部分含蛋白质 0.2 克,脂肪 0.6 克,糖类 8.2 克,钙 4 毫克,磷 15 毫克,铁 0.6 毫克,胡萝卜素 0.04 毫克,维生素 B_1 0.05 毫克,维生素 B_2 0.01 毫克,烟酸 0.1 毫克,维生素 C 4 毫克,钾 252 毫克,钠 2.0 毫克,镁 6.6 毫克,氯 2.0 毫克;还含有酒石酸、草酸、柠檬酸、苹果酸等。

【保健功效】

抑制病毒:葡萄中含有一种天然的聚合苯酚物质,它能与病毒或细菌蛋白质结合,使其失去致病能力,尤其对肝炎病毒、脊髓灰质炎病毒等有较好的抑制作用。

防治贫血:恶性贫血与维生素 B_{12} 缺乏或不足有关,而葡萄中含有丰富的维生素 B_{12},能防治恶性贫血的发生。

养心护脉:葡萄不仅能增加血浆中高密度脂蛋白水平,而且还可降低低密度脂蛋白含量。高密度脂蛋白有预防动脉粥样硬化发生的作用。此外,葡萄中含有大量的钾元素,对调节心肾功能也有一定作用。

防癌抗癌:葡萄所含的白藜芦醇化合物质,对阻止正常细胞癌变和抑制癌变细胞扩散均有效果;所含的鞣花酸是强抗癌物质,常食葡萄者患癌的概率大大低于不常食葡萄者。

利尿安胎:葡萄根、藤、叶等均有很好的利尿、消肿和安胎作用,是民间治疗妊娠恶阻、呕哕、水肿等病的常用物。

增强活力:由于葡萄中含有大量的葡萄糖、有机酸、氨基酸、维生素等营养物质,具有营养机体、补益气血和兴奋大脑神经等作用,对神经衰弱和过度疲劳等均有一定疗效。

利肝护胃:葡萄含有维生素 P 物质,能降低胃酸对胃黏膜的损伤;葡萄富含铁质、果酸、有机酸,易被人体吸收,可促进肠胃消化,并排除尿酸,保护肝脏不受病毒侵袭。

养护肾脏:葡萄富含钾元素,它能帮助人体积累钙质,促进肾脏功能,调节心搏次数。

健身滋补:葡萄具有滋补肝肾、养血益气、强壮筋骨、生津除烦、健脑养神之功效,是气血两虚、肺虚咳嗽、冠心病、脂肪肝、贫血等患者的康复营养佳果,也是儿童、老人、孕妇、体弱多病者的健身滋补品。

保护骨质:葡萄中硼含量很高,有益于更年期妇女维持体内雌激素水平,预防骨质疏松。

灭菌抗病:葡萄含天然聚合苯酚,能与细菌及病毒中的蛋白质化合,使之失去传染疾病能力,对于脊髓灰白质病毒及其他一些病毒有良好杀灭作用,使人体产生抗体。

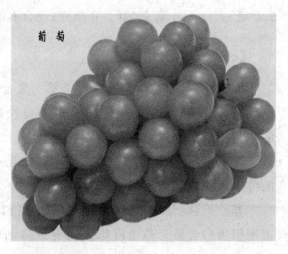

葡萄

【功能主治】

补气血,强筋骨,利小便。治气血虚弱、肺虚咳嗽、心悸盗汗、风湿痹痛、小便不畅等。

葡萄对于心性、肾性及营

养不良性水肿及胃炎、肠炎、痢疾、慢性病毒性肝炎、疹、痘、疮有效。

葡萄能补诸虚不足,延长寿命;葡萄干为营养食品,有滋养、健胃、益气功能,适合于体质虚弱者食用,并有补虚、止呕、镇痛功效;葡萄制酒富含维生素 B_{12},对恶性贫血有益,有营养滋补功能。

葡萄可治疗脾胃虚弱、食欲缺乏、暑热伤津、心烦口渴、咳嗽、盗汗、醉酒口渴等症。

【药用验方】

小便短赤,涩痛血尿:鲜葡萄汁、莲藕汁、生地黄汁各 200 毫升混匀放入锅中,烧开后加入蜂蜜 20 毫升,调匀服。100 毫升/次,3 次/日。功能:生津利尿,凉血止血。

血小板减少,粒细胞减少症:将葡萄干 50 克加入米酒 500 毫升中浸泡 10 天。10～15 毫升/次,2～3 次/日。功能:益气活血。

妊娠呕吐:葡萄干 30 克,南瓜蒂 5 个,加水 800 毫升,煎至 300 毫升,去渣饮汤。1 次/日,症减即停。功能:止呕养胃。

病后体弱,慢性胃炎,婴儿厌食:将葡萄 500 克用冷开水洗净绞汁。15 毫升/次,3 次/日。功能:和中健胃,补气益血。

营养不良性水肿:将葡萄干 30 克、生姜皮 15 克分别洗净,加水 300 毫升,煎 20 分钟,每日分 1～2 次口服,连服 2～3 日。功能:益气通利。

高血压:将葡萄 250 克、芹菜 500 克洗净榨汁,15 毫升/次,3 次/日。功能:利尿降压。

暑热,疲劳,口渴咽干:鲜葡萄 500 克去子,苹果 500 克去皮、核切块,同榨汁,加柠檬汁 50 毫升,加蜂蜜 25 毫升拌匀。50～100 毫升/次,2～3 次/日。功能:生津止渴,益气生力。

病后体弱,面色苍白,倦怠乏力,怔忡心悸:葡萄干 100 克,山药、莲子肉各 50 克,加水 1000 毫升,煮开后加冰糖 20 克,小火煮至莲子肉酥烂。1 次/日,分 2 次服。功能:补气益血,强筋健骨。

气血不足,肺虚咳嗽:葡萄 1000 克洗净挤碎,加水 500 毫升煮熟取汁,加淀粉适量拌匀。待稍凝后放于馅饼或玉米饼中包好,上笼蒸 3～5 分钟,出笼晾凉切块。50～100 克/次,2 次/日。功能:滋阴补血,益气润肺。

慢性肾炎,肢体水肿,尿少胀痛:葡萄干 30 克,赤小豆、薏米各 15 克,粳米 30 克,加水适量同煮成粥。1 剂/日,分 2 次服食。功能:健脾益肾,清热利湿。

气血亏损,肺虚咳嗽:将葡萄 1000 克洗净去核沥干,清水 500 毫升及白糖 500 克煮开后,放入葡萄熬煮搅拌,待水将干时,加入柠檬汁 15 毫升拌匀待凉。20～30 毫升/次,2～3 次/日。功能:益气补血。

气血两亏,脾胃虚弱,食欲缺乏:糯米 100 克洗净,加水 1000 毫升烧开后,入葡萄干 50 克、红枣 50 克(去核)和冰糖适量,以小火慢熬成粥。1 剂/日,分 2 次空腹服。功能:健脾补胃,益气补血。

肺结核,风湿性关节炎,贫血:将葡萄干 30 克、枸杞子 15 克洗净晒干,用开水冲泡加盖闷 15 分钟。代茶频饮。功能:滋养肝肾,养血补血。

腰腿酸痛,筋骨无力:葡萄 1500 克榨汁。枸杞子 100 克,加水适量煎取浓汁 100 毫升,再与葡萄汁混合,以小火浓缩成膏后加入蜂蜜 250 毫升装瓶。10 毫升/次,2 次/日,以开水冲服。功能:补肾健腰。

更年期综合征,贫血,月经不调:粟米 100 克,莲子 30 克,大火煮沸,小火煮 30 分钟,再加葡萄干 50 克、红枣 15 枚煨 30 分钟。1 剂/日,分 2 次服食。功能:补虚健脾,养血止血。

肺结核,淋巴结核,慢性气管炎:葡萄 500 克去皮、子。白糖 250 克,加水小火煮沸,调入葡萄,熬煮搅拌收干。15 克/次,2 次/日。功能:清热止咳。

呃逆:葡萄汁、枇杷汁各 300 毫升,将 2 味混合调匀即可。先含混合汁于口中,用手指塞闭鼻耳,然后咽下,少停呼吸,放开手指。若 1 次无效,可行 2～3 次。

慢性肾炎:桑葚子 60 克,薏米 40 克,葡萄 30 克,大米适量。将 4 味加适量水,煮粥即成。1～2 次/日。

风湿性心脏病:葡萄藤 20 克,合欢花 15 克,冰糖 20 克。将前 2 味入锅,加适量水煎,然后入冰糖即可。2 次/日。

荨麻疹:葡萄藤、土茯苓各 30 克。将 2 味入锅,加适量水煎汤即可。1～2次/日。

热淋,小便涩少,痛而沥血:葡萄汁、藕汁、生地黄汁、蜂蜜各等份,和匀,煎汤。每于饭前服 60 毫升,2～3 次/日。

痢疾:白葡萄汁 3 杯,生姜汁半杯,蜂蜜 1 杯,茶叶 9 克。将茶叶水煎 1 小时后取汁,冲入各汁 1 次饮服。2～3 次/日。

肝肾不足,头晕目花,腰脊酸痛:葡萄干配人参泡酒饮,每次 25 毫升,2～3 次/日。

气血不足,心悸神疲,盗汗:葡萄干、龙眼肉各 30 克,煎汤或熬膏服。2～3 次/日。

前列腺增生引起的尿频、尿急、尿细:每日上午、下午各吃葡萄 250 克。食用时去皮、子,加入 200 毫升温开水,搅拌均匀。持续食用半年见效。

【食用宜忌】

☆ 每日饮少量葡萄酒,对慢性胃炎患者有治疗作用。

☆ 葡萄糖多性温,多食会引起内热、便秘或腹泻、烦闷不安等不良反应,故应节食;糖尿病患者忌食。

石 榴

石榴,又名安石榴、珍珠石榴、甘石榴、天浆、安息榴、西安榴、钟石榴、海石榴、金庞、榭榴、金罂等。石榴树外形美观,花朵艳丽,果实形态色泽俱佳,且具有丰富的营养,用途广泛。它既是可食用果品,同时也具有观赏价值,老北京的很多四合院内就种有石榴树。

石榴起源于西亚地区,于 2000 多年前传入我国,素有天下之奇树,九州之名果之称。我国主要有玛瑙石榴、粉皮石榴、青皮石榴、玉石子等不同品种。成熟的石榴皮色鲜红或粉红,常会裂开,露出晶莹如宝石般的子粒,酸甜多汁,吃着虽麻烦,却回味无穷。因其色彩鲜艳,子多饮满,常被用作喜庆水果,象征多子多福、子孙满堂。

【性味归经】

性温,味酸。入肺、肾、大肠经。

【食用方法】

生食,绞汁,煎汤服。

【营养成分】

每 100 克石榴可食用部分含蛋白质 1.5 克,脂肪 1.6 克,糖类 16.8 克,粗纤维 2.7 克,钙 11 毫克,磷 105 毫克,铁 0.4 毫克,维生素 C 11 毫克;还含有苹果酸、柠檬酸等。

【保健功效】

抑菌杀毒:石榴乙醇浸出物、果皮水煎剂以及提取的多种生物碱等物质,具有广谱抗菌作用,它们对痢疾杆菌、霍乱弧菌、溶血性链球菌、金黄色葡萄球菌等均有显著抑制作用。此外,石榴皮水浸剂对各种皮肤真菌和流感病毒也有不同程度的抑制作用。

驱虫杀虫:石榴皮和石榴树根皮均含石榴皮碱,对人体的寄生虫有麻醉作用,尤其对绦虫的杀灭作用更强。

收敛止泻:酸石榴味酸且含有鞣质、生物碱、熊果酸等成分,其收敛作用显著,具有良好的止泻止血和抑菌作用。

保护心脏:国外研究发现,给高脂血症患者每日饮用 60~90 毫升石榴汁,2~3 周后能使体内胆固醇的氧化过程减慢 40%,可明显减少动脉粥样硬化的发生,从而有效预防心脏病,其效果明显优于红酒、西红柿和维生素 E 等。

增进食欲:石榴含有石榴酸等多种有机酸,能帮助消化吸收,增进食欲。

【功能主治】

涩肠止泻,生津止渴,杀虫,止血。可治疗滑泻、久痢、崩漏、带下、咽燥、烦渴、虫积、宫颈癌等症。

【药用验方】

阴道出血,心烦口渴:将半个酸石榴洗净捣汁,取汁顿服。2 次/日,连服 7～10 日。功能:生津止渴,凉血止血。

肺结核咳嗽,老年慢性支气管炎,口干咽燥:每晚嚼食酸石榴 1 个,连用 10 日。功能:生津润燥。

小便失禁:酸石榴 1 个,烧存性,6 克/次,2～3 次/日。功能:涩精止遗。

口干咽燥,咳嗽吐血:将鲜石榴 250 克剖开取出肉,加水 300 毫升,煮沸后加冰糖适量,小火煮至糖溶。1 剂/日,分 1～2 次服。功能:生津止渴,凉血止血。

口渴难忍,饮酒过多:石榴 3 个去外皮取肉。将水 100 毫升煮沸,加蜂蜜适量和白糖煮成浓汁,浇在石榴肉上。分 1～2 次服。功能:生津解渴,醒酒除烦。

肺结核喘咳:酸石榴(甜者无效)3 个。将石榴子取出,捣碎,绞取其汁液。每晚睡前服下。不可过量饮用。功能:清热敛肺。

大叶性肺炎:蒲公英 30 克,石榴花 15 克,竹叶 6 克,3 味入锅,加适量水煎汤。2～3 次/日。

久泻不愈:石榴皮、红糖各适量。将石榴皮研末,然后加红糖调匀,米汤送服。每日早晨服 6 克。

脱肛:石榴皮 30 克,明矾 15 克入锅,加适量水煎汤。洗患处。

急性胃肠炎:干马铃薯 50 克,石榴皮、车前子各 20 克。将 3 味共研末,以温开水冲服。3～5 克/次,2～3 次/日。

结肠炎:石榴皮 10 克,大蒜 1 头。先将大蒜去皮,然后一同入锅,加适量水煎汤。2 次/日。

前列腺肥大:石榴花 18 克,五倍子 12 克,山药 18 克。将 3 味入锅,加适量水煎汤。2 次/日。

风湿性关节炎:苹果叶 20 克,石榴皮 12 克,甘草 10 克。将 3 味入锅,加适量水煎汤。饮汤,2 次/日。

阴疮:鲜石榴皮 60 克,忍冬藤 15 克,川连 3 克。将 3 味入锅,加适量水煎汤。用煎汤坐浴,每日早、晚各 1 次。

小儿腹泻:石榴皮 15 克,高粱花 6 克。将 2 味入锅,加适量水煎汤。1 剂/日,分 2 次服,连服 3～5 剂。

神经性皮炎:鲜石榴皮 50 克,明矾少许。将石榴皮洗净,蘸明矾末。搽患处,3次/日。

头发早白:石榴2个。石榴洗净,连皮带核捣烂。取汁涂于白发部位,2~3次/日。

外伤出血:石榴花、白及各等份。将2味烘干,研末,混匀。外敷伤口,加纱布压迫。

中耳炎:石榴花、冰片各少许。将石榴花焙干研细,加冰片即可。吹耳内。

鼻子出血:石榴花20克研成细末。每次用1克吹鼻。

小儿疳积:红石榴根皮30克(洗净切碎),猪瘦肉30克,加水炖煮,连服3次。

绦虫病:石榴皮45克,加温水500毫升浸泡12小时,过滤后煎成200毫升左右。早晨空腹分2次服下(隔30分钟服1次),服完后再用泻药1剂,即可将虫驱出。

牛皮癣:石榴皮(炒至炭研细末)1份,加麻油3份调成稀糊状,均匀涂患处,2次/日,连续应用有效。

【食用宜忌】

☆ 石榴宜少食,多食伤肺生痰,损坏牙齿,加重龋齿疼痛,使齿变黑。

☆ 石榴性温,泻痢初起及有实火实邪者忌食。

☆ 小儿多食石榴,易发热痰鸣,并会加重急性支气管炎、咳喘痰多等病情。

☆ 适宜发热患者、口干舌燥者食用。

☆ 适宜患有慢性腹泻,大便溏薄、肠滑久痢、白带清稀频多之人食用。

☆ 暑热口干、酒醉烦渴者宜食。

☆ 口臭之人和扁桃体炎者宜食。

☆ 糖尿病患者忌食。

☆ 急性盆腔炎、尿道炎及感冒患者忌食石榴。

☆ 肺病患者忌食。

菠　萝

菠萝，又名凤梨、地菠萝、番梨、露兜子、王梨、婆那娑、天婆罗、树婆罗、优珠昙等，夏季开紫色花，果实密集在一起，外部呈鳞片状，是热带和亚热带地区的著名水果。菠萝果形美观，汁多味甜，有特殊香味，是深受人们喜爱的水果。菠萝树是一种原产于南美洲的热带果树，我国台湾、广东、广西、福建、海南均有种植。

菠萝的原产地虽然不在中国，但用它酿酒却是我们的创举。雷州半岛是我国的菠萝之乡，这里酿制出的优质菠萝酒享誉全球。

【性味归经】

性平，味甘、微涩。入脾、肾经。

【食用方法】

菠萝除生吃外，主要加工成罐头，亦可制成果酱、果酒、果汁等；除供食外，还有食疗功效。此外，菠萝的树叶可用来治疗溃疡。

【营养成分】

每 100 克菠萝可食用部分含蛋白质 0.5 克，脂肪 0.1 克，纤维 1.2 克，灰分 0.3 克，糖类 8.5 克，磷 6 毫克，铁 0.2 毫克，胡萝卜素 0.08 毫克，维生素 B_1 0.21 毫克，维生素 B_2 0.25 毫克，维生素 C 18 毫克，烟酸 0.5 毫克，钾 126 毫克，钠 1.2 毫克，锌 0.08 毫克，还含有菠萝蛋白酶、有机酸等成分。

【保健功效】

健胃助消：菠萝果皮中富含菠萝沉酶和菠萝蛋白酶，能帮助胃分解和消化蛋白质，尤其是进食过多的肉类和油腻食物之后吃菠萝较有益处。此外，它还有消除局部炎症和促进组织愈合的作用。

补水止渴：菠萝富含维生素 C、糖类、水分、无机盐和各种有机酸等成分,可为机体补充足量的水分、电解质和营养物质,且清香可口,清热消渴。

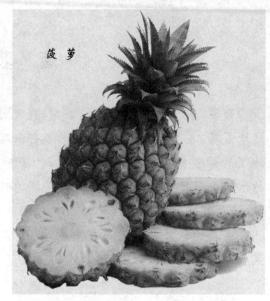

菠萝

防止血栓:菠萝中含有菠萝蛋白酶,能溶解导致心脏病发作的血栓,能防止血栓的形成。此外,菠萝还有加速溶解组织中纤维蛋白和蛋白凝块的功能,从而改善局部血液循环,起到消炎、消肿的作用。

利尿抗癌:因菠萝中含糖分较高,故有渗透性利尿作用。此外,它所含的酶类物质也有利尿、解热、解暑、解酒、降血压、抗癌等功效。

增进食欲:菠萝还含有一种天然促消化成分,即菠萝蛋白酶,有类似木瓜蛋白酶的作用,能分解蛋白质,帮助消化,增进食欲。

【功能主治】

清暑解渴,祛湿消肿,消食止泻。可治疗暑热烦渴、消化不良、脘中痞满、小便不利、支气管炎、肠炎、头昏目暗等症。

【药用验方】

消化不良,食欲缺乏:菠萝1个,去皮捣汁。15~20毫升/次,3次/日。功能:消食开胃。

眩晕无力:菠萝肉250克切片,鸡脯肉100克切片。锅上油,加鸡脯肉和盐炒至半熟,再放菠萝片同炒,加适量水焖至熟透调味。佐餐食之。功能:生津醒脑,益气活血。

中暑:菠萝1个剥去皮,捣烂绞汁。100毫升/次,加凉开水冲服。功能:生津解暑。

肾炎水肿:菠萝肉100克用盐水稍泡切片,白茅根100克切段,车前子15克(纱布包),以上3味加水800毫升煎至400毫升,去渣留汁。1剂/日,分 2 次饮服。功能:利尿消肿。

急性支气管炎:菠萝肉 100 克用盐水稍泡切片,白茅根 50 克切段,两者加水 600 毫升煎至 300 毫升去渣,调蜂蜜适量,煮沸。1 剂/日,分 2 次饮汤。功能:清热消炎。

贫血,肺结核,前列腺炎,阳痿,早泄:将海虾肉 200 克切成丁状,再用温水洗净沥去水,撒上精盐拌匀。菠萝 250 克切片。炒锅放油烧热,下虾丁炒至七成熟时放入番茄酱、菠萝片、辣椒油、精盐,炒透。佐餐食之。功能:补益气血,健脾养血,补肾壮阳。

慢性气管炎,神经官能症,肺结核,淋巴结核:银耳 50 克用温开水泡涨,菠萝 100 克去皮洗净切片。锅上火,加清水,下冰糖 30 克,待水开后入银耳、菠萝片,再煮沸。当点心食之。功能:滋阴生津,润肺止咳。

慢性气管炎,咽喉炎:菠萝 100 克去皮榨汁,梨 2 个去皮、核榨汁。将 2 汁加白糖、冰块各适量。1 剂/日,分上午、下午 2 次饮服。功能:补气生津,化痰止咳。

肠炎腹泻:菠萝叶 30 克。将菠萝叶入锅,加适量水煎汤。饮汤。

脾肾气虚:菠萝、蜂蜜各适量。将菠萝去皮,切碎,加蜂蜜调均匀,然后加适量水文火熬成膏。分早晚服食。

菌痢:菠萝种子仁、米汤各适量。将菠萝种子仁炒干后磨粉,用米汤调匀。每次服 15 克,2～3 次/日。

小便不利:菠萝若干。菠萝去皮,切块,入锅,加适量水煮熟即成。每次25 克。

酒精中毒:菠萝果肉适量入锅,加水炖熟即可。饮汁吃果。

痢疾:生吃鲜菠萝(削皮)60～100 克;或食菠萝罐头 250 克,连汁液服用。2～3 次/日。

【食用宜忌】

☆ 由于菠萝蛋白酶能溶解纤维蛋白和酪蛋白,故胃溃疡患者、肾病患者和血液凝血功能不全的人,不宜多吃菠萝。

☆ 一些对菠萝过敏的人,食用菠萝后会得菠萝病。用盐水浸泡菠萝,使菠萝蛋白酶的活性被破坏,就可避免这种病的发生。

☆ 没有经过处理的生菠萝,因含一种苷类而有刺激性,会使口腔发痒,但对健康无害。

☆ 菠萝最适宜饭后食用。

☆ 菠萝汁中的生物苷及菠萝蛋白酶会刺激口腔黏膜,引起发痒、发麻等不适,有些人吃后会出现腹痛、腹泻、恶心、呕吐、头晕、头痛、皮肤发麻等反应,严重者会出现呼吸困难、休克,甚至因昏迷而死亡。因此,食用菠萝时,要将菠萝皮削去,切成小块在盐水中浸泡 10 分钟左右再吃。

☆ 有胃寒、寒咳、虚咳者,不宜生食或生饮菠萝汁,可煮后食用。有皮肤湿疹、疮疖者忌食。

桃 子

桃子,又名桃实、蜜桃、毛桃、寿桃、仙桃、白桃、圣桃等。桃树属蔷薇科落叶小乔木,果实有核,汁多味美。桃子原产于我国西部,迄今已有 3000 年以上的栽培历史。汉武帝时,张骞出使西域,桃随之越天山,历大宛,传入波斯,继而辗转落户世界各地。

我国种桃现已很普遍,分布十分广泛。我国桃类品种繁多,约有 800种。桃子在我国被视为健康长寿、幸福祥瑞的象征,素有寿仙和仙桃的美称。它以美观的外形、甜美的肉质被称为天下第一果。

【性味归经】

性温,味甘、酸。入肝、大肠经。

【食用方法】

桃子一般以鲜食为主,也可捣汁饮服,或制成果脯、桃片食用。桃子汁还被加工成各种饮料。

【营养成分】

每 100 克桃子可食用部分含蛋白质 0.5～1.7 克,脂肪 0.1～1.1 克,糖类 6.6～15.8 克,粗纤维 4.1 克,灰分 0.5 克,钙 7～24 毫克,磷 20～52 毫克,铁 0.8～2.5 毫克,维生素 A 0.02～0.06 毫克,维生素 B_1 0.01～0.10 毫克,维生素 B_2 0.7 毫克,烟酸 0.02～0.07 毫克,维生素 C 3～26 毫克,钾 252 毫克,钠 0.7 毫克,镁 12.9 毫克,氯 2.2 毫克;还含有胡萝卜素、挥发油、有机酸等。

【保健功效】

止咳平喘:桃仁中含有苦杏仁苷、苦杏仁酶等物质,水解后对呼吸器官有抑制镇静作用,故能止咳平喘。

防治贫血:桃肉中含铁元素较高,仅次于樱桃,而铁元素是合成血红蛋白的重要物质,可促进血红蛋白的生成。因此,常食桃有益于防治各种原因引起的缺铁性贫血。

改善循环:药理研究证实,桃仁醇提取物具有抑制血小板聚集、抗血凝、改善微循环的作用。

养护肝脏:桃仁提取物具有增强肝组织胶原酶活性,促进肝内胶原物质分解,抑制肝纤维组织增生,明显抗肝纤维化及早期肝硬化的作用;它还能扩张肝脏门静脉,改善肝脏血流速度,从而起到降低门静脉压的作用。此外,它还能促进胆汁分泌,利胆退黄。

防癌抗癌:桃仁中所含苦杏仁苷的水解产物氢氰酸和苯甲醛对癌细胞有协同破坏作用,而氢氰酸和苯甲醛的代谢产物,分别对改善肿瘤患者的贫血及缓解疼痛有一定作用。

活血化淤:桃有缓和活血化淤作用,对因过食生冷食物而引起的痛经很有效,并可辅助治疗女性闭经。

肠通便:桃肉富含果胶,经常食用可预防便秘。

【功能主治】

解热生津,润肠消积,活血养颜。可治疗肺结核、便秘、食欲缺乏、老人体虚、妇女淤血痛经、闭经、肝脾肿大、高血压、缺铁性贫血等病症。

【药用验方】

高血压:鲜桃子 1~2 个,生食。每日早、晚食。功能:活血降压。

睾丸肿痛:碧桃干(未成熟桃子晒干)30 克,芒果 1 个。水煎服,早、晚各 1 次。功能:理气止痛。

遗精过频,自汗盗汗:鲜桃子 250 克,生食;或取碧桃干 30 克,炒至外壳开始变焦,加水适量,入红枣 30 克煎汁,每晚睡前服 1 次。功能:止遗,固肾,敛汗。

过度疲劳,喘咳:鲜桃 3 个去皮、核,加入冰糖适量和水 50 毫升,盖好盖,隔水炖熟。1 次/日,连服 7 日。功能:补心润燥。

妇女经闭,月经量少:鲜桃子 2 个削皮去核,桃仁 15 克去红皮捣碎,加冰糖适量和水 200 毫升盖好,隔水炖熟。1 剂/日,分 1~2 次食桃肉喝汤。功能:活血祛淤通经。

肺虚气短,咳喘盗汗:鲜桃子 1 个洗净去核捣烂,取粳米 50 克同煮成粥,加白糖适量调匀。1 剂/日,早、晚食用。功能:补虚益气,润燥止咳。

慢性气管炎,咽峡炎,口腔炎:水蜜桃 2 个去皮、核,冰糖 25 克,2 味隔水稍炖。每日早、晚分食。功能:润肺止咳,生津止渴。

习惯性便秘,脂肪肝,肝脾肿大:琼脂 5 克泡软切碎,加白糖 30 克、水适量拌匀,上笼蒸 20 分钟。鲜桃子 500 克去核,上笼蒸至熟烂,去桃皮、核压成泥,与琼脂拌匀,撒上糖汁,当点心食。功能:生津润肺,和肝消积。

哮喘:桃仁、杏仁、白胡椒各 6 克,生糯米 10 粒。将 4 味共研为细末,用鸡蛋清调匀。外敷双脚心和双手心。

黄疸不退:桃根 100 克切细放入锅内,加水煎汤。服之。

冠心病:鲜桃 2 个,黑芝麻 20 克,杏仁 2 个,红枣 5 枚。将 4 味洗净即可。1 次食用,1~2 次/日。

卒心痛:桃枝 1 把,黄酒适量。将桃枝切细片,用黄酒煮沸,然后去渣取汁。服之。

高血压头痛:桃仁、决明子各 10~12 克入锅,加适量水煎。饮用。

水肿腹水:白桃花 9 克加水入锅煎汁。饮用。1~2 次/日。

淋巴腺炎:桃叶适量,黄酒少许。将桃叶捣烂,加黄酒炖热。敷于患处。

皮肤瘙痒,痔疮:取桃树叶适量洗净,加适量水入锅,煎汤。熏洗患处,1～2次/日。

血滞经闭:桃仁9克,当归15克,红花9克,3味入锅,加适量水煎汤。饮汤。

乳糜尿:桃树胶10克,冰糖少许。将树胶入锅,加适量水煮,加冰糖即可。服之。

口疮:取桃嫩叶适量洗净,晾干,捣烂。敷于患处。

鼻内生疮:取嫩桃叶适量捣烂塞入鼻中,每日换3次。

【食用宜忌】

☆ 肺病、肝病患者食用,会有很好的辅助疗效。

☆ 高血压患者,若每日早晚吃一个剥皮的鲜桃,有利于保持血压平稳。

☆ 桃仁虽有破血行淤、滑肠通便之功效,但桃仁含有挥发油和大量脂肪油,泻多补少,所以便溏、咯血及孕妇应该少食或不食。

☆ 过量服用桃仁,会导致中毒。

☆ 桃虽好吃,但多吃令人生热上火。凡内热偏盛、易生疮疖的人不宜多吃,但食果脯则无此弊。

☆ 糖尿病患者慎食。

☆ 胃肠功能不良者及老人、小孩不宜多食。

☆ 忌与甲鱼同食,忌食烂桃、生桃。

柿 子

柿子,又名柿、米果、猴枣、金锞、红柿、大盖柿等。柿子的故乡在中国,世界各地的柿子品种几乎都来自我国。我国栽种柿子的历史已有3000多年。柿子主要产在黄河流域,但北方和江南地区也有分布。柿子品种繁多,有300多个品种。其中著名品种有北京的大磨盘柿,河北的莲花柿,陕西的鸡心柿、黄柿和尖柿,山东菏泽的镜面柿,浙江杭州的方柿。此外,还有河北易县的甜心柿、安徽的铃灯柿等。

柿子营养丰富,全身是宝,制成的柿饼可治吐血、咯血、痔漏等症;柿霜、柿蒂、柿糕有降血压的功效,还有一定的抗病毒功效。在古代柿子有铁杆庄稼之称。所谓铁杆,是指它树大强健、长寿果丰、旱涝保收;庄稼本是粮食的同义语,故又叫它木本粮食。

【性味归经】

味甘、涩,性寒。入心、肺、大肠经。

【食用方法】

可生食,也可加工成柿饼、柿糕,还可用来酿酒、制醋等。

【营养成分】

每 100 克鲜柿子含蛋白质 0.4～0.9 克,脂肪 0.1～0.2 克,糖类 10.0～16.2 克,粗纤维 3.1 克,灰分 2.9 克,钙 18～30 毫克,磷 19～40 毫克,铁 0.2～1.2 毫克,维生素 B_1 0.01～0.02 毫克,维生素 B_2 0.01～0.02 毫克,烟酸 0.1～0.3 毫克,维生素 C 11～57 毫克;还含有甘露糖、果胶、玉蜀黍黄素、胡萝卜素、番茄红素等。

【保健功效】

治缺碘病:据测定,柿子含有丰富的碘,因此,有益于治疗因缺碘所致的地方性甲状腺肿大。

利尿解酒:柿子具有促进血液中乙醇氧化的作用,并且还含有大量水分和甘露醇等,非常有利于酒精从尿中排泄,从而降低血中酒精浓度,减少酒精对机体的损害,促进清醒。

健胃增食:柿子中含有机酸等成分,能改善胃肠的消化功能,增强食欲。

护佑心脏:柿子含黄酮苷物质,能降低血压,软化血管,改善冠状动脉血流量,有益于改善心功能和防治心血管病。

补充营养:柿子中含有大量的水分、糖类、维生素 C、蛋白质等物质,能为机体补充水分和多种营养物质。

【功能主治】

清热解毒,润肺止咳,消肿软坚,健脾益气,养胃和中,涩肠止血。可治疗肺热咳嗽、肺结核、咯血、痢疾、口疮肿痛、甲状腺肿等病症。

【药用验方】

慢性胃炎,慢性肝炎,肝硬化:柿子3个,加水适量煮沸,再放入白梅花3克、白糖适量,煮开。服1次/日。功能:生津润肝。

带状疱疹:柿子1个压汁,以汁涂患处,3～4次/日。功能:解毒消痘。

小儿痢疾:50克粳米煮粥,将熟时加入干柿子末2～3克,稍煮温食。功能:涩肠止泻。

高血压,地方性甲状腺肿:青柿子500克洗净,榨取汁液。15～20毫升/次,2次/日,早、晚服。功能:生津利尿,补碘消肿。

酒精中毒:鲜柿子2～4个,去皮食肉。功能:生津止渴,利尿排毒。

慢性溃疡:柿子1个,连肉撕皮贴患处。功能:清热去肿。

哮喘:柿叶30克,蚕砂、炙甘草各10克,3味入锅,加适量水煎汤即可。2次/日,饮汤。

肺结核咯血:柿饼1个,生鸡蛋1个。将柿饼切开,同鸡蛋拌匀,用开水冲熟。吃柿饼和鸡蛋,1次/日。

呃逆:柿蒂、丁香各3克共研细末。1次开水冲服。

胃寒呃逆:茶叶10克,柿蒂3个,2味加开水浸泡即可。2～3次/日,温饮顿服。

寒温腹泻:柿子皮9克,升麻6克,冬瓜皮30克,干姜6克。将上4味入锅,加适量水,煎汤。1剂/日,分2次服饮。

乳房硬块:柿叶10克,瓜蒌30克,枣仁15克,薄荷3克。将上4味加适量水煎汤。饮汤,1～2次/日。

小儿腹泻:米糠50克,柿干50克,2味炒黄,研为细末。以温开水冲服,2～3克/次,2～3次/日。

淋巴结核:青柿子1个捣烂,敷患处,1次/日。

冻疮溃烂:柿子皮50克。将柿子皮烧存性,研细末,熟猪油调匀即可。

涂患处。

痢疾：柿子切片晒干，炒黄研末。每次 5 克，3 次/日，温开水送服。

肺热咳嗽：柿饼 15 克（或柿霜 5～10 克），嚼服或冲服；或加南沙参、苦杏仁各 9 克，黄芩 6 克，同水煎服，3 次/日。

久咳不愈：柿饼 2 个，川贝母 90 克。先将柿饼挖开去核，纳入川贝母后放在饭上蒸熟。1 次服完，2 次/日。还可取柿子 3 个，水煎，入蜂蜜服用。

咳嗽痰多：柿饼烧灰存性，加蜂蜜做成丸，开水送服；或将柿饼与鸡血同煮食，常有较好的疗效。

【食用宜忌】

☆ 食用蛋白质丰富的螃蟹后，不宜马上吃柿子，以防出现结石，造成消化道梗阻；柿子还不能和红薯、海产品同食。

☆ 产后胃寒者忌食。

☆ 柿子含糖量高，多吃对牙齿、口腔等不利，并会影响食欲。

☆ 柿子含有大量的单宁酸、树胶和果胶，单宁酸在胃内经胃酸的作用，会沉淀凝结成块，留在胃中，形成胃柿结石。胃柿结石会愈结愈牢，不易粉碎，会引起胃黏膜充血、水肿、糜烂、溃疡，严重者可引起胃穿孔。故忌与酸性食物同食。

☆ 柿子中含有的单宁酸，还具有较强的收敛性，这就是吃柿子时感到口涩、舌麻的原因。单宁酸到了肠里，会刺激肠壁收缩，造成肠液分泌减少，消化吸收功能降低。因此柿子吃多了大便干燥。

☆ 柿子未成熟时，单宁酸主要存在于柿肉中，而成熟后单宁酸则集中于柿皮中，所以柿子皮不宜吃。

香　蕉

香蕉，又名焦子、蕉果、甘蕉，果实长而弯，果肉绵软，味道香甜。

香蕉原产于印度，在我国已有 2000 多年的栽培历史。19 世纪初，香蕉传入中美洲地区。如今，中美洲的香蕉种植业已经超过了亚非地区，成为世界上主要的香蕉产区;特别是南美洲的厄瓜多尔,因生产质量上乘的香蕉而驰名于世,素有香蕉国之称。

我国香蕉的主要产地分布在广东、广西、福建、台湾等地,著名的品种有广东和福建的龙牙蕉、香牙蕉,以及台湾的北蕉、花莲蕉。

【性味归经】

性寒,味甘。入肺、大肠经。

【食用方法】

香蕉一般生食,也可炖熟食用,还可以加工成罐头、蕉干、蕉粉、蕉汁和香蕉酒等。

【营养成分】

每 100 克香蕉可食用部分含蛋白质 1.2 克,脂肪 0.6 克,糖类 19.5 克,粗纤维 0.9 克,灰分 0.7 克,钙 9 毫克,磷 31 毫克,铁 0.6 毫克,胡萝卜素 0.73 毫克,维生素 B_1 0.06 毫克,维生素 B_2 0.15 毫克,维生素 C 17 毫克,烟酸 0.7 毫克,还含有果胶、5－羟色胺、去甲肾上腺素等。

【保健功效】

补充热能:香蕉中含有大量的糖类物质及人体所需的多种营养成分,人在饥饿时吃适量香蕉充饥,能补充一定的营养及热能。

润肠通便:香蕉性寒味甘,寒可清肠热,甘能润肠通便,故民间常用于热病烦渴、大便秘结、习惯性便秘的治疗。

治脂肪痢:香蕉果糖与葡萄糖 1∶1 共食,可治疗脂肪痢。

保护胃黏膜:未成熟的香蕉中存在一种化学物质,能增强胃壁的抗酸能力,从而保护胃黏膜不受胃酸的侵蚀,并能促进胃黏膜生长,修复胃壁。

降压护心:香蕉中含有血管紧张素转化酶抑制物质,可抑制血压升高,对降低血压有辅助作用。此外,香蕉中含有大量的钾盐,能降低钠盐的吸收,有利于防治动脉粥样硬化和冠心病。

抑菌解毒:香蕉果肉甲醇提取物的水溶性部分,对细菌、真菌有抑制作用,对人体具有消炎解毒之功。

防癌抗癌:香蕉中含有大量的粗纤维,能将体内致癌物质迅速排出体外,其经细菌消化生成的丁酸盐是癌细胞生长的强效抑制物质。此外,5—羟色胺能保护胃黏膜,改善胃溃疡,预防胃癌。

调节心情:据现代研究发现,香蕉中含有一种能协助人脑产生羟色胺的物质,它能将化学信号传达给大脑的神经末梢,使人的心情变得愉快和安宁,甚至有助于缓解疼痛。

降低尿糖:糖尿病患者常食香蕉,可使尿糖相对降低。

预防感染:香蕉富含维生素 B_6 与维生素 C,是天然的免疫强化剂,可抵抗各类感染。

【功能主治】

清热润肺,止渴除烦,润肠通便,通脉降压。可治疗热性便秘、痔疮出血、烦渴咳嗽、高血压等症。

【药用验方】

心力衰竭:香蕉 2 个去皮,焙干研末。每次服 3 克,2 次/日。功能:降血钠,利尿。

原发性高血压:玉米须、西瓜皮各 30 克,加水 500 毫升,煎半小时去渣,再将香蕉 3 个(去皮)切段同煎至香蕉熟。分 2 次食香蕉,喝汤。功能:利尿降压。

体虚便秘:香蕉(去皮)2 个,冰糖(捣碎)25 克,加水 250 毫升,隔水蒸熟。分 1～2 次食蕉,喝汤。功能:润肠补虚。

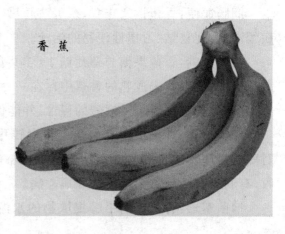
香蕉

高血压,便秘:黑芝麻 15克,香蕉(去皮)500 克,分 3 次拌芝麻食,1 日食完。功能:降压通便。

习惯性便秘,神经衰弱:将

香蕉 200 克去皮切成小段。取牛奶 240 毫升,打入鸡蛋 2 个,搅打均匀入锅煮沸,加香蕉和蜂蜜 30 毫升搅匀。分 2 次饮服。功能:润肠通便,强身健体。

动脉硬化,冠心病,高血压:香蕉 250 克去皮切成小片。锅上火,加牛奶 250 毫升、红糖 30 克、香蕉片,再以藕粉糊 50 克勾芡,至浓稠,羹即成。1 剂/日,分 2 次食。功能:补血养心,健脑降压。

牙痛:香蕉汁 250 毫升,加热含嗽。功能:消炎止痛。

胃溃疡:青香蕉去皮干燥后研为细末,5～10 克/次,饭后服。功能:和胃止痛。

手足皲裂:香蕉放炉旁焙热,睡前热水洗手脚,用热香蕉少许擦患处。功能:润肤防裂。

肝阳上扰:香蕉皮 30～60 克洗净,放入锅内加水煎汤。代茶饮。

咯血:香蕉皮、野菊花各 30 克,冰糖 20 克。将 3 味入锅,加适量水文火煎汤。代茶饮。

眩晕:香蕉肉 200 克,绿茶 0.5 克,精盐 0.3 克,蜂蜜 25 毫升。将上 4 味共置于大碗中搅拌,再加开水 300 毫升泡 5 分钟。代茶饮,1 次/日。

老年性便秘:香蕉、菠菜各 250 克,粳米 100 克。先将粳米和菠菜洗净,一同下锅煮粥,待米开花时加入香蕉,稍煮即成。1 剂/日,分 2～3 次食用,连服 3 日。

妊娠高血压:香蕉根适量。将香蕉根洗净,入锅,加适量水煎汤即可。代茶饮用。

子宫脱垂:取香蕉花(凋谢落地者)炒黄存性研末,每次 1 汤匙,2 次/日,开水送服;或取香蕉根 60 克,水煎服,1 剂/日。

【食用宜忌】

☆ 香蕉性寒,脾胃虚寒、胃疼腹泻、食欲减退者均不宜食。

☆ 患关节炎、肌肉疼痛、肾炎、心力衰竭和水肿的人,亦不宜吃香蕉。

☆ 空腹时不宜大量吃香蕉,因为它含有大量的镁,可造成体液中镁与钙的比值改变,使血中的镁大幅度增加,对心血管系统产生抑制作用,引起明显的麻木、嗜睡乏力等症状。

☆ 需做尿液中吲哚或儿茶酚胺检测时,忌食香蕉。

☆ 风寒感冒咳嗽者忌食。

☆ 女子月经来潮期间及有痛经者忌食。

草 莓

草莓,又叫大草莓、洋莓果、野草莓、凤梨草莓、麝香草莓、红莓、杨梅、地莓等,属蔷薇科植物。草莓是世界上七大水果之一,它繁殖快,生长周期短,色泽鲜红,形如心脏,香气清新,味美甘甜,可谓色、香、味俱全,是水果中难得的三者和谐统一的珍品,因此素有果中皇后的美誉。

草莓的栽培始于 14 世纪的法国。草莓品种繁多,但我国仅有 10 多种,主要有五月香、柴晶、广州地绵、鸭嘴、中心果、小鸡心等;美国、波兰和俄罗斯是世界上种植草莓较多的国家。我国种植草莓的时间不长,且多栽培在城市郊区,产量较多的有北京、天津、沈阳、杭州等地。

【性味归经】

性凉,味甘。入脾、胃、肺经。

【食用方法】

草莓的吃法很多。草莓拌奶油或与鲜奶共食,其味极佳;将洗净的草莓加糖、奶油捣烂成草莓泥,冷冻后是冷甜、香软、可口的夏令食品;草莓酱可做元宵、馒头、面饼的馅心,更是绝妙的食品。

草莓还可加工成果汁、果酒和罐头等。

【营养成分】

每 100 克鲜草莓可食用部分含脂肪 0.6 克,糖类 5.7 克,蛋白质 1 克,粗纤维 1.4 克,灰分 0.6 克,胡萝卜素 0.01 毫克,钙 32 毫克,磷 41 毫克,铁 1.1 毫克,维生素 B_1 0.02 毫克,维生素 B_2 0.02 毫克,烟酸 0.3 毫克;还含有柠檬酸、苹果酸等。其中维生素 C 最为丰富(35 毫克),是西瓜、苹果、葡萄的 10 倍,且果糖、蔗糖、葡萄糖、有机酸和矿物质的含量比例较为均衡。

【保健功效】

健胃消食:饭前食用草莓可刺激胃液大量分泌,增进食欲;饭后食草莓则可消除餐后腹胀等症状,促进消化。

养血补血:草莓中含有大量的营养物质,如各种糖类、柠檬酸、苹果酸、氨基酸等,且矿物质含量比例均衡,易被人体吸收,故常食草莓有养血和补血的作用。

解毒疗疮:草莓含有多种有机酸、维生素和矿物质,有凉血解毒,排脓生肌之功。

养颜美容:草莓含有丰富的营养物质和微量元素,常食草莓对女性头发、皮肤均有很好的保健作用;它还含有一种天门冬氨酸,所以又具有减肥疗效。此外,它还有助于增强机体的免疫力,提高体质。

防治癌症:草莓含有鞣花酸和异蛋白物质,能防止多环芳香碳氢化合物、亚硝酸、黄曲霉素等致癌物质对机体组织的伤害,对抑制恶性肿瘤细胞的生长颇有作用,故可防治某些癌症。

降胆固醇:草莓所含丰富的纤维素有消除便秘、降低胆固醇的作用。

明目养肝:草莓所含的胡萝卜素是产生维生素 A 的重要物质,具有明目养肝的作用。

护脉保心:草莓除了可以预防坏血病外,对防治动脉硬化、冠心病也有较好的功效。

此外,草莓中的维生素及果胶对改善便秘和治疗痔疮、高血压、高脂血症均有一定效果;它还含有一种胺类物质,对白血病、再生障碍性贫血等血液病亦有辅助治疗作用。

【功能主治】

生津润肺,健脾和胃,醒酒解毒,利尿止泻,利咽止咳。可治疗烦热干渴、声音嘶哑、咳嗽无痰、胃腹胀痛、风热咳嗽、咽喉肿痛、剧烈腹泻、鼻咽癌、肺癌、扁桃体癌、喉癌等症。

【药用验方】

毒虫咬伤,小面积烧伤,脓疱疮:草莓全草 30～60 克洗净捣烂如糊状,外敷患处。功能:清热解毒,凉血消肿。

伤暑,痢疾,淋巴结肿大,癌症:草莓草 10～30 克,洗净加水适量煎汁,1剂/日,温服。功能:清热解毒,凉血止痢。

咯血,吐血:草莓草 100 克,洗净捣烂取汁,加入冰糖适量,顿服。功能:清热凉血。

夏季腹泻:草莓 50 克,水煎,饮服。功能:解毒消炎。

营养不良:草莓加等量米酒混匀,30～60 毫升/次,早、晚饮服。功能:健脾补血。

咽干舌燥,久咳无痰:新鲜草莓 100 克洗净捣烂,加入牛奶 100 毫升和蜂蜜 15 毫升,搅取汁,分 2 次饮服。功能:润肺止咳。

慢性胃炎,慢性咽炎,坏血病:新鲜草莓 100 克洗净去蒂研成稀糊状。粳米 100 克洗净加水适量,煨成粥,加入糖 20 克、草莓糊拌匀煮沸。1 剂/日,分 2 次食。功能:健脾和胃,养血益心。

小便短赤,牙龈出血:鲜草莓 100 克洗净捣烂,用冷开水冲泡调匀。2～3 次/日。功能:清热解毒,凉血止血。

干咳无痰,烦渴:鲜草莓 500 克捣烂。白糖 500 克加水溶化,调入捣烂的草莓,煮沸后慢熬浓缩。当点心食。功能:生津止渴,润喉止咳。

咽喉肿痛,声音嘶哑:鲜草莓 500 克榨汁,30 毫升/次,2 次/日,早晚各服 1 次。功能:生津润喉。

暑热烦渴,食欲缺乏:草莓 250 克洗净,与白糖 50 克搅拌成烂泥,加入牛奶 250 毫升调匀冷藏。代茶服食。功能:生津止渴,健脾开胃。

营养不良,病后体弱:鲜草莓 500 克榨汁,加入白酒 25 毫升调匀,30～60 毫升/次,2 次/日,早、晚服。功能:生津补血。

夏日烦渴,声音嘶哑:草莓 500 克洗净,加米醋 450 毫升和冰糖 500 克盖好,每日搅拌 1 次,7 日后饮用。加冷开水 100 毫升冲服,50 毫升/次,2～3 次/日。功能:生津止渴,清爽润喉。

皮肤粗糙,皱纹增多:草莓 500 克洗净,苹果 500 克去子和皮切成小块,

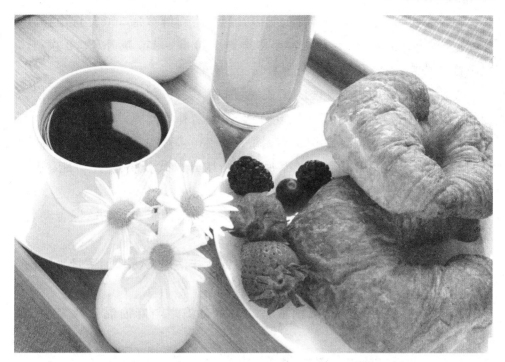

同榨汁。取汁代茶饮用。功能:滋润皮肤,除皱美容。

脾胃不和,食欲缺乏:鲜草莓 200 克洗净,鲜橘子 100 克剥去外皮,加白糖 100 克及水 500 毫升,用旺火煮沸 3 分钟,代茶饮用。功能:生津和胃。

消瘦,贫血,久病体虚,营养不良:鲜草莓 500 克洗净捣烂,用纱布滤取其汁;再将果汁与米酒 400 毫升同盛入罐中,密封 7 日后饮用。20 毫升/次,3 次/日。功能:补气养血。

气血亏虚,口干消渴,大便燥结,神经衰弱:鲜草莓 250 克洗净,加白糖 100 克拌匀,再将奶油 50 克抹在草莓上。随意食。功能:滋补养血,生津润燥,养心安神。

胃肠炎,习惯性便秘:酵母适量用水稀释。草莓 500 克洗净挤汁放入锅中,置火上煮 15 分钟,冷却去渣取汁,加白糖(250 克)、酵母搅匀,置冰箱内冷却。1 剂/日,分 2 次饮服。功能:和胃行气。

暑热症,动脉硬化,习惯性便秘:草莓 300 克洗净榨汁,加凉开水 100 毫升搅汁过滤,与柠檬汁 15 毫升和蜂蜜 30 毫升混匀。1 剂/日,分 2 次饮服。功能:清热生津,润肠通便。

慢性胃炎,慢性咽炎,鼻咽癌,肺癌,喉癌:将新鲜草莓500克洗净榨汁,加蜂蜜30毫升搅匀,用冷开水冲至500毫升冷藏。250毫升/次,2次/日,代茶饮。功能:润肺利肠,解毒抗癌。

慢性胃炎:草莓250克洗净捣成泥,加豆浆250毫升和白糖25克搅匀冷却。250毫升/次,2次/日,早、晚分饮。功能:补气健脾,增加食欲。

暑热症,中暑:草莓酱500克,橘子汁250毫升,白糖30克,淀粉适量,加水适量搅匀煮沸后离火凉凉,做成冰膏。代点心食。功能:祛暑解渴。

肺热咳嗽:鲜草莓汁、柠檬汁、生梨汁各50克,蜂蜜15毫升,混合调匀,分两次服之。

消化不良:草莓100克,山楂30克。将2味洗净,入锅,加适量水煎汤。饮汤。

大便秘结:草莓50克,麻油适量。将草莓捣烂与麻油混合调匀,空腹口服。

小便不利:草莓60克洗净,捣烂,用冷开水冲服。3次/日。

糖尿病:鲜草莓适量洗净,频频食之。

气血不足:草莓250克,葡萄干100克,白糖100克。将3味入锅,加水800毫升,煮沸后改文火烧5分钟,离火浸泡10小时后食用。饮汤,吃草莓、葡萄干。

气虚贫血:草莓100克,红枣50克,荔枝干30克,糯米150克,4味入锅,加适量水熬粥食用。

头昏头胀:鲜草莓100克洗净绞汁。顿服。

高脂血症:草莓100克,山楂30克,荷叶15克,冬瓜皮、冬瓜子各15克。将5味入锅,加适量水煎汤。饮汤。

【食用宜忌】

☆ 草莓是寒凉之物,不宜多食。

☆ 草莓中含有的草酸钙较多,草酸钙可引起尿路结石病,不宜多食。

柚　子

　　柚子,又名文旦、臭橙、抛、雪柚、胡柑、朱奕、香奕等,属常绿果树乔木,一般在 10～11 月份果实成熟时采摘。它的果实小者如柑或橘,大者如瓜,黄色的外皮很厚,果肉较粗,味道甜酸可口,也有略带苦味的。

　　柚子产地极广,东南亚和美洲许多国家及地区都有种植。我国在两千余年前就出现了柚子栽培,历史十分悠久。广西的沙田柚、福建的坪山柚是驰名中外的佼佼者。

　　柚子在我国颇受人们青睐,它个大体圆,被人们认为是亲人团圆和生活美满的象征,因此每年中秋佳节,人们都会准备好柚子、月饼一起赏月过节;而且柚子富含营养,果皮、花都可入药,简直一身是宝。

【性味归经】

性寒,味甘。入脾、肺、胃经。

【食用方法】

生食,绞汁,或取瓢汁煎汤、熬膏。

【营养成分】

　　每 100 克鲜柚可食用部分含蛋白质 0.7 克,脂肪 0.6 克,糖类 12.2 克,粗纤维 0.8 克,灰分 0.9 克,钙 41 毫克,磷 43 毫克,铁 0.9 毫克,胡萝卜素 0.12 毫克,维生素 B_1 0.07 毫克,维生素 B_2 0.02 毫克,烟酸 0.5 毫克,维生素 C 41 毫克,钾 257 毫克,钠 0.8 毫克,镁 16.1 毫克;还含有丰富的有机酸、柚皮苷、橙皮苷、挥发油等。

【保健功效】

　　抗菌消炎:柚子中的柚皮苷和橙皮苷能抑制金黄色葡萄球菌、大肠杆菌、痢疾杆菌、伤寒杆菌等细菌的生长,橙皮苷对真菌和某些病毒感染也有一定的预防作用。

降低血糖:柚子中含有胰岛素样成分,具有降低血糖和治疗糖尿病作用。

治疗白内障:柚子中的某些成分能抑制眼醛糖还原酶,对治疗白内障有作用。

祛痰止咳:柚子皮含柠檬烯和蒎烯,可使呼吸道分泌物变稀而易于由痰液排出,具有良好的祛痰镇咳效果。

疗伤美容:柚子富含维生素P,能强化皮肤毛细孔功能,加速受伤的皮肤组织复原。

滑肠通便:常食柚子能润肠通便,对大便秘结有一定的疗效。

醒酒解毒:柚子能解酒毒,除去酒后口中的异味。酒后食鲜柚子,可使人唇液生香,不至于酒气熏天。

加快血流:柚皮苷与其他黄酮类相似,可改变毛细血管通透性,抑制二磷酸腺苷转变为三磷酸腺苷,从而阻止毛细血管前括约肌的松弛,可以降低血小板的凝集、增进血液浮悬的稳定及加快血流等,这对心血管病的治疗十分有效。

【功能主治】

宽中理气,化痰止咳,健胃消食,解酒毒。治老年喘咳、咳嗽痰多、胸闷食少、气滞胃痛等。

【药用验方】

消化不良,口淡乏味:取柚子1个剥皮取肉,60克/次,3次/日。功能:健脾宽中,增进食欲。

饮酒过多:取柚子肉150克,慢慢嚼食,顿食。功能:健胃醒酒。

肺燥咳嗽:柚子果肉100克,猪瘦肉片200克,黄芪片10克,加水500毫升煮至猪肉熟透,去黄芪,下精盐、味精调味。1剂/日,分2次食柚子、肉,喝汤。功能:润肺化痰。

肺虚咳嗽,发作性哮喘:公鸡1只去杂,柚子1个(隔年越冬者佳)去皮取肉,放入鸡肚内,加水适量,隔水蒸熟。饮汤吃鸡,1次/周,连服3次。功能:温中益气补肺,下气消痰,润肺止咳。

脱发:柚子核 15 克沸水浸泡,涂患部,2～3 次/日。

咳嗽痰多:柚子果肉 90 克,米酒 15 毫升,蜜糖 30 克。将 3 味入锅,加适量水,炖熟。1 次/日。

肺热咳嗽:柚子 100 克,梨 100 克,冰糖适量。将前 2 味同煮烂,然后入冰糖调匀。饮汤,2～3 次/日。

支气管哮喘:柚子皮 1 个,乌肉鸡 1 只。将鸡去杂,以柚子皮纳鸡腹内,用砂纸密封,黄泥包裹,烧熟即成。取鸡肉食,每隔 2 日吃 1 次。

食欲缺乏:柚子皮 15 克,鸡内金、山楂各 10 克,砂仁 5 克。将 4 味入锅,加适量水煎汤即成。饮汤,连服数日。

腹痛:柚子 1 个(经霜的更好),仔鸡 1 个,黄酒、红糖各适量。将柚子切碎,仔鸡去内脏,4 味同放锅中,加适量水蒸至烂熟。每日分 2 次吃完。

急性胃肠炎:柚子皮 9 克,细茶叶 6 克,生姜 2 片。将 3 味入锅,加适量水煎汤即成。饮汤,2～3 次/日。

病毒性肝炎:柚子皮、茵陈各适量。将柚子皮去白,再将 2 味共研细末,温开水送下。1 日 3 次,每次服 6 克。

头痛:取柚子叶、葱白各等量捣烂,敷太阳穴上。

睾丸胀痛:柚子核、小茴香、荔枝核各 15 克。将 3 味入锅,加适量水煎汤。饮汤,2～3 次/日。

创伤出血:柚子皮 60 克,烧灰存性,研细末敷伤口。

关节痛:柚子叶、生姜各适量,共捣烂,加适量桐油敷患处。

妊娠呕吐:萝卜子 12 克,生姜、柚子皮各 10 克,加适量水煎汤。1 剂/日,分 2～3 次服饮。

冻疮:柚子皮 50 克入锅,加适量水煎汤。浸泡冻疮部位,每日数次。

发黄脱落:柚子核 15 克开水冲泡,涂患处,2 次/日。亦治斑秃。

【食用宜忌】

☆ 酒醉、口臭或乘车船昏眩呕吐,慢慢嚼服柚肉可以缓解症状。

☆ 大便干燥多食柚子,能收到理想的疗效。柚子有滑肠之效,故腹部寒冷、常患腹泻者少食。

西　瓜

西瓜,又名寒瓜、水瓜、伏瓜、夏瓜、青登瓜等,属草本植物。西瓜甘甜多汁、清爽解渴,深受人们喜爱;加之成熟于暑夏之际,自然成为夏季主要消渴品之一。它性寒,清热去火,素有天生白虎汤(白虎汤乃是中医清热的名方)之称。

西瓜原产非洲,经丝绸之路传入我国新疆,后来传入内地。现在我国除西藏高原外均有栽培,并培育出了不少优良品种,如浙江平湖的枕头西瓜、山东德州的喇嘛瓜、河南开封的花狐狸等。

西瓜全身是宝。西瓜瓤、西瓜汁不仅消暑去热,还可补充人体所需的各类营养物质。另外,西瓜皮营养丰富,可用来自制家常小菜,风味独特;西瓜子经加工又可制成五香瓜子、奶油瓜子、多味瓜子等,既好吃,又具有利肺、润肠等作用。

【性味归经】

性寒,味甘。入心、胃、膀胱经。

【食用方法】

西瓜多鲜食,或挤汁饮服;西瓜子可炒食,瓜皮可制作菜吃。

【营养成分】

每 100 克西瓜可食用部分含蛋白质 1.2 克,脂肪 0.4 克,糖类 6.1 克,粗纤维 0.3 克,灰分 0.2 克,钙 83 毫克,磷 34 毫克,铁 7.0 毫克,胡萝卜素 0.17 毫克,维生素 A 0.41 毫克,维生素 B_1 0.09 毫克,维生素 B_2 0.09 毫克,烟酸 0.2 毫克,维生素 C 7 毫克;还含钾盐等成分。

【保健功效】

补充热能:西瓜果汁含有糖分和多种氨基酸等营养物质,能为机体补充一定的热能。

止渴降温:西瓜含有大量水分,能补充水分,改善缺水口渴症状,并且对发热者有降温作用。

利尿降压:西瓜含有瓜氨酸和精氨酸物质,可促进肝脏合成尿素从尿中排出,起到利尿作用;西瓜中含钠量极少,因而可促使肾脏减少对水的重吸收,亦有利尿效果。此外,西瓜含有配糖体物质,能利尿降血压。

润肤养颜:常食西瓜,一方面可补充大量水分和多种营养物质,使皮肤滋润光泽;另一方面可促进利尿,有利于清除血中有毒物质,清除自由基等对皮肤的损伤和老化作用。

改善食欲:西瓜含有蛋白酶成分,可促进蛋白质的分解和吸收;此外,西瓜味甜爽口,生津止渴,可改善胃肠功能,增进食欲。

平衡血压:常食适量西瓜,可以降低血压和胆固醇,促进新陈代谢,有软化及扩张血管的功能;西瓜所富含的多种维生素,使它具有平衡血压、调节心脏功能、预防癌症的作用;西瓜种子含一种皂苷样成分,有降血压作用,还能缓解急性膀胱炎。

【功能主治】

清热解暑,止渴除烦,利尿解酒,降压美容。可治疗暑热烦渴、热盛伤津、小便不利、喉痹、口疮、高血压、膀胱炎等。

【药用验方】

暑热伤津:将西瓜汁、梨汁、生地汁、甘蔗汁各 250 毫升混合搅匀,分 4 次饮用。功能:生津解暑。

腹水,下肢水肿:西瓜 250 克,大蒜 50 克,加水 500 毫升,煎至 250 毫升。分 2 次服。功能:利尿消肿。

伤暑烦渴,食欲缺乏:将西瓜和番茄各 500 克去子和皮绞汁,加凉开水混合,代茶随饮。功能:清热解暑,增进食欲。

咳嗽少痰,痰黏难吐:新鲜西瓜 1 个,取出部分瓜瓤,放入冰糖 50 克,以瓜皮封口,隔水蒸 90 分钟。凉后吃瓜、饮汁,1 个/日。功能:清热润肺。

高血压,动脉硬化:将西瓜 1 个从瓜蒂部切盖,塞入葡萄干 100 克,盖好,用竹签紧口,瓜外用黄泥糊严冷藏,2日后饮汁。100毫升/次,2次/日。功能:除烦利尿,息风降血压。

伤寒,副伤寒:西瓜藤60克,金银花30克,甘草6克,水煎服,2～3次/日。功能:解毒消炎。

萎缩性鼻炎:西瓜藤30克,加水适量,煎服,1剂/日。功能:祛湿消炎。

急、慢性鼻窦炎:西瓜藤60克,艾叶20克,共研细末,每次服1～2克,3次/日。功能:清热消炎。

感冒:西瓜皮100克,白茅根(芦根亦可)30克,生姜3片,3味加水煎汤即可。2次/日。

暑温感冒:西瓜瓤、番茄各适量。将西瓜瓤去子,用洁净纱布绞汁,番茄用沸水冲烫,去皮,去子,也用纱布绞汁,2汁调匀即成。每日随时饮用。

慢性支气管炎:西瓜1个,生姜60克。瓜开一口,姜放瓜中,隔水蒸2小时即成。连汁带瓜分数次吃下。

肾炎:西瓜皮、白茅根各60克。将2味入锅,加适量水煎汤即成。饮汤。

水肿:西瓜皮、冬瓜皮、赤小豆、茯苓各30克。将4味入锅,加适量水煎汤。饮汤,连服数日。

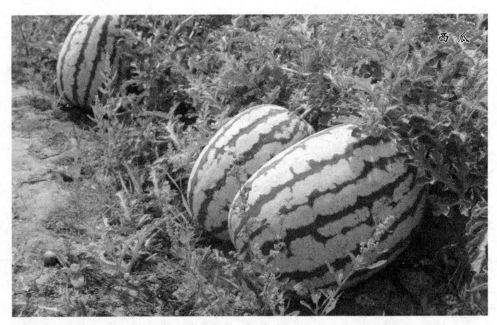

西瓜

小便短赤:西瓜皮 60 克(干品 30 克),加适量水煎至 10 分钟,去渣取汁即成。每日代茶常饮。

百日咳:花生米、西瓜子各 15 克,红枣 90 克,红花 15 克,冰糖 200 克。将前 4 味烘干,与冰糖一起制成糖块。3 次/日,2～6 块/次。

口舌溃烂:西瓜 1 个,烧栀子 6 克,赤芍 10 克,黄连、甘草各 1.5 克。将西瓜切开去瓤,取其皮,切碎与其余药入锅,加适量水共煎汤即成。1 剂/日,代茶饮。

声音嘶哑:西瓜皮 60 克,白菊花、冰糖各 20 克。将 3 味入锅,加适量水煎汤即可食。

咽喉肿痛:西瓜瓤 800 克,西米 50 克,橘饼 30 克,冰糖 50 克。将上 4 味入锅,加适量水煮粥即成。食之。

目赤口疮,热病消渴:西瓜去子切条,晒至半干,加白糖适量腌渍,再曝晒至干后,加白糖少许。1～2 条/次,2～3 次/日。

糖尿病,尿混浊:西瓜皮 30 克,冬瓜皮 20 克,天花粉 15 克,水煎服,2 次/日。

【食用宜忌】

☆ 全身水肿、排尿功能障碍、中满湿盛者,应忌食西瓜。

☆ 食用西瓜不宜过量,否则身体摄入水分过多,就会冲淡胃液而引起消化不良或肠道抵抗力下降。尤其是肾功能不完全者,切记不可多吃西瓜,以保健康。

☆ 应该注意的是,对患暑热、身体虚弱或久咳痰多的人,不宜食用冰镇西瓜。

☆ 西瓜性寒,婴幼儿不宜多食,因为孩子正处在发育阶段,抵抗力差。

☆ 感冒初期患者,胃寒大便稀溏、口腔溃疡者,糖尿病患者等不宜多食西瓜。

☆ 小便量多以及平常有慢性肠炎、胃炎及十二指肠溃疡等属于虚冷体质的人均不宜多吃。

☆ 西瓜变质后不可以吃,否则容易引起胃肠病。

柠　檬

　　柠檬,又名黎檬子、宜母子、宜母果、里木子、药果、柠果等,属常绿小乔木。果实长椭圆形或卵形、两端稍尖,果皮黄色,可提取柠檬油;果肉极酸,深受孕妇青睐,故有宜母果或宜母子之称。

　　柠檬中的柠檬酸,是制作柠檬香脂、润肤霜和洗发剂的重要原料;柠檬酸还可制成柠檬汽水,也颇受人们喜爱。此外,它还做烹饪调料,营养丰富,具有很高的食疗价值。

【性味归经】

性微寒,味酸。入肺、胃经。

【食用方法】

较少生食,多加工成饮料、果汁、蛋糕、果酱、蜜饯、罐头等食用。

【营养成分】

　　每 100 克柠檬可食用部分含蛋白质 1.0 克,脂肪 0.7 克,糖类 8.5 克,灰分 0.5 克,钙 24 毫克,磷 18 毫克,铁 2.8 毫克,维生素 B_1 0.02 毫克,维生素 B_2 0.02 毫克,烟酸 0.2 毫克,维生素 C 40 毫克,钾 130 毫克,钠 1.0 毫克,镁 5.0 毫克,氯 2.0 毫克;还含有柠檬酸、苹果酸、奎宁酸、橙皮苷、柚皮苷、圣草次苷、香豆精类、固醇、挥发油等物质。

【保健功效】

　　护肤润发:早晨喝 1 杯柠檬饮料,可以促进体内毒素的排泄,阻止色素粒子沉积于皮下,对皮肤有内源性增白作用;洗澡和洗脸加少许柠檬汁可使柠檬中的有机酸与皮肤表面的碱性物质中和,除去脸上的油脂污垢,延缓皮肤皱纹的生成,长期应用可使皮肤光洁细嫩、青春靓丽。

　　降压护心:柠檬中的柠檬酸可与体内的钙离子结合形成一种可溶性物

质,阻止或减轻钙离子参与血液凝固,故有预防高血压和心肌梗死的作用。

防治结石:柠檬含大量柠檬酸,可抑制钙盐的形成,减少肾结石的发生,甚至对已经形成的结石也有一定的溶解作用。

促进消化:柠檬可以促进蛋白质分解酶的分泌,增加胃肠蠕动,促进消化。

【功能主治】

解热祛暑,生津止渴,开胃消食,安胎。可治疗暑热烦渴、妊娠呕吐、胃热呕哕、胎动不安、食欲缺乏、百日咳、维生素 C 缺乏症、疝气痛、睾丸炎等病症。

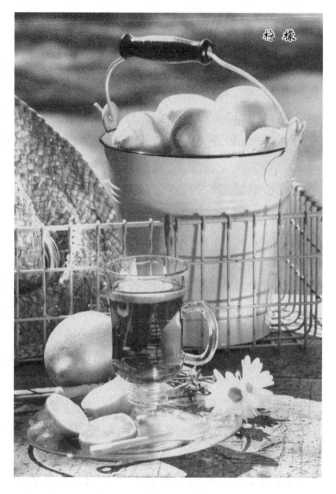

柠檬

【药用验方】

暑热烦渴,胸闷不舒,食欲缺乏:柠檬100克切成薄片装于大茶杯中,加白糖25克,用沸水冲泡,泡浸半小时后当茶饮。功能:清热解暑,和胃清肠。

肺虚咳嗽,胎动不安:稚雌鸡1只去杂切块,放于碗中,入柠檬汁15毫升拌匀,加水500毫升,煨至酥烂。分1~2次食鸡肉喝汤,连服5~7日。功能:润肺生津,和胃安胎。

消化不良:腌柠檬1~2个,送稀米粥食。早、晚各1次,连用2日。功能:消食开胃。

小儿百日咳:鲜柠檬1个,冰糖适量,隔水炖烂熟。每日早、晚各1次。功能:生津润喉,清肺止咳。

体癣,脚癣:鲜柠檬1个,去皮捣烂,用纱布绞取汁液,外涂患处。3～4次/日。功能:润肤祛癣。

高血压,口干咽痛:柠檬1个洗净切片,荸荠10个削皮切片,加水600毫升,煎至300毫升,去渣取汁,分2次代茶饮服。功能:生津止渴,利尿降压。

妊娠呕吐:鲜柠檬500克去皮核洗净切块,加入白糖适量拌匀,腌渍1日。放锅中,加水适量,用小火熬至将干时,拌少许白糖,随意食用。功能:和胃安胎。

胃痛嗳气,食欲缺乏:取陈柠檬(愈陈愈好)1个切成小丁放于碗中,加入蜂蜜适量拌匀,分2～3次食完。功能:和胃降逆。

高血压,高脂血症,食欲缺乏:柠檬3个洗净切片晾干,香菇50克去柄,蜂蜜100毫升,同浸泡于白酒1800毫升中,7日后取出柠檬,余密封再浸1个月。15～20毫升/次,2次/日。功能:降血压降血脂,健胃消食。

声音嘶哑:咸柠檬1个切薄片,无花果2片,同放入大茶盅中,加沸水250毫升,盖好泡浸15分钟。当茶饮,饮完可再浸泡1次。功能:生津润喉。

全身水肿:鳖1个切块加水500毫升,烧开撇去浮沫。小火炖至鳖肉八成酥烂时,再放入柠檬2个(切块)和黄酒、姜片、精盐适量,炖至酥烂去柠檬,调味精,淋麻油。分2次食鳖肉喝汤,连服5日。功能:利尿消肿。

皮肤枯涩,体弱乏力:将柠檬半个与蛋黄1个同放入搅拌器中搅成汁,加葡萄酒150毫升和蜜糖20毫升拌匀。分1～2次饮之。功能:润肤消斑,增强活力。

【食用宜忌】

☆ 柠檬味酸,易伤筋损齿,不宜过食。

☆ 胃溃疡、十二指肠溃疡或胃酸过多者忌食。

☆ 糖尿患者忌食。

猕 猴 桃

猕猴桃,又名白毛桃、毛梨子、藤梨、山洋桃、猕猴梨、猴仔桃、金梨、野梨、狐狸桃等,属藤本植物,叶子互生,圆形或卵形,果皮上有淡色茸毛,果肉色如翡翠,皮薄汁多,酸甜可口。

猕猴桃原产于我国,是猕猴喜爱的一种野生水果,故称猕猴桃。唐时便已出现人工栽种猕猴桃,历史十分悠久。

猕猴桃富含维生素C,在众多水果中其含量名列前茅,是柑橘的5～10倍,苹果的20～80倍,加之富含其他各种营养物质,故被营养师称为营养活力来源。正因如此,猕猴桃成为广受人们喜爱的水果之一。

【性味归经】

性寒,味甘、酸。入肾、胃经。

【食用方法】

可剥去外皮生食,亦可加工成果汁、果酱、果脯和高级营养品猕猴桃精,还可酿制猕猴桃酒。

【营养成分】

每100克猕猴桃可食用部分含糖类12～18克,蛋白质1.6克,维生素C 300毫克,硫25.5毫克,磷42.2毫克,氯26.1毫克,钠3.3毫克,钾320毫克,镁19.7毫克,钙56.1毫克,铁5.6毫克,类胡萝卜素250毫克,果胶13毫克,粗纤维2.72毫克,维生素C 100～420毫克,维生素P 18～24毫克;还含有猕猴桃碱等营养成分。

【保健功效】

养颜乌发:猕猴桃含有多种氨基酸、泛酸、叶酸等,能给头发输送营养成分;其丰富的矿物质可促进黑色素颗粒的合成,使头发乌黑亮丽;此外,它还含有许多具有美容功能的镁元素,因此,被人称为美容果。

促消通便:猕猴桃含蛋白水解酶成分,可催化肠道内的蛋白质水解、消化、吸收,并阻止蛋白质的凝固;而其所含有的纤维素和果酸则有促进肠蠕动和加速大便排泄的功能。

解毒护肝:猕猴桃有助于汞的排泄,使血汞降低,并能改善肝功能,因此可作为汞中毒的解毒食品;对坏血病、过敏性紫癜、酒精中毒、感冒、骨节风病、脾脏肿大、热毒、咽喉痛等病症也有良效。

降脂护心:常食猕猴桃鲜果及果汁,能降低血清胆固醇及三酰甘油含量,对防治高脂血症、动脉粥样硬化、高血压、冠心病等颇有裨益。

防癌抗癌:猕猴桃果汁不仅能增强人体的免疫功能,而且含有抗癌成分,能阻断 N－硝基吗啉等致癌物质在机体内的合成,尤其对癌变细胞有直接拮抗作用,它能预防多种癌症的发生并治疗癌症。

宁神解忧:猕猴桃中含有的血清促进素具有稳定情绪、安心宁神的作用。它所含的天然肌醇,有助于脑部活动,因此可帮助忧郁之人走出情绪低谷。

【功能主治】

调中理气,解热除烦,润燥生津,利尿通淋,抗癌防癌。可治疗烦热、消渴、黄疸、石淋、痔疮、高脂血症等病症。

【药用验方】

胃热干呕,妊娠呕吐:鲜猕猴桃 100 克,生姜 10 克,洗净绞汁去渣。1 剂/日,分早晚 2 次服。功能:和胃降逆。

尿道结石:猕猴桃 2～3 个,生食。功能:利尿消炎。

风湿性关节炎:猕猴桃、木防己各 15 克,茺草 9 克,胡枝子 30 克,水煎服。功能:祛湿,消炎,散肿。

产后血虚,乳汁缺乏:猕猴桃 4 个去皮切片放于碗中,加入饴糖适量,腌渍 2 小时。2 次/日,用粳米粥调服。功能:补血通乳。

烦热消渴,食欲缺乏,面色无华:猕猴桃 200 克,苹果 1 个,香蕉 2 个,洗净切成小丁,置于锅内加适量水煮沸,调入白糖适量。随意食之。功能:生津止渴,开胃润肤。

烦热消渴,食欲缺乏,消化不良,肺热咳嗽:猕猴桃 100 克洗净去皮切片。水发银耳 50 克去杂洗净撕片,放入锅内,加水适量煮熟,再加猕猴桃片、适量白糖,煮沸出锅。温服食。功能:润肺生津,滋阴养胃。

热淋,小便不通,口渴,痔疮:将 50 克白糖熬成糖液,取一半糖液与猕猴桃肉 500 克煮沸 15 分钟,至猕猴桃透明无白心时倒入另一半糖液,继续煮 20 分钟。取猕猴桃肉捣成泥状,稍凉装瓶。20 克/次,3 次/日,温开水冲服。功能:清热通淋,养阴生津。

脾脏肿大:鲜猕猴桃 5 个洗净切碎,捣烂绞汁。取汁以温水冲服,1 次/日,连服 15 日。功能:散结消肿。

慢性头痛:鲜猕猴桃 30～60 克洗净去皮,豆腐 120 克,加水炖熟。1 次/日,吃猕猴桃、豆腐,喝汤。功能:祛风止痛。

慢性胃炎,慢性肝炎,消化道癌:猕猴桃 100 克,红枣 25 克,加水 800 毫升,大火煮沸,小火煮 30 分钟,当煮至 500 毫升时加红茶 3 克。每日早、晚饮服。功能:和胃润肝,解毒抗癌。

坏血病,食管癌,胃癌,大肠癌:鲜猕猴桃 2 个用冷盐开水浸泡,取果肉切碎捣烂,加冷开水搅拌成黏稠汁液,对入蜂蜜 30 毫升,加冷开水至 300 毫升,混匀。2 次/日,饮服。功能:清热解毒,滋补抗癌。

中暑,贫血:猕猴桃 150 克去皮挤汁。白糖 25 克加适量水煮开,放猕猴桃汁煮沸,用适量湿淀粉勾芡,凉凉。分 2 次服食。功能:清暑解热,补血强身。

慢性胃炎,胃窦炎,溃疡性结肠炎,胃癌,大肠癌:将猕猴桃 4 个切碎捣烂挤汁。大米 100 克加水小火煮粥,粥成时调入猕猴桃汁,加红糖 20 克,再煮至沸。每日早、晚分食。功能:健脾和胃,清热解毒,抗癌消肿。

慢性胃炎,慢性肝炎,消化道癌:猕猴桃 250 克洗净去皮。锅内加白糖 100 克、蜂蜜 50 毫升、柠檬汁少许、适量清水及猕猴桃,煮至深黄色,凉凉。当点心食用。功能:和胃降逆,润肝抗癌。

肝病,子宫瘤:每天饮猕猴桃果汁 50～100 毫升,米酒引服,2～3 个月。

妊娠呕吐:取鲜猕猴桃 90 克,生姜 9 克,同捣烂,挤汁,每日早、晚各 1 次。

【食用宜忌】

☆ 航空、航海、矿井等特种工作者宜食。

☆ 虚寒者和孕妇最好少吃或不吃。

☆ 脾胃虚寒、腹泻便溏者忌食。

☆ 糖尿病患者忌食。

☆ 因猕猴桃性寒滑泻,故先兆流产及月经过多者忌食。

乌　梅

乌梅,又名梅实、青梅、酸梅、梅子、红梅、千枝梅、熏梅等,是我国特有的果类植物,其历史十分悠久,可上溯到 4000 多年前。梅树在我国南北各地均有栽种,长江以南尤盛。其花多为红色、粉红或白色,深受人们喜爱,尤其是它盛开于百花凋零的严寒季节,凌寒独自开,历来为文人墨客所称颂;其果梅子也是尤物,味虽酸却偏偏以酸闻名。乌梅就是未成熟的梅子的干燥制品,它保留了鲜梅的大部分营养,并可以入药,具有很高的食疗价值。

【性味归经】

性平,味酸。入脾、肺、大肠经。

【食用方法】

可煎汤饮用,或入丸散使用。

【营养成分】

每 100 克乌梅可食用部分含蛋白质 0.9 克,脂肪 0.9 克,糖类 5.2 克,钙 11 毫克,磷 36 毫克,铁 1.8 毫克;并含有柠檬酸、苹果酸、琥珀酸,以及维生素 C、维生素 B_1、维生素 B_2 等成分。

【保健功效】

抑菌抗菌：乌梅中含有琥珀酸、柠檬酸、苹果酸等成分，对炭疽杆菌、白喉和类白喉杆菌、葡萄球菌、肺炎球菌、大肠杆菌、痢疾杆菌、变形杆菌、伤寒和副伤寒杆菌、绿脓杆菌、霍乱弧菌等致病菌均有抑制作用，尤其是乌梅乙醇浸液对部分革兰阳性和阴性细菌及人型结核杆菌等抑制效果明显；乌梅水煎液对须疮癣菌、絮状表皮癣菌、石膏样小芽孢菌等皮肤真菌也有一定抑制效果。

分泌胆汁：乌梅煎剂有轻度收缩胆囊的作用，因此，在一定程度上能促进胆汁的分泌和排泄；对肠道结石等病症的治疗有一定的效果。

生津解暑：梅肉含有较多的钾成分，饮服酸梅汤能生津液，止烦渴，消除倦怠、乏力、嗜睡等症。

防治癌症：乌梅对人体子宫颈癌有一定抑制作用。

【功能主治】

敛肺止咳，清热除烦，生津止渴，驱蛔止痛。可治暑热烦渴、食欲缺乏、胆道蛔虫症、肠道蛔虫症等病症。

【药用验方】

病毒性肝炎：乌梅 40～50 克，加水 500 毫升，煎至 250 毫升，顿服或分 2 次服。功能：味酸柔肝，开胃消食。

暑热烦渴，胃酸缺乏，食欲缺乏：取鲜乌梅 2 个洗净，去皮核切薄片，放于碗中，加入精盐少许拌匀，腌渍 2 小时。1 个/次，2 次/日，用温开水冲服。功能：生津止渴，健胃消食。

蛔虫腹痛：将乌梅 30 克用开水洗净消毒，4～5 个/次，2～3 次/日，生食。功能：驱蛔止痛。

胆结石，胆囊炎：乌梅 6 克，川楝子 12 克，虎杖 20 克，金钱草 60 克，土大黄 30 克，煎服。1 剂/日，10 日为 1 个疗程。功能：抗菌消炎，解毒止痛。

关节疼痛，坐骨神经痛：将未成熟乌梅 500 克洗净沥干，浸入白酒 1000 毫升中密封 1 个月。每次服 20～30 毫升，2 次/日。功能：除劳去痹。

周身疼痛,关节痛:将乌梅 50 克浸入白酒 500 毫升中,取酒外搽患处,2 次/日。功能:通经活血。

小儿头疮:乌梅肉 50 克,烧灰研细末,以生油调涂之。功能:消肿愈疮。

菌痢脓血:乌梅 30 克,去核,烧研末,米汤送服,6 克/次。功能:杀菌止痢。

化脓性指头炎:乌梅肉 30 克,食醋 200 毫升,研成糊状,外敷患处。功能:杀菌消肿。

脚癣,手癣:鲜乌梅 2 个,打烂后加石榴果皮 30 克,煎水洗患处,3～4 次/日。功能:解毒祛湿止痒。

神经性皮炎:乌梅 60 克,苦参 100 克,加适量醋浸泡 7～10 日,外搽患处,2～3 次/日。功能:解毒祛湿,消炎止痒。

阴虚盗汗:乌梅 10 个,红枣 10 枚,加水适量煎汁,取汁加冰糖适量,分 1～2 次饮服。功能:滋阴收敛。

妊娠呕吐:乌梅肉 20 克,生姜 20 克切片,加水 400 毫升煎至 250 毫升,加红糖适量,分 2 次服。功能:降逆止呕。

胃阴不足,胃酸过少:乌梅 100 克(去核),加水 100 毫升,煮沸后,小火煮至汁浓梅烂,捣烂如膏,加饴糖适量。每次服 10～15 克,3 次/日。功能:补酸消食,味酸生津。

久痢脱肛,虚寒滑泻:乌梅、黄芪各 200 克,水煎 2 次,小火浓缩后,加红糖 250 克熬至浓稠收膏。20 克/次,2 次/日。功能:敛肠止痢。

中暑:乌梅 30 克(捣碎),山楂 20 克(捣碎),北沙参 15 克,

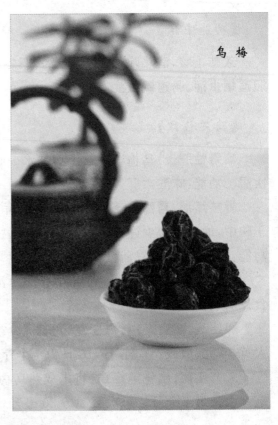

乌梅

西洋参(取片)、五味子(捣碎)各 5 克,加水煎 2 次取汁,加入白糖。1 剂/日,分 2～3 次服。功能:生津止渴,补液除烦。

白发:枸杞子、桑葚子各 15 克,乌梅 10 克,水煎服,1～2 次/日。功能:养肝益肾,生发乌发。

乙型肝炎,肝区疼痛,食欲减退:乌梅 20 克,虎杖 30 克,炙甘草 5 克,加水煎汁。1 剂/日,分 2～3 次服,2 周为 1 个疗程。功能:解毒散瘀,消肿止痛。

子宫出血:乌梅 30 克,加水 500 毫升煮沸,小火再煮 20 分钟,去渣取汁,加红糖适量。分 2～3 次服。功能:收敛止血。

便血不止:乌梅 250 克焙干研末,过筛,用醋调成稠糊状,制小丸如梧桐子大,晒干。70 丸/次,空腹米汤送服,1～2 次/日。功能:敛肠止血。

类风湿性关节炎:乌梅 10 克,葱须 15 克,红枣 10 枚,生姜 3 片,水煎服。功能:补中益气,祛风通血。

甲状腺肿大:乌梅 10 克,何首乌 20 克,昆布 15 克,水煎服,1～2 次/日。功能:消肿散结。

鸡眼:①乌梅 3 个(去核),白矾 3 克,米醋 15 克,同捣烂外敷患处。功能:祛湿消疣。②乌梅 1 个(去核),樟脑 0.9 克,同捣烂外敷。功能:祛疣散结。③乌梅 30 克,螃蟹 2 只,共捣烂涂鸡眼上,1 次/日。

花斑癣:乌梅适量,研末,用蜜调涂。功能:祛湿活血。

多汗症:乌梅、炒酸枣仁(压碎)各 12 克,白芍 15 克,水煎服,1 次/日。功能:固表敛阴。

白癜风:乌梅肉 50 克,补骨脂 60 克,用适量白酒浸泡 2 周。3 次/日,外搽患处。功能:活血消斑。

风寒感冒:乌梅 4 个,红糖 100 克,加适量水共煎浓汤。分 2 次服。

慢性气管炎:乌梅、黄精各 60 克,芙蓉叶 120 克,制半夏 50 克,醋、白糖各 250 克。先将制半夏浸于醋中 24 小时,再与其他味药同煎去渣,浓缩收汁加糖溶化成 500 毫升,装瓶备用。3～5 次/日,每次半匙,含咽部,缓缓咽下。

消化不良:乌梅 3 克,红枣 6 枚入锅,加适量水煎汤。饮汤,2 次/日。

糖尿病:乌梅 8 个,党参 60 克,红枣 15 枚,冰糖适量。将前 3 味加水 3

碗共煎,水沸 20 分钟后,加入冰糖再煎 10 分钟,至汤微黏稠为度。1 剂/日,分 3 次,药可与饭同食。

牛皮癣:①乌梅 30 克,土元 15 克,瓜蒌 1 个。将前 2 味研末,然后再将瓜蒌挤汁,一同调匀即可。涂患处,1～2 次/日。②乌梅膏外搽,10 克/次,3 次/日。功能:润燥滑肤。

慢性咽炎:①罗汉果 15 克,乌梅 10 克,丝瓜叶 6 克。将 3 味入锅,加适量水煎汤,2 次/日,饮汤。②乌梅 6 克,青黛 5 克,黄连 3 克。将 3 味共研末,吹患处,2～3 次/日。

鼻息肉:①乌梅肉 30 克,生藕节 60 克,白矾 15 克,冰片 3 克。将乌梅肉、生藕节洗净后,分别焙焦研末,白矾、冰片分别研末,再将药末混合均匀。取一麦管或塑料管,一端削尖,在尖嘴口放上药末吹入所患鼻孔,每小时 1 次,5 日为 1 个疗程,一般 1～3 个疗程见效。②乌梅炭、硼砂各 9 克,冰片 0.9 克,同研细末,涂患部,或以麻油调涂。功能:解毒,收敛,散结消肿。

【食用宜忌】

☆ 妇女月经期间及产妇忌食。

☆ 胃酸过多者慎用。

☆ 梅对牙齿不好,不宜多食。

☆ 梅具有较强的酸敛性,内有湿热积滞者不宜食用。

樱　桃

樱桃,又名含桃、荆桃、宋樱、朱果、樱珠、家樱桃、朱桃、莺桃等,属落叶乔木。叶子长卵圆形,开白色或粉红色花,果实小而圆,如同樱珠一般,故称樱桃。樱桃素有春果第一枝之称,因为它是一年中较早成熟的果实。

樱桃是一种国际化的水果,许多国家和地区都有栽培。我国是樱桃的原产地之一,主要栽培的樱桃有 4 种,即中国樱桃、甜樱桃、酸樱桃和毛樱桃。

樱桃个头虽小,营养价值却特别高。它的含铁量竟高居众果之首,是等量苹果的 20 多倍。

【性味归经】

性热,味甘。入脾、胃经。

【食用方法】

可鲜果生食,还可制成果酱、罐头、果酒等,亦常用作各种佳肴的装饰品。

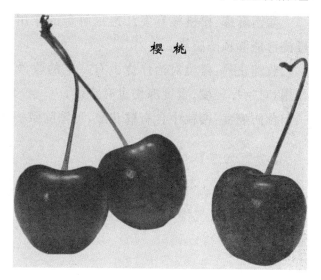

樱桃

【营养成分】

每 100 克樱桃可食用部分含蛋白质 1.2～1.6 克,脂肪 0.3 克,糖类 14.4～29.6 克,粗纤维 0.4 克,灰分 0.5 克,钙 6～29 毫克,磷 18～31 毫克,铁 1.0～5.9 毫克,维生素 A 0.1～0.33 毫克,维生素 B_1 0.02～0.05 毫克,维生素 B_2 0.04～0.08 毫克,烟酸 0.3～0.7 毫克,胡萝卜素 0.15 毫克,钾 258 毫克,钠 0.7 毫克,镁 10.6 毫克。

【保健功效】

防治贫血:铁是合成人体血红蛋白、肌红蛋白的重要原料,它在人体免疫、蛋白质合成和能量代谢等过程中均有重要作用,与大脑及神经功能、衰老过程等也有着密切关系。樱桃含铁量极丰富,常食对防治缺铁性贫血,增强体质,健脑益智等均有益处。

养颜美容:樱桃富含蛋白质、糖类、磷、胡萝卜素、维生素 C 等营养成分,常用樱桃汁涂擦面部及皱纹处,可使面部皮肤红润嫩白,祛皱消斑,容颜漂亮。

杀虫祛湿:樱桃树根含有驱虫及杀虫的成分,对驱杀蛔虫、蛲虫和绦虫等均有强效。此外,樱桃性热,具有补中益气,祛风除湿之功,对风湿、腰腿疼痛等均有良效。

防治麻疹：樱桃核有发汗透疹解毒的作用，在麻疹流行时，给小儿饮用樱桃汁能够预防感染。

收涩止痛：樱桃对治疗烧烫有一定的收敛止痛和防止伤处起泡化脓的作用，对治疗轻度、重度冻伤也有疗效。

预防癌症：樱桃中含有鞣花酸，可消除致癌物，预防癌症。

【功能主治】

温胃健脾，调中益气，滋润皮肤，透疹软坚。可预防麻疹，疹出不透，治疗胃寒食积、气滞腹泻、风湿腰腿痛、烧伤、花斑癣、汗斑、甲状腺肿等病症。

【药用验方】

麻疹不透：樱桃 1000 克洗净绞汁，用纱布过滤，调入白糖适量加热煮溶。1 剂/日，分 3 次饮服，连用 2 日。功能：清热润燥，祛风透疹。

烧烫伤：取樱桃水涂患处，每日多次。当即止痛，还能防止起泡化脓。

肌肤干燥，黑斑多皱：锅加油，煸炒香菇片 80 克，加姜汁和水，煮沸后用小火煮 10 分钟，下豌豆菜 50 克煮熟调味，放入樱桃 50 粒。佐餐食。功能：润燥祛斑，泽肌美容。

肾虚腰痛，智力减退：龙眼肉和枸杞子各 10 克，加樱桃 30 克和冰糖适量，加水 500 毫升煮沸。1 剂/日，分 1～2 次连渣服。功能：补肾健腰，益智安神。

肌肤枯黄，花斑癣：将鲜樱桃 150 克洗净榨汁，用药棉蘸樱桃汁轻涂面部，每日早、晚各 1 次。功能：养颜美容。

预防麻疹：将樱桃 1000 克装入酒坛密封，埋入泥土中，隔年取出（已化成汁），取汁过滤消毒。当麻疹流行时，饮其汁，20 毫升/次，连服 5 日。功能：增强体质，预防麻疹。

缺铁性贫血：鲜樱桃 2000 克，加水煎煮 20 分钟，再加白糖 1000 克，熬沸停火。30～40 克/日，冲服。功能：促进血液再生。

高血压，高脂血症，冠心病，癌症：水发香菇 80 克，鲜樱桃 50 枚，豌豆苗 50 克（去老茎切段）。炒锅下菜油烧至五成热，放香菇煸炒透，加姜汁、料酒、酱油、白砂糖、精盐、鲜汤烧沸,小火煨烧片刻,再加入豌豆苗、樱桃、味精,淋麻油。功能:补中益气,防癌抗癌,降血压降血脂。

风湿腰膝疼痛,四肢麻木,消渴烦热:樱桃 1000 克,每个樱桃切一小口,剥皮去子。加砂糖适量同煮沸,中火煮至黏稠状,加柠檬汁 15 毫升,离火凉凉。20 克/次,3 次/日,冲服。功能:调中益气,生津止渴。

皮肤暗疮,疤痕:樱桃 80 克去核,加冷开水榨成樱桃汁,饮用时加适量白糖调味。3 次/日。功能:润泽皮肤。

慢性胃炎,贫血,消化不良,皮肤干燥:蚕豆 150 克煮熟。锅加水适量、冰糖 50 克、糖桂花适量煮溶,放入樱桃 100 克和熟蚕豆。每日早、晚佐餐食。功能:健脾美容,和胃补血。

咽峡炎,腰腿酸痛,肢体麻木:糯米 100 克加水适量,大火煮沸,小火熬煮成粥,加入樱桃 50 克、白糖 30 克稍煮。每日早、晚分食。功能:利气行血,散淤止痛。

厌食症,腹泻,腰腿痛:将薏米 100 克用水浸泡 30 分钟。锅加水煮沸,加入樱桃 50 克、薏米、白糖 30 克同煮成粥,调入玫瑰汁 5 毫升。1 剂/日,分2 次服食。功能:调中益气,祛风除湿。

月经不调,贫血:龙眼肉 50 克、枸杞子 30 克洗净,上锅加水同煮沸,再用小火炖 20 分钟,加入樱桃 50 克、白糖 20 克,当点心食用。功能:滋补养血。

胃寒气痛:樱桃枝适量,热黄酒少许。将樱桃枝烧灰为末,以热黄酒吞服。

睾丸胀痛:樱桃核 60 克,醋少许。将樱桃核用醋炒,研末。开水送服,每次服 15 克。

【食用宜忌】

☆ 樱桃性热,不宜多吃。

☆ 缺铁者宜食樱桃。

☆ 大便干燥、口臭、鼻出血,以及患热证者忌食,糖尿患者亦忌食。

荔 枝

荔枝,又名丽枝、丹荔、离枝、火山荔、勒荔等,属亚热带植物,果实多为球形和卵形,外皮有瘤状突起,成熟时呈紫红色,果肉为白色,甘甜多汗,肉质软嫩,十分美味,是人们非常喜爱的水果。

荔枝是我国著名特产,已有2000多年的历史了。唐玄宗宠妃杨贵妃非常爱食荔枝,唐代诗人杜牧的名句"一骑红尘妃子笑,无人知是荔枝来",描述的正是使者千里迢迢为杨贵妃送荔枝的情形。宋朝著名文学家苏轼亦曾诗赞荔枝:"日啖荔枝三百颗,不辞长作岭南人。"可见无论古今,荔枝都是备受青睐的尤物。

荔枝喜温暖潮湿的气候,其主要产地在广东、广西、福建、台湾等地,而在寒冷干燥的北方,则难觅其踪影;如今交通发达,运输方便快捷,自然无须再骑马千里输送,北方人常食新鲜荔枝已非难事。

【性味归经】

性温,味甘、酸。入脾、胃、肝经。

【食用方法】

荔枝可鲜食,亦可煎汤服用,还可加工成罐头或晒干食用。

【营养成分】

每100克鲜荔枝可食用部分含蛋白质0.7克,脂肪0.1克,糖类15克,粗纤维0.2克,灰分0.4克,钙4毫克,磷32毫克,铁0.7毫克,维生素B_1 0.02毫克,维生素B_2 0.07毫克,烟酸1.1毫克,维生素C 15毫克,钾193毫克,钠0.6毫克,镁17.8毫克;还含有少量胡萝卜素等。

【保健功效】

健脑安神:荔枝肉含较多的葡萄糖和蔗糖,能为大脑补充能量,有利于大脑发挥正常生理功能;此外荔枝中还含有色氨酸,能抑制大脑的过度兴奋,帮助睡眠,常食能显著改善失眠、健忘、神疲等症状。

降低血糖:荔枝中含有一种物质,可使血糖降低,因此,适当进食荔枝对糖尿病患者颇有裨益。

润肤养颜:荔枝富含铁元素及维生素 C,铁元素能提高血红蛋白的含量,使人面色红润,而维生素 C 能使皮肤细腻、富有弹性。

【功能主治】

生津益气,养血健脾,理气益血。可治疗气血亏虚、体倦乏力、烦渴、呃逆、瘰疬、牙痛、脾虚久泻、外伤出血、疔肿等病症。

【药用验方】

风火牙痛:荔枝 1 个剔开,填盐满壳,煅研成末搽之。功能:消炎止痛。

外伤出血:荔枝晒干研末,取适量撒患处。功能:消痛止血。

产后出血:带壳荔枝 50 克洗净加水 250 毫升,煮沸后加入冰糖适量至溶。食荔枝肉,喝汤。功能:益气止血。

脾胃虚弱,五更泄泻:粳米 50 克洗净,加水 800 毫升煮沸,入荔枝肉 50 克,山药、莲子肉各 20 克慢熬至粥将成时,调冰糖。1 剂/日,每晚服食。功能:补脾益气。

妇女崩漏,贫血:荔枝干 15 个(去皮核),红枣 5 枚,加水 400 毫升,煮沸入冰糖适量。1 剂/日,连服 5～7 日。功能:补脾益气,生津生血。

口臭,五更泄泻:糯米 50 克,加水 700 毫升煮沸后,入干荔枝肉 30 克和冰糖适量,慢熬成粥。1 次/日,晚餐食用。功能:补脾止泻。

妇女脾肾亏虚:鸡肉 250 克切块,加水 700 毫升,大火煮沸后加荔枝、龙眼肉各 30 克及红枣 10 枚,小火炖至酥烂调味。1 剂/日,分 2 次食。功能:补中益气,养血生精。

眩晕症,贫血,暑热症:鲜荔枝汁 100 毫升和西瓜汁 100 毫升放入杯中搅匀,加蜂蜜 20 毫升拌匀。1 剂/日,分 2 次饮服。功能:养血生津,理气止痛,悦色润肤。

月经不调,贫血:锅加水大火煮沸,调入白糖、荔枝肉 100 克(切丁),用藕粉勾芡起锅。分2次食。功能:养血止血。

冠心病,失眠,眩晕症:当归20克冷水浸泡切片,煮30分钟取汁;荔枝50克去核。粳米100克淘净后大火煮沸,加当归汁、荔枝肉,小火煮至粥稠,调入红糖20克。1剂/日,分2次服。功能:补血安神,健脑益智。

疲劳综合征,神经衰弱,咽峡炎:鲜荔枝250克去壳核,红枣250克,加水煮七成熟时,入蜂蜜250毫升煮沸,待冷装瓶。1剂/日,15克/次,2次/日,温开水送饮。功能:去乏健脑,生津止渴。

贫血,月经不调,更年期综合征:将鲜荔枝1000克洗净,去皮、核榨取浆汁。锅上火,放入荔枝汁、蜂蜜适量,熬煮后装瓶封口。45毫升/次,2次/日,温开水送饮。功能:补气养血。

上呼吸道感染,慢性气管炎,冠心病:将荔枝肉5枚加黄酒适量煮沸,当点心食用。功能:解表理气。

更年期综合征,贫血,月经不调:荔枝(去皮、核)500克放入500毫升陈米酒中,加白糖50克搅匀,浸泡7日。每次服15毫升,2次/日。功能:补血益气。

胃痛:荔枝5个,白酒50毫升。将荔枝去皮后浸入白酒中,加水至1碗,煮沸10分钟即成。1剂/日,分2~3次服。

神经性膈肌痉挛:荔枝7个连皮、核烧存性,研成细末即成。用白开水送服。

睾丸鞘膜积液:带核荔枝、小茴香各15克。将干荔枝焙燥,与小茴香略炒共研细末。临睡前用热黄酒调服,每次9克。

阳痿:鲜荔枝肉(连核)800克,陈米酒1000毫升。将鲜荔枝肉连核放入大瓶内,加入酒中密封瓶口,浸泡7天后饮用。2次/日,15~20毫升/次。

前列腺炎:橘核、荔枝核、当归各15克,羊肉50克。将4味入锅,加适量水,炖至羊肉熟烂即成。1剂/日,食肉饮汤。

子宫脱垂:鲜荔枝1000克,陈米酒1000毫升。将荔枝去壳,与酒一起浸泡,封口1周即可。10~15毫升/次,每日早、晚各1次。

眩晕症:荔枝干15克,当归10克,共入锅,加适量水煎汤。1剂/次,2次/日。

荨麻疹:干荔枝14个,红枣50克,红糖250克。将3味倒入锅中,加水

煎成汤即可。1剂/日,分2次服用。(注:凡是龈肿牙痛、鼻出血、湿滞中焦者不宜食用)

小儿遗尿:荔枝10个,红枣12克。将荔枝去皮核,红枣煮熟去皮核,捣成枣泥,然后加水半碗熬汤浓稠即成。1剂/日,连服1个月。

慢性肥厚型鼻炎:荔枝壳10克,煅枯,研为细末。将细末吸入鼻中,2～3次/日。

白带过多:荔枝干20个,莲子60克,加水250毫升,上笼蒸熟,1次/日。

【食用宜忌】

☆ 荔枝对乙型肝炎病毒表面抗原有抑制作用,该病患者宜食。

☆ 过食荔枝会得荔枝病(即低血糖症),并且易发热;老年人过食荔枝会加重便秘。

☆ 阴虚火旺者忌食。

红　枣

红枣,又名大枣、干枣、姜枣、刺枣、良枣等。枣树为落叶乔木,幼枝上有刺。枣树结果早,受益快,寿命长,易管理;发芽开花季节较晚,遮阴少,既能充分利用土地,又能做到枣粮双丰收,是名副其实的铁杆粮食;而且,红枣的营养十分丰富,素有活维生素丸、天然维生素丸的美誉。

我国是枣树的故乡,培植枣树已有4000多年的历史。大约在古罗马时代,枣树传到了地中海地区,并在全世界范围传播开来。我国枣的品种现有700多种,根据用途可分为干制、鲜食、蜜枣和兼用四种。品质较好的干制品种有鸡心枣、圆铃枣、相枣等,较好的鲜食品种有临猗梨枣、沾化冬枣、黄骅冬枣、金芒果冬枣、早脆王等,较好的兼用品种有金丝小枣、赞皇大枣、板枣、晋枣、灰枣、赞新大枣、骏枣、鸣山大枣等。

【性味归经】

性温,味甘。入脾、胃、心经。

【食用方法】

煎汤 10～15 克或捣烂做丸内服,可煎水或烧存性研末调敷,可鲜食或晒干后做干品,也可将其烤煳冲水当茶喝。

【营养成分】

每 100 克红枣可食用部分含蛋白质 3.3 克,脂肪 0.4 克,糖类 72.8 克,粗纤维 3.1 克,灰分 1.4 克,钙 61 毫克,磷 55 毫克,铁 1.6 毫克,胡萝卜素 0.01 毫克,维生素 B_1 0.06 毫克,维生素 B_2 0.15 毫克,烟酸 1.2 毫克,维生素 C 512 毫克;并含钾 245 毫克,钠 6.4 毫克,镁 13.8 毫克,氯 30 毫克。

【保健功效】

增强免疫力:红枣含有丰富的葡萄糖、果糖、蔗糖、低聚糖、阿拉伯聚糖、半乳醛聚糖、维生素、微量元素等,能增强机体免疫力和抗过敏反应功能。

养肝护肝:红枣煎剂对四氯化碳所致的肝损伤有明显保护作用,能降低血清谷丙转氨酶水平,能提高慢性肝炎和肝硬化患者的血清红蛋白和白蛋白水平。

防癌抗瘤:红枣含有如桦木酸和山楂酸等多种具有抗癌活性的三萜类化合物,对肉瘤 S－180 增殖有抑制效应,并能防止细胞突变。

静神安眠:红枣中含有黄酮－双－葡萄糖苷 A 成分,有镇静、催眠和降压作用。

养颜美容:红枣是一种天然的护肤美容补品,长期食用有养生、健美之功效。

强身护心:红枣富含的环磷酸腺苷是人体能量代谢的必需物质,能增强肌力、消除疲劳、扩张血管、增加心肌收缩力、改善心肌营养,对防治心血管疾病有良好的作用。

滋补养体:红枣具有补虚益气、养血安神、健脾和胃等功效,是脾胃虚弱、气血不足、倦怠无力、失眠等患者良好的保健营养品。

恢复创伤:用带蒂的小枣煮熟服用,可治疗创伤、灼伤。

【功能主治】

益气健脾,调和营卫,养血安神,和解百药。可治脾虚泄泻、过敏性紫癜、贫血、尿血、肝炎、倦怠乏力、血虚萎黄、神志不安、心悸怔忡、妇人脏躁等症。

【药用验方】

夜盲症:青葙子100克煎煮20分钟,取煎液,连煎取3次汁液合并,放黑枣500克煮烂,加500毫升蜂蜜调匀,冷后装瓶。20毫升/次,1次/日。功能:养血明目。

支气管炎干咳,肺燥咳嗽,胃热肠燥,大便干结:白菜干100克,腐皮50克,红枣10枚,加清水适量煲汤,用油、盐调味,佐膳食。功能:清热润肺,养胃湿肠。

血虚心悸,思虑过度,烦躁不安:羊心1个洗净切块,红枣10~15枚,加水适量煲汤,加食盐调味服食。功能:补心安神,养血止惊。

虚寒性胃痛,口淡无味:红枣5枚去核,每枚红枣内放入白胡椒2粒,煮饭时放在饭面蒸熟食用。功能:温中补脾,暖胃止痛。

病毒性肝炎,胆囊炎,胆结石:鸡骨草60克,红枣10枚,加清水700毫升煎至250毫升,去渣饮用。功能:清利消热,退炎解毒,养血补肝。

急性肝炎:田螺100克去污泥,与红枣10枚同煮熟。饮汤,吃红枣和田螺。功能:祛湿退黄。

慢性肝炎:①红枣10枚,田基黄30克,鸡骨草30克,水煎服。功能:疏肝祛湿,利胆退黄。②红枣10枚,茵陈30克,水煎服。功能:疏肝利胆,降酶护肝。

腰膝乏力,贫血,血小板减少性紫癜,小儿牙齿生长缓慢:羊胫肌1~2根敲碎,红枣20~80枚去核,糯米50克洗净,加水煮成稀粥,加糖调味服食,分2~3次服完。功能:补脾养血,补肾益气,健骨固齿。

支气管哮喘,老人慢性支气管炎:鲜南瓜约500克去皮,红枣15~20枚去核,红糖适量,加水煮烂服食。功能:补中益气,敛肺润喉。

月经过多,痔疮出血,贫血:黑木耳15~30克,红枣20~30枚,加水煎汤服食。1次/日,连服10日。功能:养血止血。

脾虚咳嗽,面色苍白:麦芽糖60克,红枣15～20枚,加清水适量煮熟服食。功能:滋养补虚,健脾润肺。

病后脾虚,四肢乏力,贫血,心悸:党参15～30克,红枣5～10枚,加水煎汤,代茶饮用。功能:补中益气,养血安神。

过敏性紫癜,病后体虚,妇女血虚:红枣10～15枚,兔肉150～200克,放炖盅内隔水炖熟服。功能:益气补血。

冬天咳喘:取黑枣250克,放入姜汁内,在烈日下晒干至硬,置玻璃瓶内密封,到冬至日起,天天食之。功能:补中益气,润肺止咳。

血小板减少性紫癜,脾虚纳差,神疲倦怠:粳米100克洗净,与红枣10枚同放锅内,加水烧沸,文火炖至米烂成粥时,加冰糖少许。1剂/日,3次/剂,7日为1个疗程。功能:健脾益气,养血安神。

慢性肝炎,慢性肾炎:红枣8枚温水浸泡。赤小豆50克,花生仁(连衣)30克,加水1000毫升,小火慢炖1.5小时,再加红枣与红糖20克,续炖半小时至酥烂离火。400毫升/次,2次/日。功能:补血益肝,健脾利湿,清热消肿,行水解毒。

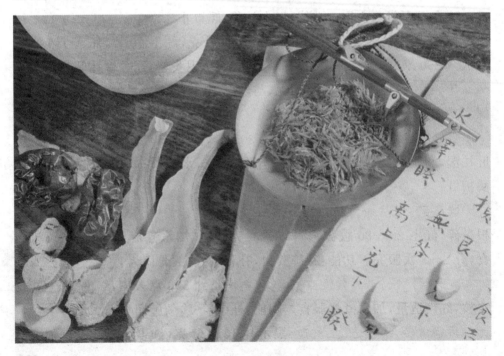

慢性肾炎,轻度水肿,脾胃虚寒,防癌:薏米 30 克,红枣 10 枚,糯米 30 克,加水煮熟。食前加蜂蜜 15 毫升、红糖 15 克。1 剂/日,分 2 次吃粥。功能:健脾益气,利尿消肿。

食欲缺乏,短气乏力:将红枣 10 枚、粳米 100 克洗净入锅,加人参粉 3 克和水适量,武火煮沸,文火煮至熟烂,加冰糖适量。1 剂/日,分 2～3 次服。功能:益气补中,健脾养胃。

胃脘冷痛,大便溏泻:猪肚 1 具洗净,将红枣、莲肉各 30 克,肉桂 3 克,小茴香 9 克,白糯米 250 克同装入猪肚内,用线将口扎紧,加水适量煮烂,取猪肚切块佐餐食用。功能:健胃温中,理气止痛。

消化不良,恶心呕吐:红枣 10 枚,鲜橘皮 10 克,同放入保温杯中,加沸水冲泡 10 分钟,代茶饮。功能:开胃消食。

血虚心悸,阴虚盗汗,肾虚腰痛,脾虚足肿:红枣、黑豆各 50 克,加水 600 毫升,小火炖至酥烂时,加入龙眼肉 15 克,再炖 5 分钟。1 剂/日,分 2 次服。功能:补肾益血,健脾益气。

消化道肿瘤:红枣 7 枚去核,蜈蚣 7 条、斑蝥 7 只同研细末,塞入红枣内,放入砂锅,用桑枝火焙焦,凉后研细末,分 7 包备用。2～7 日服 1 次,白开水送服。功能:抗癌消肿。

肺结核咳嗽,食欲缺乏:红枣 50 克,百合 30 克洗净,加水 800 毫升,小火慢煮至酥烂,加入白糖适量煮至溶化。分 1～2 次服。功能:润肺止咳,健脾消食。

骨关节结核:红枣 20 枚,瓜蒌 30 克,龙骨 30 克,鹿角霜 30 克,水煎服。功能:化痰排脓。

急、慢性肝炎,血清谷丙转氨酶升高:红枣 30 克(去核),五味子 10 克,加水 500 毫升烧沸,小火炖至红枣酥烂,调入冰糖 20 克。1 剂/日,分 1～2 次食枣喝汤。功能:护肝,降转氨酶。

脾虚贫血,营养不良,过敏性紫癜:红枣 100 克,核桃仁 30 克,山药 20 克,加水 800 毫升,小火炖至酥烂时加红糖 20 克。1 剂/日,分 2～3 次食枣、核桃仁,喝汤。功能:补脾,益气,生血。

体弱头晕,自汗,体倦乏力,食少便溏:红枣 30 克,党参、黄芪、甘草各 10 克,粳米 100 克洗净,加水 1000 毫升,大火煮沸,小火煮成粥,调入红糖 25

克。1剂/日,分2～3次空腹服。功能:补气益血,润燥生津。

风热感冒:红枣30克,金银花、菊花各15克,共煎汤服。功能:疏风清热。

高血压,血清胆固醇过高:红枣50克,菊花30克,水煎2次(每次用水300毫升煎20分钟),2次煎液混合。当茶饮。功能:降血压消血脂。

月经量多:红枣10枚,大黄15克,研末,2～3克/次,2～3次/日。功能:益气摄血。

产后恶露不尽,小腹疼痛:红枣30克,益母草20克,水煎2次(每次用水250毫升煎20分钟),2次汁混合,再将红糖适量放入,烧沸后,打入鸡蛋2个煮熟。分1～2次热服。功能:温经散寒,润燥止带。

产后出血:红枣6枚,生姜10克,阿胶30克,红糖30克,水煎服。功能:补血敛血。

妇女性欲低下:红枣10枚,肉桂3克,炙甘草10克,水煎服,2次/日。功能:补肾强阴。

破伤风:取红枣(去核)1枚,将大蜘蛛1个装入枣内,烧焦为末,用黄酒冲服,令出汗,1次/日。功能:平肝息风。

蛇虫咬伤:枣树叶适量,与酒捣烂敷患处。功能:解毒消肿。

痰喘咳嗽:丝瓜3条,枣肉60克。将丝瓜烧存性,与枣肉混合均匀如弹丸,每丸约3克。每次服1丸,日服2次。

虚寒胃痛:生胡椒10粒,甘杏仁5个,红枣(去核)3枚,3味共捣碎,然后加开水调成糊状。1剂/日,1次服下。

呕吐:木瓜2片,桑叶7片,红枣(去核)3枚。3味切细末,放保温杯中,开水冲泡15分钟即成。1剂/日,代茶饮。

寒温腹泻:栗子肉30克,红枣10枚,茯苓12克,大米60克,4味加适量水共煮粥即成。3次/日,服食时可加入白糖。

久泻不愈:山药、糯米各30克,红枣10枚,薏米20克,干姜3片,红糖15克。将6味入锅,加适量水煮为粥即成。1剂/日,分3次服食,连续用15天。

慢性肾炎:葫芦壳50克,冬瓜皮、西瓜皮各30克,红枣10枚。将4味加400毫升水,煎至约150毫升去渣即成。1剂/日,分2次服饮。

失眠,头晕心悸:党参 15 克,糯米 250 克,红枣 30 克,白糖 50 克。将党参、红枣煎取汁备用;将糯米淘净置瓷碗中,加药汁、适量水煮熟加白糖,煎成浓汁即成。3 次/日,空腹代茶饮。

心力衰竭:核桃 20 个,红枣 20 枚,蜂蜜 60 毫升,黄酒适量。将核桃去壳,红枣去核,共捣如泥,加蜂蜜熬成膏即成。2 次/日,每次 6~9 克,用黄酒送服。

阴虚阳亢型中风:粳米 100 克,制首乌 30 克,红枣 3 枚,冰糖适量。将制首乌放入砂锅内,加适量水煎熬去渣取汁,再将粳米、红枣、冰糖放入锅内,用小火熬熟即成。每日早晚各服食 1 次。

高脂血症:红枣 250 克,水芹菜 500 克。将水芹菜洗净,红枣去核,加水同煮熟即可。1 剂/日,吃枣,饮汤(注:凡是内热太甚、郁火未发者不宜食用)。

疟疾:猪瘦肉 60 克,辣椒根 90 克,红枣 30 克,3 味分别洗净入锅,加适量水煮熟即可。1 剂/日,吃肉,饮汤。

风湿性关节炎:鸡爪 5 对,老葱头、生姜各 100 克,红枣 50 克,4 味洗净入锅,加适量水煮熟即可。1 剂/日,吃肉饮汤。

预防小儿麻疹:丝瓜络 10 克,红枣 20 克,2 味分别洗净,加适量水煮熟即可。1 剂/日,分 2 次服用。

缺铁性贫血:红枣 500 克(去核),黑豆 250 克,黑矾 60 克。红枣煮熟,黑豆碾碎,加入黑矾捣泥做丸。每次 2 克,3 次/日。

急性乳腺炎:红枣 3 枚,蜘蛛 3 只。红枣去核,各装 1 只蜘蛛,焙熟研末,用黄酒 15~20 毫升冲服。2 次/日。

视力减弱:取南枣、黑枣各 10 枚(或单用南枣 20 枚),加猪肉或羊肉少许冲开水炖服,连服 1 周以上。

外病体虚,脾虚气弱:取红枣 250 克,羊脂 25 克,糯米酒(或黄酒)250 毫升。先将红枣放入锅中,加水煮软后倒去水,加羊脂、糯米酒煮沸,凉凉,然后倒入玻璃瓶或瓷罐中,密闭贮存 1 周。每次吃枣 3~5 枚,2 次/日。

【食用宜忌】

☆ 红枣中含有丰富的糖类和维生素 C,能减轻各种化学药物对肝脏的损害,并有促进蛋白合成,增加血清总蛋白含量的作用。但是红枣有时却不能与食物相伴。

☆ 古人认为:红枣与鱼同食,令人腰腹作痛。

☆ 腐烂的红枣在微生物的作用下会产生果酸和果醇,人吃了会出现头晕、视力障碍等中毒反应,重者会危及生命,所以忌食发霉或腐烂的红枣。

☆ 凡有湿痰、积滞、齿病、虫病者均不宜食,小儿疳病、痰热病患者亦不宜食。

☆ 龋齿疼痛者不宜食用。

白　果

白果,又名银杏、鸭脚子、灵眼、佛指甲、佛指柑,属落叶乔木。

银杏树是 2 亿年前原始植物中唯一幸存的物种,它那中间 V 字凹的扇形叶和铁线蕨相似,在秋天变为金黄色。如果附近有雄枝,雌树就会结出个可食可药的种子——白果。

白果营养丰富,含有蛋白质、脂肪、糖类,并有少量的钾、铁、钙、磷等微量元素,还含有银杏酸、银杏醇等。

【性味归经】

性平,味甘。归肺、肾经。

【食用方法】

煎药,煮食。

【营养成分】

每 100 克白果可食和部分含蛋白质 6.4 克,脂肪 2.4 克,糖类 36 克,粗纤维 1.2 克,蔗糖 5.2 克,还原糖 1.1 克,钙 10 毫克,磷 21.8 毫克,铁 1 毫克,胡萝卜素 320 微克,维生素 B_2 50 微克;还含白果醇、白果酚、白果酸、维生素 B₁、氰苷、赤霉素等。在内胚乳中还可分离出 2 种核糖核酸酶,种皮中含有毒成分白果酸、氢化白果亚酸等。

【保健功效】

抑菌抗菌:白果所含的白果酸、白果酚成分,对多种革兰阴性和阳性菌有抑制作用,对真菌也有抑制作用。

止带固精:煨白果有收缩括约肌的作用,对小儿遗尿、小便频数、带下白浊、遗精等有治疗作用。

降低血脂:白果还具有降脂、抗肿瘤、调节免疫功能、保护肾脏、抗脂质过氧化、延缓衰老等作用。

【功能主治】

补肾益肺,消痰平喘,涩精止带。可治疗慢性支气管炎、支气管哮喘、肺结核、遗精、遗尿、白浊、带下等症。

【药用验方】

泌尿系感染:白果 10 个加水适量煎汁,食白果、饮汤。功能:抗菌消炎。

原发性肾小球肾炎:白果、蝉蜕、仙茅、金樱子各 10 克,黄芩、丹参各 15～30 克,山茱萸肉、猫爪草各 15 克,水煎服,1 剂/日。功能:清热消炎,解毒润肾。

早泄,遗精:白果 100 克去壳、膜和胚芽,糯米 100 克加水 1000 毫升煮沸,加白果以小火慢熬至粥成,调白糖 20 克。1 剂/日,分 2 次空腹服食。功能:补肾固精。

头目眩晕:白果 5 个,龙眼肉 10 克,红枣 7 枚,加水适量煎汁,于早晨空腹时服。功能:润肝补肾。

体虚白带:白果 10 克,莲子肉 10 克,黄酒 30 毫升,与乌骨鸡 60 克同炖熟,饮汤食肉,1 剂/日。功能:补肝益气。

咳嗽,气喘:白果 20 克去膜及胚,麻黄、甘草各 10 克,加水 400 毫升煎至 200 毫升,去渣取汁,分 1～2 次服。功能:止咳化痰。

痔疮出血,大便下血:白果 30 克,藕节 15 克,焙干同研细末,1 次服完。

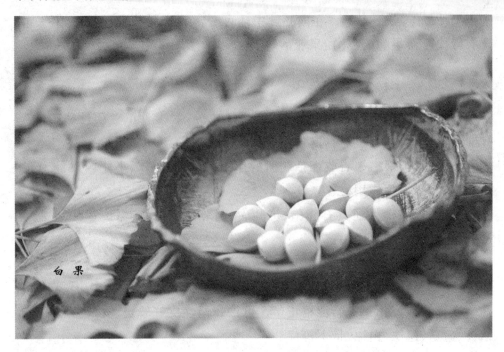

白果

功能:止血敛精。

脾肾两虚,带下不止,神疲乏力:白果 50 克去膜及胚芽,莲肉 15 克,党参 20 克,黄芪、山药各 15 克,5 味同装于纱袋中扎紧;净鸡 1 只切块。诸味加水 800 毫升,烧沸后入姜片和黄酒少许,小火炖至酥烂。去药袋,加盐调味,分 2～3 次食白果、莲肉、鸡肉和汤。功能:健脾补肾。

气管炎,咳嗽痰多:白果仁 10～12 克炒后去壳,加水煮熟,加蜂蜜或食糖调汤饮服。功能:祛痰止咳。

脾虚湿热,白带增多:取冬瓜仁 30 克、车前子 15 克用纱布包好,同白果、薏米各 50 克放砂锅中,加水 600 毫升炖至薏米酥烂时去药包,调入冰糖。分 2 次服。功能:健脾利湿,收敛止带。

咳嗽痰多,气喘:白果 20 个去壳及胚芽,石苇 30 克洗净,加水 500 毫升煎至 300 毫升,去渣取汁温服。功能:利湿止咳。

白带过多,肾虚自泻:将鸡蛋 1 个开一小孔,取白果仁 2 粒塞入鸡蛋内,用纸封蛋孔,口朝上隔水蒸熟,食白果、鸡蛋。功能:涩肠止带,益气安中。

头痛:带壳生白果 60 克捣烂放入锅,加水 500 毫升,文火煎至 300 毫升,取汁频服。功能:收敛止痛。

早期矽肺:白果 30 克,瓜蒌 30 克,木贼草 30 克,党参 15 克,鸡内金 15 克,薤白 10 克,制大黄 10 克,金钱草 12 克,胎盘粉 3 克,将诸味制成片剂,0.5 克/片。4 片/次,3 次/日,3 个月为 1 个疗程。功能:解毒排毒,益气润肺。

乳糜尿:白果树皮 30 克洗净,加水适量煎汁,顿服,1 剂/日。功能:利湿排浊。

乳痈溃烂:白果 250 克,取其中 125 克研末以酒送服,另一半研敷。功能:消肿抗炎。

阴虱:鲜白果 5 个去外皮捣烂,擦患处(勿伤及黏膜)。功能:杀虫止痒。

鼻面酒皶:白果、酒糟适量共同嚼烂,夜涂晨洗。功能:消肿散斑。

眩晕:生白果 3 个捣碎,开水冲服,1 次/日,连服数日;或白果 3 个,龙眼肉 7 个同炖服,晨起空腹服 1 次;或白果仁 25 克炒干研为细末装入瓶中,每次取 5 克左右,用 30 毫升温红枣汤送服,3 次/日。

咳嗽痰喘:白果仁 9 克,麻黄 9 克,甘草 6 克,水煎,于睡前服用;或白果仁 10 克炒后去壳,加水煮熟,再加蜂蜜或食糖调味服用。

肺结核:中秋前采收白果(不去柄)浸入生菜油中,100 天后,每日 3 餐前或睡前服 1 个。还可取白果 12 克(杵碎),白毛夏枯草 30 克,同水煎服,1 剂/日,2 次分服。服药期间,如皮肤出现红点,表明有不良反应,应停止服用。

遗尿:白果炒香,5～10 岁儿童每次吃 5 个,成年人每次吃 8 个,1 次/日。食时细嚼慢咽,以遗尿停止为度。还可取白果 7 个(7 岁以下 5 岁以上儿童每岁半个)去壳捣碎,每晨用沸豆浆冲,加糖去渣服,连用 10 天。

小儿腹泻:干白果仁 2 个研细末,放在 1 个鸡蛋内,将鸡蛋竖在烤架上置微火烤熟,顿食。1～2 次/日。

【食用宜忌】

☆ 白果有微毒,不宜多食;5 岁以下小儿忌食。

龙 眼

龙眼,又名桂圆、龙目、比目、荔枝奴、乡木团、亚荔枝、圆眼、木弹、益智海珠丛等,属常绿乔木,原产于我国海南、云南等地,已有 2000 多年种植历史。

龙眼的果实形状浑圆,有圆球形的果壳,肉如弹丸大小,内含果浆。果肉鲜时乳白色,饱含水分,味甜如蜜;干后变成暗绿色,质柔韧,称为龙眼肉。

龙眼是我国特有的名贵水果,乃四大名果之一,素有益寿神品的美誉。目前,龙眼约有 300 个不同的品种,最为著名的有福建兴化龙眼、广东石硖龙眼、广西雅瑶黄壳龙眼、四川八月鲜、台湾胡底龙眼等。

龙眼的果实是果中珍品,含有多种对人体有益的营养成分,既可供鲜果生食,亦可供焙干制罐头,或加工成珍贵补品——龙眼膏。

【性味归经】

性温,味甘。入心、脾经。

【食用方法】

鲜食或烘干后嚼食,也可水煎或入药。

【营养成分】

每 100 克干品龙眼可食用部分含蛋白质 5 克,脂肪 0.2 克,糖类 65.4 克,粗纤维 0.6 克,灰分 1.9 克,钙 30 毫克,磷 118 毫克,铁 4.4 毫克,维生素 B_1 0.01 毫克,维生素 B_2 0.6 毫克,烟酸 2.5 毫克,维生素 C 34 毫克,钾 392 毫克,钠 10 毫克,镁 98 毫克。

【保健功效】

抗衰葆颜:人体的衰老与一种黄素蛋白酶——脑 B 型单胺氧化酶(HAO－B)有关,其可加速机体的老化,而龙眼肉提取液对这种酶的活性有较强的抑制作用；龙眼肉中含有大量的维生素和氨基酸等营养物质，亦有助于抗衰老。

安神益智：龙眼含丰富的葡萄糖、蔗糖、蛋白质、铁元素和多种维生素等物质，既可补充热能，又能补充机体合成血红蛋白的原料，因而有补血生血作用；常食龙眼，还有增强大脑的记忆功能，消除疲劳，改善睡眠等作用。

增强免疫力：龙眼肉提取液具有促进生长发育、增加体重和提高免疫功能的作用。

抗癌抑瘤：龙眼肉对肿瘤细胞的抑制率达 90％ 以上。通过临床还发现，长期给癌症患者口服龙眼制品可改善症状，延长生存时间。

降压降脂：龙眼肉有降血脂、增加冠状动脉血流量等作用，有利于高血压、冠心病患者的康复治疗。

滋补养体：民间常以龙眼肉配党参煎服，用于治气血亏损症。产妇分娩后服此汤剂，可补气血、恢复元气；老弱多病者在冬季常服此汤，可补气血、抵御风寒。

【功能主治】

补气血，益心脾，安神益智，生津润燥。可治疗平素体弱、惊悸、怔忡、健忘、失眠、口燥咽干、产后水肿、自汗盗汗、脾虚腹泻等病症。

【药用验方】

气血两虚，夜卧不宁：龙眼肉 250 克，白糖 100 克，隔水蒸至酥烂。每日早、晚各取 15 克，用温开水调服。功能：补血养心。

贫血：将龙眼肉 15 克、桑葚子 30 克、蜂蜜 20 毫升加水适量同煎，1 剂/日，炖服。功能：补血益肾。

气血虚弱，年老体衰：龙眼肉 30 克，枸杞子 15 克，鸽蛋 2 个，加水 400 毫升煮沸，打入鸽蛋煮熟，调冰糖 20 克稍煮。1 剂/日，分 1～2 次趁热服。功能：补血抗衰。

贫血，心悸，病后体弱，头晕：花生仁（连衣）20 克，加水 400 毫升，小火炖至酥烂，入龙眼肉 30 克和红糖适量。1 剂/日，分 1～2 次服，连服 5～7 日。

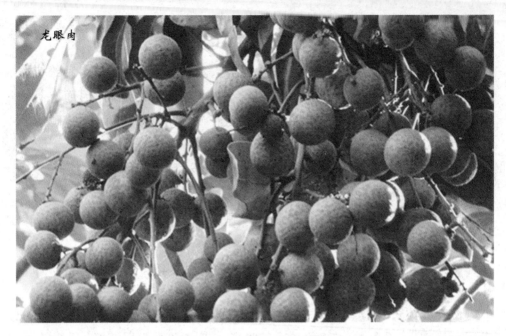

龙眼肉

功能:补血强体。

近视:龙眼肉 15 克,枸杞子 15 克,山萸肉 15 克,猪(或牛、羊)目 1 对,加水适量隔水炖熟。调味食服,1 次/日。功能:清肝明目。

贫血,心悸,失眠:莲子 30 克温水浸泡去皮,红枣 15 枚,糯米 100 克,加水 1000 毫升慢熬成粥,加龙眼肉 30 克和白糖适量,煮至粥成。1 剂/日,分 2 次食。功能:补血益气。

呃逆:先将煅赭石 15 克加水适量煎汤;另取龙眼肉 7 个放入火中煅烧存性,研为细末,分成 4 份。1 份/次,2 次/日,以赭石汤送服。功能:降逆上呕。

白癜风:龙眼肉 50 克,大黄 50 克,冰片 3 克,共研末,蜂蜜调成膏敷患处,外用布包,每 2 日换药 1 次。功能:补肾解毒,活血祛斑。

急性胃肠炎:龙眼核不拘量焙干研为细末,用温开水送服,2 次/日,每次服 25 克。

胃下垂:鸡蛋 1 个,龙眼肉 50 克。将鸡蛋打入碗内(不要搅散),蒸至蛋白凝固蛋黄未熟时,放入龙眼肉,再蒸 10 分钟即可。1 剂/日,1 次服食。

内痔初起:龙眼肉 500 克,鸦胆子仁适量,用龙眼肉包鸦胆子仁做成小粒。吞服,7 粒/日,连服 1 个月。

神经衰弱,失眠:龙眼肉 200 克,高度白酒 400 毫升。将龙眼肉浸泡于白酒中,每日摇动 1 次,15 天后食用。2 次/日,10～20 毫升/次。

产后抽搐:龙眼肉、白僵蚕各 30 克,钩藤 20 克共研成末。每次服 2～3 克,2～3 次/日。

妊娠杂症:龙眼肉 30 克,桑葚 30 克,百合 10 克,红糖 20 克,入锅,加适量水共煮成膏状。每次服 2～3 克,2 次/日。

产后体虚:龙眼、当归各 15 克,鸡半只。先将鸡炖半熟,再入龙眼、当归,共炖至熟。3 剂/日,食肉饮汤。

癫痫:羊脑 2 个,龙眼肉 25 克,加适量水,炖至熟透即成。1 剂/日,分 2～3 次服食。

牙痛:龙眼肉 1 个,红枣 30 克,葱子 9 克,精盐适量。将 3 味共捣烂,与精盐一起调匀即可。1 剂/日,外搽患牙处数次。功能:消炎止痛。

近视:羊眼睛 1 对洗净,龙眼肉、枸杞、山萸肉各 15 克。将 4 味同放碗内加水炖熟、调味即成。1 剂/日,食羊眼睛饮汤。

儿童病后体虚、盗汗:龙眼肉 10 克,山药 15 克,黄芪 90 克,羊肉 90 克。羊肉以沸水稍煮片刻,捞出用冷水浸泡以除腥味。再用砂锅将水煮开,羊肉和其他药物同入锅内煮,调味食用。1 次/日。

【食用宜忌】

☆ 虚火偏旺,风寒感冒,消化不良者忌食。

☆ 孕妇在进补时,一定要明白清热保胎的道理,切勿滥食龙眼。

☆ 患有腹泻、胃胀腹泻、内热旺盛者,不宜食用。

☆ 龙眼过食易引起气滞、腹胀、食欲减退等症状,尤其虚火内热者不可多食。

核　桃

核桃,又名胡桃,与扁桃、腰果、榛子一起被列为世界四大干果。核桃的原产地是伊朗,目前广泛分布在美洲、欧洲和亚洲很多地区,美国的核桃产量最高,其次为中国。

我国栽培核桃历史悠久,公元 3 世纪张华所著的《博物志》一书中就有张骞使西域,得还胡桃种的记载,因其出自胡(西域)地,就称为胡桃。我国核桃产区主要在云南、山西、陕西、四川、甘肃、河北、河南、贵州、新疆、北京、山东等地,其中以山西所产的核桃质量最优。

核桃有着明显的健脑效果和丰富的营养价值,在国外被称为大力士食品、营养丰富的坚果、益智果,在国内也享有万岁子、长寿果、养人之宝的美称。

【性味归经】

性温,味甘。归肾、肺、肝、大肠经。

【食用方法】

可生食,炒食,榨油,制作糕点、糖果等。

【营养成分】

每 100 克核桃仁中含脂肪(主要为不饱和脂肪酸)58～74 克,蛋白质约 18 克,糖类 10 克,以及维生素 B_1、维生素 B_2、维生素 C、维生素 E 和钙,磷,铁,锌,镁等微量元素,同时富含大量的磷脂和赖氨酸。

【保健功效】

抗衰养脑:核桃所含不饱和脂肪酸和优质蛋白质、磷等,是提供大脑营养的主要物质,可增强记忆力、健脑、抗衰老,尤适于老年体虚引起的头晕耳鸣、健忘失眠等病症。

促进代谢:核桃含有多种维生素,有助于人体代谢。

健胃安神:核桃的药用价值很高,有健胃、补血、润肺、养神、延年益寿等功效,可广泛用于治疗神经衰弱、高血压、冠心病、肺气肿、胃痛等症。

养护动脉:核桃油含有不饱和脂肪酸,有防治动脉硬化的功效。

保护血管:核桃仁中含有锌、锰、铬等人体不可缺少的微量元素,其中铬

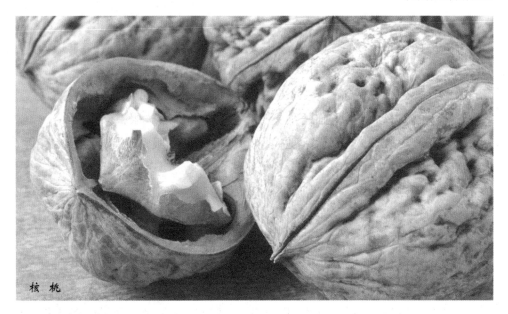

核桃

有促进葡萄糖利用、胆固醇代谢和保护心血管的功能。

镇咳平喘：核桃仁的镇咳平喘作用也十分明显，对慢性气管炎和哮喘病患者疗效极佳。

【功能主治】

补肾固精，温肺定喘，润肠通便，利尿消石。

可治疗肾虚腰痛、阳痿遗精、须发早白、头晕耳鸣、肺虚久喘、肠燥便秘、尿路结石等症。

【药用验方】

神经衰弱：每日早晚各吃核桃仁 2 枚；或核桃仁、黑芝麻各 30 克，桑叶 60 克，共捣烂如泥为丸（每丸重 3 克），3 丸/次，2 次/日；或核桃仁 10 克，黑芝麻 10 克，桑叶 60 克，共搅成泥状，加适量糖，临睡前服。

脾肾虚弱，咳喘：核桃仁 10 克，五味子 5 克，党参 10 克，水煎汤服，2 次/日。

小儿百日咳：核桃仁（保留紫衣）、冰糖各 30 克，梨 150 克，共捣烂加水煮成汁，1 匙/次，3 次/日。

慢性气管炎:核桃仁 25 克,捣烂加糖服,长期坚持可见效果。

支气管哮喘:核桃仁 1～2 枚,生姜 1～2 片,放入口中细细嚼食,每日早晚各 1 次;或核桃仁 30 克,补骨脂 9 克,水煎服,早晚分服。

肾炎:核桃仁 9 克,蛇蜕 1 条,共焙干研末,用黄酒冲服,3 次/日。

肾虚尿频:核桃煨熟,临睡前剥壳嚼食,用温米酒送服。

腹泻:核桃仁 1 把,加冰糖适量同炒成炭,水煎服;或核桃壳煅灰存性,研细末,2 克/次,每日 2 次吞服。

呕吐:核桃 1 枚烧灰存性研细末,胃寒者以姜汤送下,胃热者用黄芩 12 克煎汤送服。2 次/日。

偏头痛:核桃仁 15 克水煎,加适量白糖冲服。2 次/日,连服数日。

菌痢:核桃仁 20 克,枳壳 20 克,皂角 3 个,用新瓦焙干存性,共研细末。每次服 6 克,3 次/日,茶水送服。

习惯性便秘:核桃仁 60 克,黑芝麻 30 克,共捣细。每日早晚各 1 匙,温开水送服。长年便秘者,连续服用有效。也可取核桃仁、芝麻、松子仁各 25 克,共捣烂加蜂蜜调用,早晚空腹各 1 次。

呕逆:核桃仁 15 克,生姜 6 克,水煎服,1～2 次/日。

顽癣:核桃仁去油研细,以纱布包裹擦患处,1～3 次/日。

疖肿:核桃仁捣烂涂敷患处,每日换药 2 次。

疥癣:核桃壳适量,水煎洗患处,2～3 次/日。

腰膝酸软,阳痿早泄,疳积,肺结核:核桃肉 100～150 克,蚕蛹 50 克(略炒),隔水蒸食,1 剂/日。

肾虚阳痿,遗精,夜尿:核桃仁 60 克,韭菜 150 克,加芝麻油下锅炒熟,用盐少许调味佐膳。1 次/日。

小便不爽,白浊:核桃仁 50 克捣碎,细大米随食量而定淘净,加水适量煮成粥,经常佐餐食。1 次/日。

久咳久喘:取核桃仁和炒甜杏仁各 250 克。先将杏仁放在锅中煎煮 1 小时,再将核桃仁放入,待汁将干时,加蜂蜜 500 毫升,拌匀至沸即可。1 次/日。

阳痿:先以芝麻油将 50 克核桃仁炸黄,再加入洗净、切成段的韭菜翻炒,加盐调味,佐餐随量食用。1～2 次/日。

【食用宜忌】

☆ 核桃油多,多食会影响脾胃消化;便溏、腹泻、痰热咳喘、阴虚火旺者忌食。

☆ 鼻出血、肺脓疡、支气管扩张和咯血者同样忌食。

☆ 忌与野鸡肉同食。

哈 密 瓜

哈密瓜,又称甘瓜,是生产于我国新疆哈密地区的一种甜瓜,维吾尔语称库洪。其果实较大,呈卵圆形,果皮黄色或青色,有网纹,果肉绵软香甜。

除少数高寒地带之外,新疆大部分地区均产哈密瓜。优质的哈密瓜产于南疆师县、哈密和吐鲁番盆地。瓜的大小、形状、肉色千差万别,大的像炮弹,重十几千克;小的像椰子,重不足一千克。最受人们欢迎的有红心脆哈密瓜、黑眉毛蜜极甘哈密瓜和网纹香哈密瓜,红心脆哈密瓜肉质红嫩,香脆甜爽;黑眉毛蜜极甘哈密瓜肉质软而多汁,甜蜜醇香;网纹香哈密瓜,瓜肉为绿白色,含糖量特别高,风味香甜可口。

【性味归经】

性寒,味甘。入心、胃经。

【食用方法】

切开生食,或制成水果罐头和饮料食用。

可鲜食。若加工成哈密瓜干冷却后食用,甜度会增加数倍,但是如果长时间冷藏,反而会破坏哈密瓜的甜度。因此放

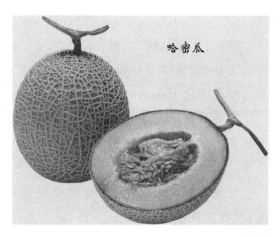

哈密瓜

在冰箱内不宜太久,最好不要超过 2 天。瓜子可以生食,其味不亚于其他瓜子,晒干炒熟,味道更佳。

【营养成分】

每 100 克哈密瓜可食用部分含蛋白质 0.5 克,脂肪 0.1 克,糖类 7.7 克,膳食纤维 0.2 克,钙、铁、磷等矿物质 190 毫克,维生素 153 毫克。

【保健功效】

止渴补血:食用哈密瓜对人体造血机能有显著的促进作用。据《本草纲目》中记载,哈密瓜具有止渴、除烦热、利小便、治口鼻疮之功效。

【功能主治】

贫血:鲜哈密瓜捣烂挤汁,每次服 1 茶杯,每日早晚各服 1 次。

失眠:哈密瓜 250 克,乌梅 9 克,红枣 15 克,水煎服。

溃疡胃痛:每晚食哈密瓜 250 克。

大便秘结:哈密瓜 250 克,每日早晚空腹,连籽食用。

咳嗽:哈密瓜 250 克连皮洗净,切碎,川贝粉 9 克,陈皮 3 克,3 味水煎服。

杨　桃

杨桃,又名羊桃、阳桃、洋桃、山敛、五敛子、五棱子、鬼桃、木踏子等,外形呈五菱型,横切面犹如星星,十分美观。其果皮光滑且颜色鲜艳(一般成熟的杨桃果皮为金色),果肉黄亮脆嫩,爽甜多汁,香味馥郁。

杨桃原产于东南亚,大约在晋朝时期传入我国,至今已有千余年的悠久历史了。广东、海南等东南沿海地区大量出产杨桃,是我国杨桃的主要产地。

杨桃有酸、甜两种。酸杨桃多用作调料或加工成蜜饯;甜杨桃果肉厚实,清甜爽口,乃鲜果佳品。

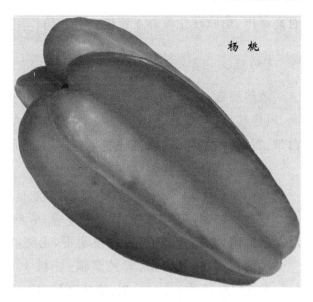

杨桃

【性味归经】

性寒,味甘、酸。入肺、脾经。

【食用方法】

鲜果生食,或加工成果酱、饮料和蜜饯食用。

【营养成分】

每 100 克杨桃可食用部分含蛋白质 0.6～0.7 克,脂肪 0.2～0.3 克,糖类 5.3～5.8 克,纤维 1.1 克,灰分 0.4 克,钙 5 毫克,磷 10～15 毫克,铁 0.7～0.8 毫克,胡萝卜素 20 微克,维生素 B_1 0.1～0.5 毫克,维生素 B_2 0.2～0.4 毫克,烟酸 0.4 毫克,维生素 C 8～18 毫克,钾 126 毫克,钠 0.7 毫克,镁 6 毫克,硒 0.84 微克。

【保健功效】

生津利尿:杨桃中糖类、维生素 C 及有机酸含量较丰富,而且果汁充沛,酸甜爽口,使人食后顿感渴止多尿,体内热毒或酒毒也就随尿而消。

清热利咽:杨桃果实中含有丰富的挥发油、胡萝卜素、糖类、有机酸和 B 族维生素、维生素 C 等成分,对口腔溃疡、咽喉炎症、风火牙痛等均有治疗作用。

增强体质:杨桃含大量糖类、多种维生素和有机酸等,常食可补充营养,增强体质。

消食除胀:杨桃果汁中含大量草酸、柠檬酸、苹果酸等成分,能提高胃液酸度,帮助食物消化吸收,消除腹胀。

益于妊娠:鲜杨桃含有丰富的柠檬酸、苹果酸、草酸、果糖和多种维生素,对孕妇妊娠反应有很好的食疗作用。

降低血脂:杨桃可减少机体对脂肪的吸收,有降血脂、降胆固醇的作用,对高血压、动脉硬化等心血管疾病有预防作用。

【功能主治】

清热解毒,生津止渴,润肺化痰,下气和中,利尿通淋。可治疗身热烦渴、风热咳嗽、口腔糜烂、咽喉痛、牙痛、骨节风痛、小便不利、脾脏肿大、妇女白带、石淋、痈疽肿毒、跌打肿痛等病症,对疟原虫亦有抗生作用。

【药用验方】

疟疾不愈,脾脏肿大,关节红肿疼痛:鲜杨桃 2 个洗净切块绞汁,取汁用温开水冲服,2 次/日。功能:清热解毒,止痛消肿。

小便涩痛,痔疮出血,骨关节痛:杨桃 100 克洗净切块捣烂,用凉开水100 毫升冲服,2 次/日。功能:清热利尿,凉血止血。

咽喉疼痛:将杨桃 3 个用冷开水洗净,生食,1~2 个/次,2~3 次/日。功能:消炎润喉。

脾脏肿大,尿路结石:杨桃 250 克洗净绞汁,取汁用小火慢熬,直至液汁浓稠成膏时离火待凉,加入白糖适量混匀烘干,碾碎装瓶。10 克/次,2~3次/日,温开水送服。功能:清热,化痰,消积。

牙痛,口腔糜烂,石淋:杨桃 100 克洗净切片,加水 400 毫升煎至 200 毫升,入蜂蜜 30 毫升煮沸。1 剂/日,分 1~2 次饮服。功能:解毒利咽。

口腔炎,咽干喉痛:杨桃 5 个,猪瘦肉 150 克,切片,加水 300 毫升,煮至熟透,下精盐、味精。分 1~2 次热食果、肉,喝汤。功能:解毒润喉。

小便不利,风热咳嗽,咽喉痛:杨桃 2 个,崩大碗 60 克,分别洗净榨汁,2汁混合,温饮,2~3 次/日,连用 3~4 日。功能:败火利尿,解毒润喉。

消化不良,胸闷腹胀:新鲜杨桃 1 个洗净切成两半放入杯中,加红醋 50毫升浸 10 分钟后取出,慢慢嚼服。功能:消食和中。

病瘥虚弱,食欲缺乏:杨桃 100 克洗净切丁,粳米 100 克洗净,与芡实 50克同入罐加水 750 毫升,以小火慢炖 60 分钟,加白糖 50 克。分 1~2 次服食。功能:健脾益胃。

腹泻:新鲜杨桃 100 克洗净切成两半摆入盘中,将白糖 50 克撒在杨桃上,腌 30 分钟后慢慢嚼服。功能:消暑利水。

慢性头痛:杨桃 2 个,豆腐 150 克,同炖服,1 次/日。功能:理气和中,清热止痛。

多汗症:鲜杨桃 500 克,捣烂,水煎洗患处,3 次/日。同时,内服盐渍杨桃 15 克。功能:酸涩敛汗。

【食用宜忌】

☆ 杨桃解内脏积热,清燥润肠通大便,肺、胃热者最宜食用。

☆ 肺弱、胃寒、易患腹泻者,以及肾脏病患者,皆不宜多吃杨桃。

☆ 糖尿病患者忌食。

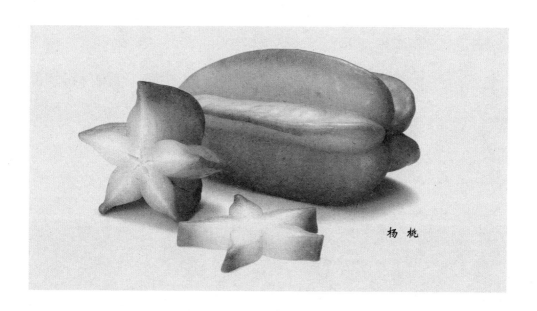

杨 桃